H. Orth

Das Kind in der Vojta-Therapie

Prof. Václav Vojta
in Dankbarkeit

Heidi Orth

Das Kind in der Vojta-Therapie

Praxisbegleiter für Eltern und Therapeuten

3. Auflage

ELSEVIER

ELSEVIER
Hackerbrücke 6, 80335 München, Deutschland
Wir freuen uns über Ihr Feedback und Ihre Anregungen an books.cs.muc@elsevier.com

ISBN 978-3-437-46942-8
eISBN 978-3-437-17272-4

3. Auflage 2017

Wichtiger Hinweis für den Benutzer
Die Erkenntnisse in der Physiotherapie und Medizin unterliegen laufendem Wandel durch Forschung und klinische Erfahrungen. Herausgeber und Autoren dieses Werkes haben große Sorgfalt darauf verwendet, dass die in diesem Werk gemachten therapeutischen Angaben (insbesondere hinsichtlich Indikation, Dosierung und unerwünschter Wirkungen) dem derzeitigen Wissensstand entsprechen. Das entbindet den Nutzer dieses Werkes aber nicht von der Verpflichtung, anhand weiterer schriftlicher Informationsquellen zu überprüfen, ob die dort gemachten Angaben von denen in diesem Werk abweichen und seine Verordnung in eigener Verantwortung zu treffen.

Bibliografische Information der Deutschen Nationalbibliothek
Die Deutsche Nationalbibliothek verzeichnet diese Publikation in der Deutschen Nationalbibliografie; detaillierte bibliografische Daten sind im Internet über http://www.d-nb.de/ abrufbar.

17 18 19 20 21 5 4 3 2 1

Planung: Elisa Imbery München; Dorothee Kammmel, München
Projektmanagement: Cornelia von Saint Paul, München
Redaktion: Christel Hämmerle, München
Herstellung: Cornelia von Saint Paul, München
Satz: abavo GmbH, Buchloe/Deutschland; TnQ, Chennai/Indien
Druck und Bindung: Drukarnia Dimograf; Bielsko-Biała/Polen
Umschlaggestaltung: SpieszDesign, Neu-Ulm
Titelfotografie: AdobeStock

Aktuelle Informationen finden Sie im Internet unter **www.elsevier.de** und **www.elsevier.com**.

Wer das Ziel kennt, kann entscheiden,
wer entscheidet, findet Ruhe,
wer Ruhe findet, ist sicher,
wer sicher ist, kann überlegen,
wer überlegt, kann verbessern.

Konfuzius

Geleitwort

Seit mehr als 50 Jahren profitieren Säuglinge von der Vojta-Diagnostik und -Therapie. Die Therapie gilt als besonders wirksam, aber auch als anspruchsvoll. Grundlage der Diagnostik und Behandlung sind Erkenntnisse zur motorischen Entwicklungsdynamik im ersten Lebensjahr. In dieser Zeit erwirbt das Kind systematisch Fertigkeiten, die schließlich gezieltes Greifen und selbstständiges Gehen ermöglichen. Die Kenntnis der Zusammenhänge führt zu einer spezifischen Behandlung krankhafter Störungen in diesem Bereich, die nicht selten vor bleibender Behinderung bewahrt.

Die Vojta-Therapie wird nicht nur erfolgreich im Kindesalter angewendet, sondern findet ebenso erfolgreichen Einsatz in der Rehabilitation Jugendlicher und Erwachsener.

Die Autorin übergibt Eltern und Therapeuten ein Fachbuch, das den therapeutischen Verlauf begleitet. Es soll notwendiges Grundwissen in verständlicher Form vermitteln, häufig gestellte Fragen beantworten und zum fortgesetzten vertrauensvollen Dialog ermutigen. Aus ihrer großen praktischen Erfahrung und durch langjährige Lehrtätigkeit hat die Autorin den außerordentlichen Nutzen der Vojta-Therapie vor Augen, kennt aber auch Schwierigkeiten und Probleme, die in ihrer Anwendung von den Beteiligten zunächst angenommen und dann überwunden werden müssen. Hierbei wird die vorliegende 3. Auflage eine Hilfe sein. In ihre Überarbeitung und Aktualisierung sind erneut die Ergebnisse aus der gemeinsamen Arbeit in zahlreichen therapeutischen Beziehungen eingeflossen.

Dank und Anerkennung an die Autorin. Ich wünsche dem Buch Erfolg und eine Leserschaft, die aus ihm Motivation und Kraft für das Durchhalten in der Therapie zieht. Viele Patienten werden dankbar sein.

Erfurt, im Frühjahr 2017
Dr. med. Friedemann Schulze
Facharzt für Neurologie, Pädiatrie/Neuropädiatrie
em. Leiter des Sozialpädiatrischen Zentrums
HELIOS-Klinikum Erfurt
Vorsitzender der Internationalen
Vojta Gesellschaft e.V.

Vorwort

Das vorliegende Buch ist als Unterstützung für Eltern und Therapeuten gedacht, die die Vojta-Therapie anwenden. Es soll Gelegenheit zum Nachlesen und zur Auseinandersetzung mit den theoretischen Hintergründen der Therapie und ihrer Anwendung geben.

Der Neurologe Václav Vojta hat das nach ihm genannte Prinzip aus der Beobachtung bei der Behandlung von Jugendlichen entwickelt, die an Zerebralparesen litten. Er erkannte, dass bestimmte Ausgangspositionen und die Beeinflussung bestimmter Körperregionen ein unwillkürliches koordiniertes Zusammenwirken von Muskelfunktionen ergaben, die Fortbewegungskomponenten zeigten. Die Anwendung bei Neugeborenen ergab den gleichen Effekt. Auch hier wurden Bewegungsabläufe sichtbar, die sich allerdings spontan erst zu einem wesentlich späteren Zeitpunkt einstellen, wenn sich das Kind gegen die Schwerkraft aufrichtet und fortbewegt. Diese Erkenntnis spricht dafür, dass Aufrichtung und Fortbewegung in gewisser Weise angelegt sind. Die vermutlich genetisch determinierten Anlagen bedingen die strukturellen und funktionellen Eigenschaften komplexer sensomotorischer Netzwerke. Der Kern der Vojta-Therapie ist die Beobachtung von Verhalten: Beobachtet werden spontane Bewegungsmuster und insbesondere solche, die als motorische Antwort in der Therapie abgerufen werden. Weil neuronale Netzwerke plastisch sind, verändern sie sich, sie lernen und passen sich neuen Gegebenheiten an, z. B. auch in der Therapie. Auf dieser Basis hat Vojta die einzelnen motorischen Entwicklungsschritte des Säuglings (Idealmotorik) beobachtet, erklärt und beschrieben.

Dieses Idealmuster dient sowohl in der Diagnostik als auch in der Therapie als Orientierung und Maßstab. Es ist m. E. wichtig, diese Orientierung von den Therapiezielen bei Patienten zu unterscheiden. Das Ideal kann die Richtung vorgeben für die Therapie, das Therapieziel muss aber für jeden Patienten einzeln festgelegt werden. Jedes Kind ist einmalig mit seinen Anlagen/Talenten, und auch bei gesunden Kindern lassen sich Abweichungen vom Ideal als Variabilität beobachten, die nicht mit Krankheit gleichzusetzen sind. Es ist schließlich auch nicht jeder sensomotorisch dazu veranlagt, ein Spitzensportler zu werden, auch wenn er genauso viel trainieren würde. Das Trainingsziel sollte dann auch nicht sein, so gut wie jener zu werden, sondern sollte je nach Veranlagung festgelegt werden.

Es ist für Eltern nicht leicht, ihr Kind mit der Vojta-Therapie zu behandeln. Es ist vielmehr intensive Arbeit für Eltern und Kind und zusätzlich zum normalen Alltag eine Herausforderung! Sicherlich ist es zunächst nicht einfach zu verstehen, warum man nicht einfach das übt, was nicht gut funktioniert, sondern versucht einen Zugang über den ‚Umweg' der Ausgangslagen zu finden. Deshalb ist es ein Anliegen dieses Buches, über ein besseres Verständnis für diese ‚Umwege' die Motivation für die Durchführung der Therapie zu stützen.

Das Buch ist das Ergebnis langjähriger Erfahrung in der Arbeit mit Kindern und Eltern sowie dem Austausch mit anderen Therapeuten und Ärzten. Eine besondere Bereicherung war hierbei die Zusammenarbeit mit Prof. Václav Vojta als Mitglied seines Lehrteams.

Den vielen Eltern und Kolleginnen danke ich für ihre Ermutigung, dieses Buch zu schreiben. Durch ihre konstruktive kritische Sicht während des Therapieprozesses konnte ich Aussagen hinterfragen und präzisieren. Ihre Neugierde, mehr über die Therapie zu erfahren, und die immer wiederkehrende Frage „Wo können wir nachlesen, was Sie uns in der Anleitung fachlich erklären und begleitend zur Therapie in Gesprächen aufzeigen?", veranlassten mich dieses Buch zu schreiben. Rückmeldungen auf die ersten Auflagen haben mich darin bestärkt, das Buch komplett zu überarbeiten, um den Lesern einen noch besseren Zugang zu der komplexen Materie zu ermöglichen.

Das Vermitteln der Therapieinhalte in vielen Kursen und Seminaren im In-und Ausland hat meinen Blick für wesentliche Zusammenhänge geschärft. Nicht zuletzt hat das Ausprobieren und auch manchmal ein Abweichen von starren Richtlinien eine Weiterentwicklung ermöglicht.

Lübeck, im Frühjahr 2017
Heidi Orth

Danksagung

Mein Dank gilt allen Eltern, Patienten, Kolleginnen und Kollegen sowie Ärzten, die mir durch ihre Rückmeldungen wichtige Informationen gegeben haben, dies gilt insbesondere für Frauke Mecher, Iris von der Lippe und Iris Ginsberg.

Besonders danke ich Dr. Anja Willbrandt für ihr konstruktiv kritisches Lesen des Manuskripts sowie meinem Sohn, der als Neurologe ein fachlich wertvoller Unterstützer war.

Frau Elisa Imbery und Frau Dorothee Kammel danke ich für die erste Planung. Frau Cornelia von Saint Paul danke ich herzlich für die tatkräftige Unterstützung bei der weiteren Umsetzung des Buchprojekts.

Der Redakteurin Christel Hämmerle gilt ein besonderer Dank. Sie hat sich in die komplexe und schwierige Materie dieser Therapie eingearbeitet. Ihre Erfahrung, ihre Ideen und ihr unermüdlicher Einsatz haben entscheidend dazu beigetragen, dem Buch die aktuelle Form zu geben.

Nicht zuletzt möchte ich meinem Mann danken, der durch kritisches Lesen und Hinterfragen für so manche Diskussion sorgte, die mich zu klarerer Formulierung führte.

Ein Dank gilt meiner Familie und allen, die mich ermuntert und unterstützt haben.

Lübeck, im Frühjahr 2017
Heidi Orth

Autorin

Heidi Orth ist Vojta-Lehrtherapeutin und in eigener Praxis tätig. Sie legte ihren Therapieschwerpunkt schon sehr früh auf die Behandlung von Entwicklungsstörungen bei Kindern. Sie hat sich mit verschiedenen Therapiekonzepten auseinandergesetzt, wobei der Vojta-Therapie ihr besonderes Interesse galt. Sie erwarb die Berechtigung zur Behandlung nach Vojta, erhielt die Lehrbefähigung für die Vojta-Therapie und wurde Mitglied des Lehrteams von Prof. Dr. Vojta. Im In- und Ausland führte sie Aus- und Weiterbildungskurse für Therapeuten und Ärzte zum Thema durch.

Ihre Studien-Abschlussarbeit zur Lehrkraft im Gesundheitswesen schrieb sie zum Thema „Die Mitarbeit der Eltern in der Vojta-Therapie".

Sie ist zudem Gründungsmitglied der Internationalen Vojta-Gesellschaft und hat die Facharbeitsgemeinschaft Vojta im Zentralverband der Krankengymnasten (ZVK) aufgebaut. Ihre Erfahrungen in der Anwendung der Therapie und der Zusammenarbeit mit Eltern gab sie in Veröffentlichungen, Seminaren und durch Supervision von Kolleginnen und Kollegen weiter.

Benutzerhinweise

MERKE

Hier finden Sie in Kurzform wichtige Informationen zu den Grundlage der Vojta-Therapie in Theorie und Praxis.

PRAXISTIPP

Sie finden hier Anregungen und Hinweise zu therapeutischen Frage- und Problemstellungen. Die dargestellten Behandlungssequenzen sollen Ihnen bei der Umsetzung der Therapie helfen. Auch das *Tabellarium* (➤ Anhang) gibt in Auszügen entsprechende Empfehlungen.

Aus der Praxis

Die hier aufgeführten Behandlungsbeispiele geben Einblicke in den Praxisalltag. Sie zeigen mögliche Lösungen für Probleme auf, die in konkreten Behandlungssituationen auftreten können. Für Eltern und Therapeuten kann zudem das Kapitel *Zusammenarbeit von Therapeuten, Eltern und Kindern* (➤ 9.1 bis ➤ 9.6) hilfreich sein.

Inhaltsverzeichnis

Abbildungsnachweis

Der Verweis auf die jeweilige Abbildungsquelle befindet sich bei allen Abbildungen im Werk am Ende des Legendentextes in eckigen Klammern.

[E152–2]	Vojta V, Bauer H, Ernst WK, Gerke M, Schulz P (Hrsg.) Lagereaktionen. München: Medimont, 1997
[E190]	Zukunft-Huber B. Die ungestörte Entwicklung des Säuglings. Stuttgart: Trias, 1990
[G099]	Tittel K. Beschreibende und funktionelle Anatomie des Menschen. 14. A. München: Urban & Fischer, 2003
[G324]	McMinn R. Colour Atlas of human anatomy. Wiesbaden: Mosby, 1993
[G461]	Myers TW. Anatomy trains: 3. A. München: Elsevier, 2014
[L146]	Heike Hübner, Berlin
[L157]	Susanne Adler, Lübeck
[L190]	Gerda Raichle, Ulm
[L286]	Irene Warnke, Berlin
[P236]	Heidi Orth, Lübeck
[R117]	Ambühl-Stamm D. Früherkennung von Bewegungsstörungen beim Säugling. München: Urban & Fischer, 1999
[S007-3-23]	Paulsen F, Waschke J (Hrsg.). Sobotta. Atlas der Anatomie des Menschen. Band 3: München: Elsevier; 2010
[S010–17]	Benninghoff A, Drenckhahn D. Anatomie. 17. A. München: Elsevier, 2008
[W986]	Museum für Natur und Umwelt, Lübeck

I Grundlagen

KAPITEL

1 Vojta-Therapie: Entwicklung und Grundlagen

1.1 Entwicklung

Die Ansätze der Vojta-Therapie [22, 23] gehen zurück bis 1950. Václav Vojta (1917–2000), der Begründer der Therapie, war Neurologe und Pädiater und zu dieser Zeit an der Karls-Universität Prag tätig. 1954 wurde er Konsiliararzt in dem der Universität angeschlossenen Behindertenzentrum in Zeleznice – in der heutigen Tschechischen Republik. Hier betreute er Kinder und Jugendliche, die an den Folgen einer Zerebralparese litten. 1968 emigrierte Vojta nach Deutschland; er arbeitete und forschte in der Orthopädischen Universitätsklinik Köln und im Kinderzentrum München. Seit 1990 lehrte er wieder an der Karls-Universität in Prag.

1.1.1 Muskelfunktionen und Muskelspannung

Vojta bemerkte, dass Kinder und Jugendliche, die an den Folgen einer Zerebralparese litten, durch **bestimmte Ausgangsstellungen** und durch **gezielte Beeinflussung** bestimmter Körperregionen Muskeln anders benutzten als in ihrem spontanen Gebrauch. Durch die Einflussnahme veränderten sich die Muskelfunktionen und sie wurden denen Gesunder ähnlicher. Außerdem veränderte sich durch diese Beeinflussung die für Spastiker typische erhöhte Muskelspannung.

Vojta stellte bei dieser Veränderung fest, dass die Intensität der Muskelspannung bei den zerebralgeschädigten Kindern und Jugendlichen abhängig war von der Situation, in welcher die Muskeln gebraucht wurden. Er konnte z. B. beobachten, dass ein spastisch gelähmter Mensch, der üblicherweise steif gestreckt, mit hoher Muskelspannung, auf Zehenspitzen (Spitzfüßen) stand, plötzlich und unvermittelt in sich zusammensank, wenn er aufgefordert wurde, sich aktiv gegen einen von oben auf die Schultern einwirkenden Druck aufzurichten. Dieser Spannungsverlust, der offenbar gleichzeitig den gesamten Haltungsapparat betrifft, ist in der Neurologie als Taschenmesserphänomen bekannt: Aus der Steifheit, dem anscheinenden „Zuviel“ an Spannung (Hypertonus), entstand also genau das Gegenteil – nämlich ein „Zuwenig“ an Muskelspannung (Hypotonus). Dieses Phänomen der wechselnden Spannung in der Muskulatur ließ sich auch in anderen Positionen beobachten. Es ließ z. B. die Muskelspannung in den Waden, die bei spastisch Gelähmten zur Spitzfußposition beiträgt, dann nach, wenn ein Widerstand gegen das vom Probanden aktiv ausgeübte Kopfheben gegeben wurde. Damit war klar: Der zu hohe oder auch zu niedrige Muskeltonus war kein lokales nur auf den Fuß oder das Bein bezogenes Phänomen, sondern musste vielmehr als eine Begleiterscheinung der vom Zentralnervensystem (ZNS) **fehlgesteuerten Muskelfunktionen sein.** Der **Muskeltonus** erwies sich damit als abhängig von Haltungs- und Bewegungsabläufen des gesamten Körpers und konnte anscheinend auch von entfernten Körperregionen aus beeinflusst werden.

1.1.2 Haltung und Bewegung, Aufrichtungsniveau

An Vojtas Beobachtung war wichtig, dass der Muskeltonus abhängig war von Haltungs- und Bewegungsabläufen des gesamten Körpers. Haltung und Bewegung mussten demzufolge als aktiver Prozess immer als ein Gesamtbild gesehen werden, in dem kein einzelnes Element unabhängig vom Ganzen funktioniert. Vojta bezeichnete diesen Funktionszusammenhang, in dem sich der Gesunde und auch der Bewegungsgestörte lebenslang befinden, als „Ganzkörpermuster“ oder „globales Muster“ (➤ 3.2), denn an seiner jeweils aktuellen Gestaltung sind sowohl das Gehirn als auch das Rückenmark, die peripheren Nerven und die gesamte Muskulatur beteiligt.

In seinem Bemühen um eine Systematisierung der empirisch gefundenen Erkenntnisse konnte Vojta im Rahmen seines zunächst noch nicht gezielten therapeutischen Vorgehens Folgendes beobachten:

- **Günstige allgemeine Wirkung:** Seine Interventionen wirkten sich auf die Patienten ganz allgemein günstig aus. Es kam vorübergehend zu einem mehr oder weniger deutlichen Ausgleich der anfangs hohen Muskelspannung. Und dies nicht nur während der kurzen Dauer des unmittelbaren Einwirkens, sondern oft auch noch Stunden danach. Besonders nach mehrfacher Wiederholung konnten manche Veränderungen des Zusammenspiels der Muskulatur von den Patienten in ihre Spontanmotorik übernommen und selbstständig eingesetzt werden.

- **Parallelen in der Aufrichtungsentwicklung:** Vojta konnte auch beobachten, dass es anscheinend Parallelen gab zwischen dem Aufrichtungsniveau der untersuchten Jugendlichen, die an den Folgen einer Zerebralparese litten, und der jeweils altersabhängigen Aufrichtung gesunder **Säuglinge.** So gab es jugendliche Patienten, die sich infolge ihrer zerebralparetischen Störung in der Bauchlage nicht auf die Ellenbogen stützen und deshalb den Kopf nicht in einer mittleren Position relativ frei nach eigenem Willen bewegen konnten. Ihre statomotorischen Möglichkeiten entsprachen dem Aufrichtungsniveau eines neugeborenen Kindes. Derartige Vergleiche ließen sich, je nach Schweregrad der Zerebralparese, auch zu anderen Entwicklungsetappen eines Säuglings herstellen. Die naheliegende Vermutung, dass diese Ähnlichkeiten aufgrund eines physiologischen Zusammenhangs bestehen, ließ Vojta nach dem verbindenden Prinzip suchen. Er fand dieses Prinzip, indem er nach den allgemeinen Bedingungen fragte, die bei der Aufrichtungsentwicklung des Menschen vom Säuglingsalter an, zunächst bis zur Fähigkeit des freien Gehens, in der Motorik zu beobachten sind.

1.1.3 Einheit von Haltung, Aufrichtung und Bewegung

Vojta erkannte, dass in einem **Prozess fortgesetzter Differenzierung** über die Entwicklung des Stützens der Arme und des Greifens schließlich das Stehen und Gehen folgt. Diese störungsfreie motorische Entwicklung führt das Kind aus der anfangs bestehenden weitgehenden Unfähigkeit, gezielte Bewegungen auszuführen, schrittweise zu höheren Freiheitsgraden. Diese erfordern ein immer komplizierter werdendes Muskelzusammenspiel. Er stellte fest, dass diese zielorientierten Bewegungen von Muskelaktivitäten abhängig waren, die – auf den ersten Blick nicht augenfällig – der Bewegung einen sicheren Halt gaben **(Haltungshintergrund).** Diese essenzielle Beobachtung, dass Haltung, Aufrichtung und Bewegung eine Einheit bilden und nur in gemeinsamer Abhängigkeit gesehen werden dürfen, hat zur Entwicklung der Therapie entscheidend beigetragen.

1.1.4 Aufrichtungsprinzip als evolutionäres Programm

Dieses Aufrichtungsprinzip wurde von Vojta als evolutionäres Programm erkannt, das sich in der individuellen menschlichen Entwicklung (Ontogenese) soweit als irgend möglich etabliert. Es führt im Normalfall beim Kind innerhalb der ersten **achtzehn Lebensmonate** zum **freien Gehen.** Vojta erkannte, dass diese spontane Ausführung des genetisch veranlagten Programms bei hirnorganischen Störungen zwar behindert, sein Prinzip jedoch aufrechterhalten wird. In der krankhaften Gestaltung der Motorik beim Zerebralparetiker ist somit zu erkennen, dass das Programm im Hinblick auf Ausprägung und zeitlichen Verlauf der Bewegung den „Aufrichtungsauftrag" so gut wie möglich zu verwirklichen versucht. Denn das unbewusste Zusammenspiel der Muskulatur ergibt ein Bewegungsmuster, das im Vergleich zur normalen motorischen Entwicklung zwar eingeschränkt ist, jedoch den gleichen Gesetzen folgt.

Von den Betroffenen werden diese eingeschränkten Bewegungsmuster als normal empfunden und – ebenso wie in der ungestörten Entwicklung – als gültiges Körperschema verinnerlicht. Für Vojta war nun deutlich, dass Aufrichtung und gezielte, zweckgerichtete Bewegung in unmittelbarem Zusammenhang stehen. Er folgerte daraus, dass der Antrieb zur menschlichen Entwicklung generell aus dem Bestreben herrührt, ein vom Individuum angestrebtes Ziel unter Mobilisation aller verfügbaren (mentaler und motorischer) Mittel zu erreichen. Demzufolge ist das jeweils erreichte Aufrichtungsniveau das Ergebnis dieses fortgesetzten erfolgreichen Bemühens, zu einem Ziel zu gelangen.

1.1.5 Grundmuster der Aufrichtung und Bewegung

Vojta suchte nun systematisch nach motorischen Mitteln, die für Aufrichtung und zielgerichtete Bewegung zur Verfügung stehen. Er entdeckte dabei zwei grundlegende Bewegungsabläufe (Bewegungsmuster),

- **das Umdrehen**
- und das **Kriechen.**

In diesen beiden **Grundmustern** erkannte er einen zyklischen, d. h. sich wiederholenden Ablauf. Dieser konnte, wie Untersuchungen bei zerebralparetischen Patienten zeigten, ausgelöst werden, indem bestimmte Auslösungszonen (Triggerpunkte) gezielt stimuliert wurden. Durch die Stimulierung konnten aus vorgegebenen Ausgangspositionen des Körpers die Grundmuster immer wieder in analoger Weise reproduziert werden.

Lokomotion

Mit dem Auslösen der beiden Bewegungsabläufe des Umdrehens und des Kriechens war das Prinzip der Lokomotion therapeutisch verfügbar. In den folgenden Jahrzehnten wurden Details der spontanen Bewegungsabläufe und der Auslösung von vorhersehbaren Bewegungssequenzen untersucht. Die Lokalisation der Triggerpunkte und die Ausgangspositionen wurden dabei auf empirischem Weg optimiert.

Vojta hatte erkannt, dass in dem komplexen Prinzip der Lokomotion (**Lokomotionskomplex)** mit dem Umdrehen und dem Kriechen die „Bausteine" für alle Bewegungen enthalten sind, zu denen der Mensch fähig ist. Anders formuliert: In dem vollständigen Lokomotionskomplex, der im therapeutischen Setting auslösbar ist, werden sämtliche Bewegungselemente sichtbar, die dem Individuum grundsätzlich zur Verfügung stehen. Die Umsetzung dieser Erkenntnis in eine Therapie hatte zunächst das Ziel, gestörte Bewegungssequenzen zu identifizieren, die bei dem Patienten als „Ersatzmotorik" bei der Aufrichtung zu erkennen waren. Die verwendeten Ausgangspositionen wurden später Bestandteil der Therapie.

Durch gezielte Beeinflussung über die **Ausgangsposition** und die **Auslösungszonen** wurden dem ZNS spezifische Sinneserfahrungen zugeführt. Durch die resultierenden Bewegungseffekte konnten dem zerebralparetischen Patienten Bewegungserfahrungen zugänglich gemacht werden, die ihm als „Möglichkeit" genetisch veranlagt sind, die er aber aufgrund seiner gestörten Funktionen bis dahin noch nicht hatte machen können. Im weiteren therapeutischen Prozess wurde angestrebt, die Verfügbarkeit dieses Kompetenzzuwachses fest zu etablieren. Weitere Auslösungszonen wurden gefunden. Sie alle verbindet, dass sie auf verschiedene Weise über einen Zugriff auf eine spezifische Mischung unterschiedlicher Afferenzen den neuronalen Zutritt zum „globalen" Muster herbeiführen. Der Effekt zeigte sich jeweils in einer direkten Muskelantwort, die sowohl im Gebiet der direkt beeinflussten Körperregion als auch in einer von der gereizten Stelle weiter entfernten Körperregion sichtbar und spürbar wurde. Wurde z. B. ein Druck auf die Ferse ausgeübt, so kam es nicht nur in diesem Bein und auf dieser Beckenseite zur Muskelanspannung, sondern u. a. auch in dem gegenüberliegenden Arm. Die jeweils ausgelösten **muskulären Funktionsmuster** waren immer wieder in gleicher Weise **auslösbar und reproduzierbar.**

Reflexlokomotion

Das zielgerichtete Zusammenwirken der Muskelfunktionen erfolgte für die Patienten unbewusst, es stellte sich unwillkürlich, gewissermaßen „automatisch" ein. Weil die verschiedenen Reaktionen/Bewegungen durch Therapeuten über die Reizung bestimmter Körperregionen in festgelegten Ausgangspositionen reflexartig ausgelöst wurden, bezeichnete Vojta vermutlich die aktivierten Muster als **Reflexfortbewegung (Reflexlokomotion).**

In Anlehnung an die spontane motorische Entwicklung eines Kindes, die in der Bauch- und der Rückenlage beurteilt werden, zeigten sich zwei Arten dieser Fortbewegung,

- aus der Bauchlage das **Reflexkriechen**
- und aus der Rückenlage das **Reflexumdrehen.**

Im Laufe der Entwicklung wurden die Ausgangspositionen und die Auslösungszonen immer präziser definiert und ermöglichten dadurch eine verbesserte Aktivierung der Muster.

1.1.6 Anwendung beim Säugling

Erst nach den Erfahrungen mit diesen zerebralparetisch beeinträchtigten Heranwachsenden suchte

Vojta nach der Konsequenz der Anwendung bei Säuglingen. Ausgehend von der Hypothese, dass die Optionen für eine sich normal entwickelnde Lokomotion angeboren sind, versuchte er, diese bei Neugeborenen zu aktivieren. Er konnte ihre Motorik so stimulieren, dass Bewegungsabläufe sichtbar wurden, die sich spontan erst zu einem wesentlich späteren Zeitpunkt einstellen. Vojta vermutete, dass sich auf diese Weise Möglichkeiten zur Therapie zerebraler Bewegungsstörungen bieten, weil bei frühzeitigem Behandlungsbeginn die Verfestigung motorischer Ersatzfunktionen vermieden oder zumindest gemindert werden kann. Das war der Anstoß zur Frühtherapie von Säuglingen.

Von den anfänglichen Beobachtungen bis hin zur heutigen diagnostischen und therapeutischen Anwendung des Vojta-Prinzips sind Jahrzehnte vergangen, in denen dieses kontinuierlich beobachtet, analysiert und angepasst wurde.

1.2 Das Vojta-Prinzip

Bereits in Zeleznice, noch ohne ausgereifte therapeutische Zielsetzung, konnte nach einiger Zeit beobachtet werden, dass die regelmäßig behandelten bewegungsgestörten Jugendlichen während der Tätigkeit in der Behindertenwerkstatt ihre Hände zunehmend zielgerichteter einsetzen konnten und geschickter wurden, dass sie sicherer gingen und dass sich ihre Aussprache verbesserte. Offenbar hatte die regulierende, noch relativ unspezifische therapeutische Aktivierung der Bewegungsmuster des Umdrehens und des Kriechens über die Beeinflussung des globalen Musters auch die sogenannte Feinmotorik – ein besonders differenzierter Bestandteil des globalen Musters – verbessert. Dieser Kompetenzzuwachs brachte den Jugendlichen eine bessere Lebensqualität.

Dem Vojta-Prinzip liegen **Gesetzmäßigkeiten empirischer Beobachtungen** zugrunde, die drei Bereichen zuzuordnen sind und als Richtlinie dienen:

- **Motorische Entwicklung** (im 1. Lebensjahr): insbesondere die posturale Ontogenese (➤ 1.2.2, ➤ 3.1)
- **Diagnostik:** insbesondere die Frühdiagnostik bis zum 3. Lebensmonat
- **Therapie:** insbesondere die Frühtherapie in den ersten 6 Lebensmonaten

Die motorischen Muster, die für die Aufrichtungsentwicklung maßgeblich sind, sind in ihren kinesiologischen Inhalten beschrieben und zeitlich zugeordnet worden. Sie spiegeln die Reife und Differenziertheit des neuronalen Netzwerks wider. Ihr Einsatz in der Entwicklung folgt der Normalverteilung, denn etwa die Hälfte der Kinder setzt sie innerhalb der ersten zwölf Lebensmonate zeitgerecht ein. Weil sie im Detail beschrieben werden können (kinesiologische Inhalte), sind sie als Maßstab für die Qualität der Muster des Patienten geeignet. Sowohl in der Diagnostik als auch in der Therapie kann der Entwicklungsstand bzw. der Entwicklungsfortschritt daran gemessen werden. Der Bezug auf diese „ideale Motorik" ermöglicht die Einordnung.

Die Therapie nutzt die Dynamik innerhalb des noch formbaren ZNS (Plastizität). Sie verfolgt das Ziel, einen Zugang zu dem strukturell gestörten, „blockierten" globalen Muster herzustellen und auf diese Weise die Fixierung einer pathologischen Motorik zu minimieren. In einer zeitgemäßen Metapher kann dieser Prozess so beschrieben werden: ein „Hardware-Fehler" (strukturelle Störung) wird unter Nutzung der Plastizität des ZNS durch eine neu installierte „Software" überformt und korrigiert.

1.2.1 Sensomotorische Bewegungsmuster

Vojta hat die genetisch verankerte motorische Entwicklung beschrieben. Demnach verläuft die Entwicklung in gesetzmäßiger Reihenfolge und beinhaltet artspezifische Muster für Haltung und Bewegung. Diese Muster haben bestimmte Eigenschaften. Sie sichern die Körperlage im Raum, sie ermöglichen die Aufrichtung gegen die Gravitation und gewährleisten zielgerichtete Bewegung. In Rahmen dieser Entwicklung kommt es zur Differenzierung der Muskelfunktionen zum situationsangepassten Einsatz.

Die für das Vojta-Prinzip aufgezeigten Bewegungsmuster sind für die Ausdrucksmöglichkeiten eines Menschen unentbehrlich, denn das Verhalten einer Person ist immer mit Bewegung verbunden. Bewegungsmuster werden unter Einbindung sensorischer Signale von dem motorischen System im ZNS koordiniert und kontrolliert und sollen deshalb als sensomotorische Bewegungsmuster bezeichnet werden. Da die Motorik als Messgröße des gesamten sensomotorischen Vorgangs dem Beobachter zugängig ist, wird in diesem Buch auch der häufig übliche Begriff Motorik verwendet.

MERKE

Bewegungsmuster sind nach Vojta die koordinierten, gemeinsamen und sich ergänzenden Funktionen des myofaszialen und skelettalen Systems,
- mit denen sich der Körper hält (posturale Sicherung),
- mit denen sich der Körper gegen die Schwerkraft aufrichtet,
- mit denen er sich fortbewegt und zielorientiert bewegt.

Formen der Bewegung

Es stehen drei Typen von Bewegung zur Verfügung [13]:
- **Reflexreaktionen:** Dies sind die einfachsten motorischen Verhaltensweisen. Es handelt sich um schnelle, stereotype und unwillkürliche Reaktionen, z. B. das Zurückziehen einer Hand von einem heißen Gegenstand.
- **Rhythmische Bewegungen:** Zu ihnen gehören z. B. Kauen, Atmen, Krabbeln, Laufen, Rennen. Sie vereinen Merkmale von Reflex- und Willkürhandlungen. Es werden überwiegend nur der Beginn und das Ende der Bewegungsfolge bewusst kontrolliert. Sind sie einmal ausgelöst, können die sich wiederholenden Bewegungen fast automatisch auf reflexartige Weise weiterlaufen.
- **Zielorientierte Bewegungen:** Sie sind zweckbestimmt und werden größtenteils erlernt. Ihre Ausführung verbessert sich mit zunehmender Übung. Je mehr diese erworbenen Bewegungen durch Übung verbessert werden, desto weniger bedürfen sie einer bewussten Steuerung. Ist z. B. das Autofahren erst einmal gelernt, so denkt man nicht mehr an die einzelnen Bewegungsschritte, die für das Schalten oder Bremsen erforderlich sind.

Die genannten Bewegungen geben Auskunft über die Koordinationsfähigkeit des ZNS.

Muskuläre Kontrolle

Diese drei Formen der Bewegung unterscheiden sich in ihrer Komplexität und im Grad der willkürlichen Kontrolle. Jede dieser Bewegungskategorien hängt weiterhin ab von einer Kombination aus den folgenden zwei grundlegenden Arten muskulärer Kontrolle:
- **Phasische Kontrolle:** Muskeln werden vorübergehend aktiviert, um abgeschlossene Bewegungen wie das Greifen nach einer Tasse oder das Werfen eines Balls auszuführen. Bei sich wiederholenden Bewegungen, wie etwa dem Gehen, werden Muskeln auf eine rhythmische Weise aktiviert.
- **Tonische Kontrolle:** Muskeln werden für Dauerkontraktionen aktiviert, z. B. beim Bewahren einer bestimmten Haltung.

Durch ein Verknüpfen dieser unterschiedlichen Typen ergeben sich nahezu unendlich viele Variationsmöglichkeiten, auf die ein Kind und ebenso ein Erwachsener in seiner Sensomotorik zurückgreifen kann oder die ihm mithilfe der Therapie ermöglicht werden können.

Nervensystem und Bewegungssteuerung

Das ZNS ist ein komplexes Netzwerk, dessen Zusammenspiel noch nicht umfassend bekannt ist. Der folgende Einblick verdeutlicht einen Teil der Komplexität. Das ZNS hat für die Koordination des motorischen Systems drei Steuerungsebenen.
- **Rückenmark:** Es repräsentiert die unterste Stufe der Bewegungskontrolle. Es enthält neuronale Schaltkreise, die eine reiche Vielfalt an automatischen und stereotypen Bewegungsmustern und Reflexen vermitteln. Sie organisieren das Reflexverhalten und sind auch an Willkürbewegungen beteiligt. Die Mechanismen auf Rückenmarksebene sind für die Lokomotion wesentlich. Sie sind in einem definierten neuronalen System lokalisiert, dem Lokomotionsgenerator [8].

- **Hirnstamm:** Er spielt eine wichtige Rolle bei der Haltungskontrolle, außerdem kontrolliert er die Muskeln der Gliedmaßen und ist daher für abgeschlossene zielgerichtete Bewegungen, insbesondere des Armes und der Hand, von Bedeutung. Zudem sind bestimmte Kerngebiete für die Kontrolle der Bewegungen von Augen und Kopf zuständig.
- **Motorischer Kortex** (Großhirnrinde): Er verkörpert die höchste motorische Kontrollinstanz. Seine motorischen Felder initiieren und kontrollieren komplexere Willkürbewegungen.

Alle drei Ebenen arbeiten sowohl hierarchisch als auch parallel.

Jede der drei Kontrollinstanzen wird mit der für sie relevanten sensorischen Information versorgt. Das motorische System erhält kontinuierlich Informationen von außen, z. B. über die Position und Ausrichtung des Körpers und der Gliedmaßen im Raum sowie über den Kontraktionsgrad der Muskulatur **(Feedback).** Ferner durch Informationen von innen, z. B. die Entscheidung, nach einem Stift zu greifen und zu schreiben **(Feedforward).** Durch die Verarbeitung dieser Informationen gelingt es dem motorischen System, eine entsprechende Reaktion auszuwählen und Angleichungen während des Bewegungsablaufs vorzunehmen. Die unterschiedlichen Teile des motorischen Systems erfüllen dabei eigene Aufgaben, die parallel zu den miteinander verknüpften Funktionen ablaufen.

Wichtig sind die sensiblen afferenten Inputs über periphere Rezeptoren, z. B. über die Propriozeption. Diese sind in der Vojta-Therapie bei der Reizung der Auslösungszonen des Reflexkriechens und des Reflexumdrehens aus vorgegebenen Ausgangslagen die entscheidenden Stimuli.

Außer den drei aufgezeigten Ebenen der sensomotorischen Kontrolle greifen noch die folgenden Hirngebiete in die Regulation der motorischen Funktionen ein.

- **Cerebellum** (Kleinhirn): Das Kleinhirn steigert die Bewegungsgenauigkeit und übernimmt die Koordinierung der zeitlich exakt abgestimmten Aktivitäten. Es vergleicht den motorischen Output mit der ständig einlaufenden Information aus sensorischen Rückmeldungen und wirkt entsprechend auf den Hirnstamm und die motorischen Felder der Großhirnrinde ein, die beide ins Rückenmark projizieren.
- **Sensorischer Kortex, Basalganglien:** Es handelt sich um Regionen, die für die sensomotorische Integration wichtig sind, wie z. B. der sensorische Kortex oder die Basalganglien; die Basalganglien erhalten Informationen aus allen Gebieten der Großhirnrinde und projizieren diese vorrangig in Gebiete, die mit der motorischen Planung betraut sind, wie die Großhirnrinde.

Es handelt sich insgesamt um komplexe sensomotorische Netzwerke, in die viele verschiedene Hirnregionen eingebunden werden.

MERKE

- Die parallele Organisation des motorischen Systems gestattet den übergeordneten Zentren, die Arbeitsweise der Schaltkreise auf Rückenmarksniveau abzugleichen und gleichzeitig weitergehende Funktionen relativ unabhängig zu kontrollieren.
- Jede Komponente des motorischen Systems enthält Abbildungen von Kopf, Körper und Gliedmaßen. Dadurch wird die individuelle Vorstellung vom eigenen Körper möglich (Körperschema).
- Diese Abbildungen werden von Kontrollinstanz zu Kontrollinstanz abgeglichen. Demnach erhalten alle Regionen ständige Nachrichten untereinander, z. B. über Bewegungen der Extremitäten oder die Haltung des Rumpfes.

1.2.2 Genetische Grundlagen des Bewegungsverhaltens

Die genetische Anlage eines Menschen ist das Resultat einer langen Entwicklungsgeschichte (Evolution, Phylogenese). Sie stellt Bewegungsprogramme zur Verfügung, die gewährleisten, dass sich ein Lebewesen gegen die Schwerkraft aufrichten und sich zielorientiert fortbewegen kann (Verhalten). Die Hirnfunktion, die der Aufrichtung und Fortbewegung zugrunde liegt, setzt wiederum die Entwicklung von sensomotorischen Netzwerken voraus. Diese Netzwerke benötigen neben der genetischen Veranlagung sensible und für die Aufrichtung propriozeptive Inputs aus der Umwelt, um sich entwickeln zu können. In der Vojta-Therapie werden diese **propriozeptiven Inputs** über die **Auslösungszonen** des Reflexkriechens und des Reflexumdrehens gegeben.

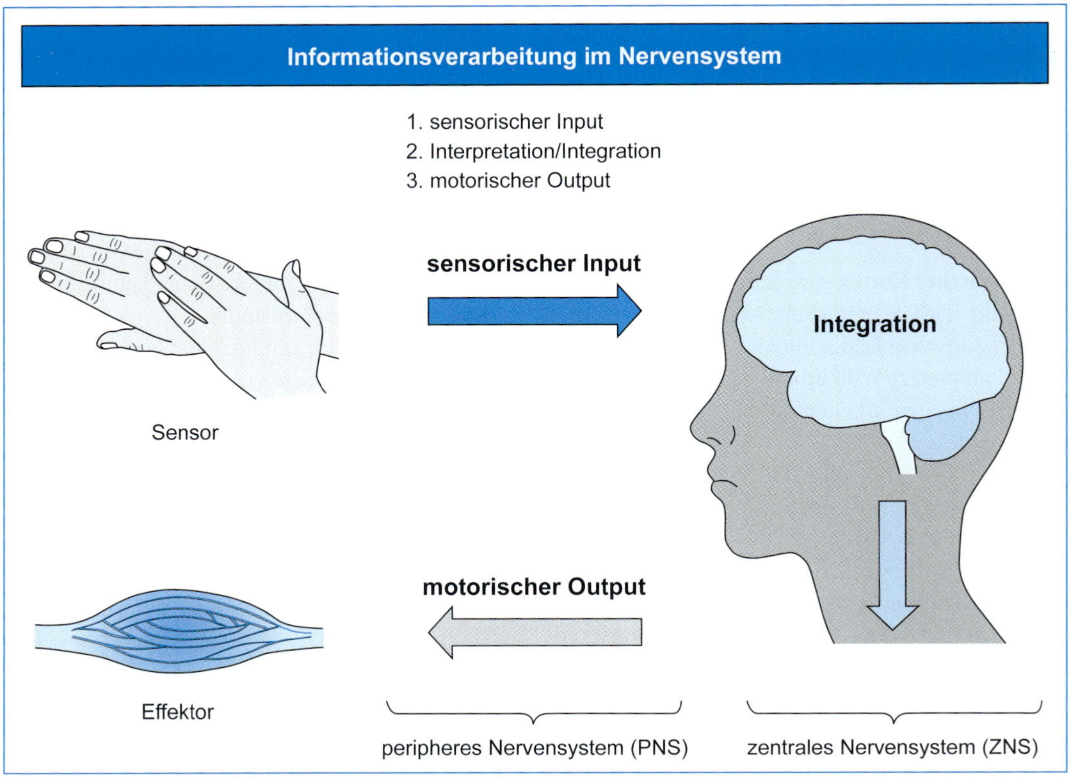

Abb. 1.1 Beispiel für Input-Output [L146]

Zur Beschreibung und Beurteilung in der Diagnostik und Therapie kennt man die Reize (Input) und die Antwort auf die gesetzten Reize (Output = Verhalten ➤ Abb. 1.1). Die Reizverarbeitung bleibt weitestgehend unbekannt.

Diese Reizverarbeitung liegt letztlich auch jeder spontanen Veränderung der globalen Netzwerkfunktion zugrunde, die über eine Beeinflussung (entweder durch z. B. Krankheit oder aber durch die Therapie) eines Netzwerkteils entsteht. In der Therapie erfolgt die Beeinflussung des Netzwerkteils über die sensomotorische Integration, z. B. durch die propriozeptive Stimulation der Auslösungszonen.

Da wenig über die Netzwerkfunktion selbst bekannt ist, kann man nur sagen, dass Fehlverhalten auf eine Dysfunktion schließen lässt. Man kann allerdings nicht sagen, wo genau und wie die Hirnfunktion (= Netzwerkfunktion) gestört ist. D. h. man schließt aus der Beobachtung des Verhaltens (motorische Muster) auf die Hirnfunktion.

Um das motorischen Muster beurteilen zu können, ist es hilfreich zu wissen, wie altersabhängig das Idealverhalten aussieht und vor allem wie die Bewegungsmuster gestaltet sind. Dies bedeutet nicht, dass das Ziel der Therapie darin besteht, den Idealzustand herzustellen. Jedoch ist ein verlässlicher Beurteilungsmaßstab erforderlich, um den Grad der Abweichung vom Idealen festzustellen.

Phylogenetische Aspekte

Die stammesgeschichtliche Entwicklung des Menschen (auch als Phylogenese bezeichnet ➤ Abb. 1.2) erstreckt sich über einen Zeitraum von etwa 20 Millionen Jahren, wahrscheinlich ist diese Periode sogar noch länger. In dieser Zeit entwickelte sich der Mensch vom Vierfüßler zum Zweifüßler (➤ Abb. 1.3). Der spezifische Einsatz der genetischen Anlagen ermöglicht dem Menschen seit ca. 4,5 Millionen Jahren – wahrscheinlich sogar, was neueste Funde vermuten lassen, schon länger – u. a. den aufrechten Gang [5]. Der aufrechte Gang erweiterte die Freiheitsgrade für den Einsatz der Arme

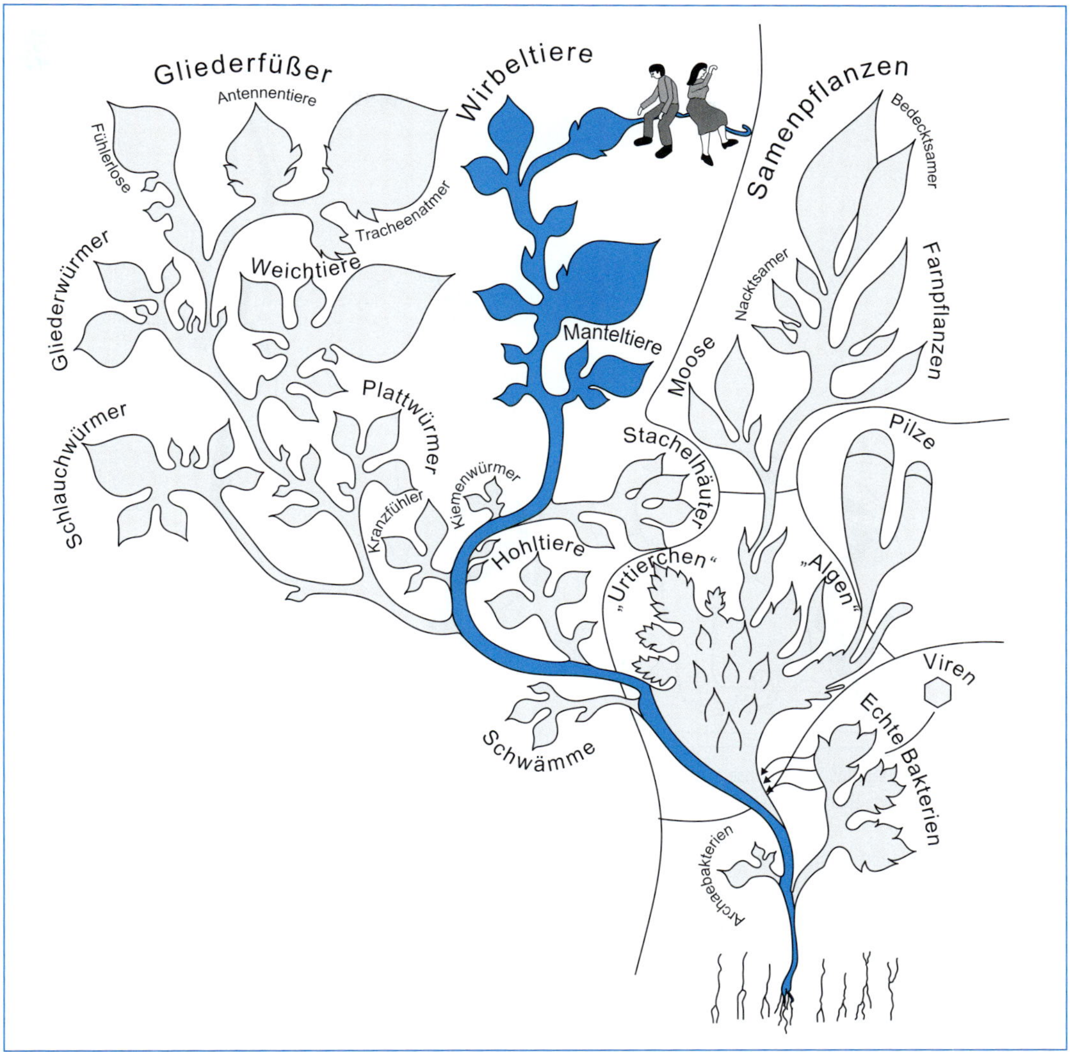

Abb. 1.2 Lebensbaum: Die evolutionäre Entwicklung des Menschen [W986]

beträchtlich und förderte dadurch die Entwicklung der Hände, z. B. für den Einsatz von Werkzeugen. Die Aufrichtung ermöglichte außerdem eine größere Übersicht und räumliche Orientierung mit den Augen.

- **Wirbelsäule und Becken:** Durch die Aufrichtung in die Vertikale und den unterschiedlichen Gebrauch der Extremitäten veränderte sich die Form des Skeletts. Dies lässt sich an Wirbelsäule und Becken sehr deutlich belegen (➤ Abb. 1.3). Die Funktion der Wirbelsäule hat sich beim Gehen mit aufgerichtetem Körper ebenfalls verändert.
- **Schwerkraft und Gleichgewicht:** Die Überwindung der Schwerkraft war für Landlebewesen notwendig. Schon ein Vierfüßler musste die Schwerkraft überwinden, den Körper auf die Extremitäten aufrichten und ihn im Gleichgewicht halten. Auch die direkten Vorfahren des Menschen konnten auf diese Erfahrung zurückgreifen.
- **Haltung und Aufrichtung:** Haltung und Aufrichtung bildeten die Voraussetzung für die Fortbewegung und für gezielte Bewegungen, z. B. bei der Nahrungssuche oder zur Flucht.

Aufrichtung, gezielte Bewegungen und Fortbewegung bedurften nicht nur der Haltefunktion der

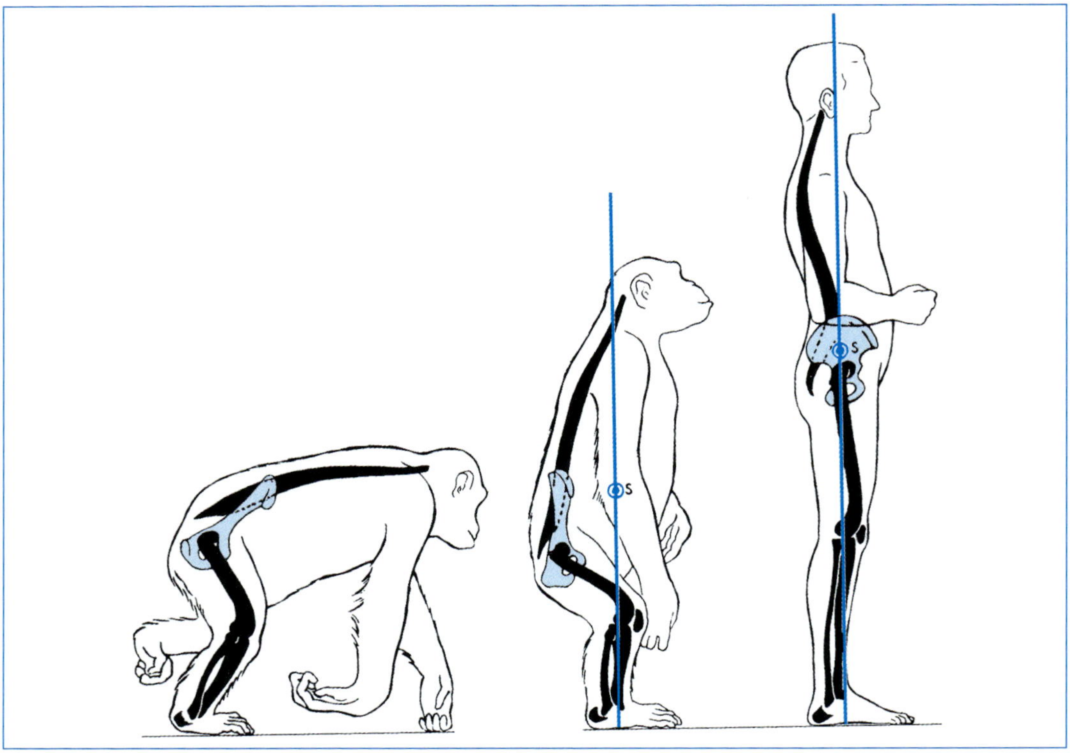

Abb. 1.3 Körperhaltung des Schimpansen und des Menschen (S = Schwerpunkt). Beachte die Veränderung der Wirbelsäule durch die Aufrichtung auf zwei Beine. [S010–17]

Muskulatur, sondern zusätzlich deren ständiger Regulierung, damit die erforderlichen Muskelfunktionen möglichst optimal eingesetzt werden konnten. In dieser ständigen Wechselwirkung waren Haltung und Bewegung aufeinander aufbauende Elemente, die Haltung wurde zur Grundvoraussetzung der Bewegung. Die Qualität der Bewegung wurde und ist von der Verlässlichkeit dieser Stütze abhängig. Immer wieder neue Anforderungen, denen der Körper in der Phylogenese ausgesetzt war, brachten das ZNS dazu, seine Steuerung zu erweitern und sie kontinuierlich anzupassen.

Ontogenetische Aspekte

Während der Ontogenese – der individuellen Entwicklung des Menschen vom Embryo zum Erwachsenen – ist die Reihenfolge der Entwicklung sowohl intrauterin als auch nach der Geburt genetisch vorgegeben. Sie erfolgt vom Kopf abwärts (kranio-kaudal) in Beuge- und Streckstadien und ungezielten Massenbewegungen zu fein abgestimmten differenzierten Bewegungen.

Die Entwicklung der Haltung – die **posturale Ontogenese** – und somit die Fähigkeit, sich gegen die Schwerkraft aufzurichten sowie sich zielgerichtet zu bewegen und fortzubewegen, hat besonders nach der Geburt eine grundlegende Bedeutung, denn von diesem Zeitpunkt an muss sich das Kind bei jeder Bewegung mit der Schwerkraft auseinandersetzen (➤ 3.1).

Das Vojta-Prinzip stellt mit der Frühdiagnostik und Frühtherapie die posturale Ontogenese in den Fokus.

Phylogenetische und ontogenetische Aspekte

Die motorische Entwicklung des Menschen beinhaltet phylogenetische und ontogenetische Aspekte. Präformierte (vorgeformte) Bewegungsmuster aus der Phylogenese bestehen in der Ontogenese weiter. So weisen folgende Merkmale nach der Geburt auf die phylogenetische Entwicklung hin:

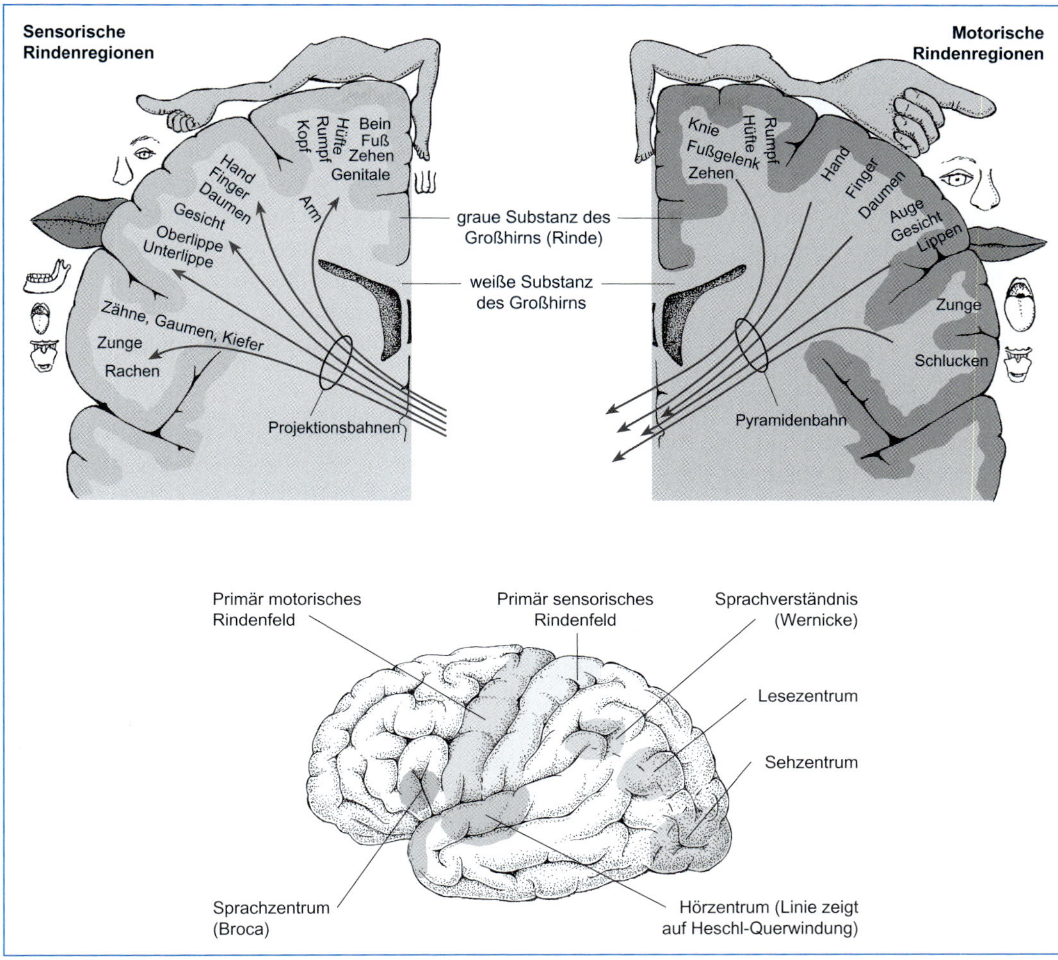

Abb. 1.4 Homunkulus: sensorische und motorische Regionen in der Hirnrinde [L190]

- Eine starke Beckenbeugehaltung in den ersten vier Wochen nach der Geburt
- Die Primitivreflexe, vier bis sechs Wochen nach der Geburt (➤ 3.1.3)

Die Beckenbeugung und die Primitivreflexe werden durch differenzierte Bewegungsmuster abgelöst. Ein sich normal entwickelndes Kind benutzt diese Muster zur Befriedigung seiner Neugierde. Angelegt sind diese Muster schon zum Zeitpunkt der Geburt (➤ 3.1.2). Ihr spontaner Einsatz hängt jedoch von der Reife des ZNS und von seiner koordinierten Erregungsverarbeitung ab.

Die Fähigkeit des ZNS bei angemessenen Reizen Haltung, Aufrichtung und Fortbewegung zu steuern und zu koordinieren, ist ein Relikt der Phylogenese und konnte im Lauf der Evolution variabel in den verschiedenen, neuen Situationen eingesetzt werden. Diese Schaltverbindungen, die die Muster als Reaktion auf entsprechende Reize ermöglichen, wurden im genetischen Programm „festgeschrieben". Diese Bewegungsmuster werden in der Ontogenese gleichsam individualisiert. Mit dieser genetischen Grundausrüstung lernt ein Kind seinen Körper und seine Umwelt kennen und kann spezielle Fertigkeiten erwerben. Eine normale und möglichst variationsreiche sensomotorische Entwicklung ist für die „Kartierung" im ZNS (➤ Abb. 1.4) erforderlich, da sich sonst möglicherweise nur ein eingeschränktes Selbstbild einprägt. Die Erfahrungen im ersten Lebensjahr bilden die Grundlage für die spätere Entwicklung und werden unbewusst für willkürliche Handlungen eingesetzt.

1.2.3 Beginn der Fortbewegung

Meistens denkt man bei Fortbewegung an Gehen, Laufen, Krabbeln oder Springen, jeweils auf zwei oder auf vier Extremitäten. Der Betrachter registriert dabei überwiegend die großen und schnellen Bewegungen. Doch diese sind nur das gut sichtbare Ergebnis, nicht jedoch der Beginn.

Analysiert man die Bewegungsmuster, mit denen sich ein Mensch fortbewegt und sich zielgerichtet bewegt, z. B. greift, so stellt sich sehr schnell die Frage: Wann spricht man eigentlich von Fortbewegung? Wenn man davon ausgeht, dass Bewegung von einem Ausgangspunkt A zu einem Endpunkt B erfolgt – unabhängig davon, welche Wegstrecke dabei zurückgelegt wird, so lässt sich Fortbewegung schon in den kleinen Bewegungen der Wirbelsäule, z. B. zu Beginn des Umdrehens von der Rücken- in die Bauchlage beobachten. Oder zu Beginn eines Schrittes, wenn die Wirbelsäule und der Rumpf die entsprechende Haltungssicherung leisten, damit eine Gewichtsverlagerung von einem Bein auf das andere erfolgen kann.

Die Bewegung der Wirbelsäule setzt sich aus vielen Bewegungen der einzelnen Wirbel zusammen, für die im Wesentlichen die tiefe Rückenmuskulatur verantwortlich ist (➤ Abb. 1.5). Diese Streck- und Rotationsbewegungen sind sehr klein und langsam und werden deshalb kaum beachtet. Doch sie sind für die Analyse und Beurteilung von Bewegungsmustern des Rumpfes, z. B. während der Therapie bei Kindern und Erwachsenen, unerlässlich.

Die Bewegungen einzelner Wirbel untereinander und über einen ganzen Wirbelsäulenabschnitt stehen in direkter Wechselbeziehung und Abhängigkeit zu den Bewegungen der Extremitäten, denn erst durch die freie Bewegung der Wirbelsäule wird die volle Bewegungsfreiheit der Schulter- und Hüftgelenke möglich. Mit der Reflexlokomotion des Vojta-Prinzips aktiviert man diese Wirbelsäulenfunktion (➤ 4.1.2).

1.2.4 Bewegungsmuster als Ganzkörpermuster

Das Vojta-Prinzip arbeitet mit Bewegungsmustern, bei denen man den gesamten Körper im Blick hat. Sie werden deshalb als Ganzkörpermuster oder globale Muster bezeichnet.

Zusammenwirken aller Teilmuster

Diese den gesamten Körper erfassenden Bewegungsmuster setzen sich aus vielen einzelnen Teilen (Teilmuster) zusammen. Die Bezeichnung weist darauf hin, dass die Bewegung einzelner Körperabschnitte (Teilmuster) im Bewegungszusammenspiel mit anderen Teilmustern, eben dem gesamten Körper, gesehen werden muss. Beispielsweise sind Bewegungen der Arme und Beine in ihren Freiheitsgraden abhängig von der Haltung des Rumpfes.

MERKE
- Nur wenn alle Teile des Körpers koordiniert zusammenwirken, kann er sich aufrichten und fortbewegen.
- Verändert sich ein Teil des Körpers in seiner Zuordnung zu den übrigen Teilen, so reagieren darauf alle anderen Teile, sie werden sozusagen neu sortiert.

Diese „Neusortierung" ist notwendig, wenn man bedenkt, dass das Gleichgewicht des Körpers bei jeder Bewegung, und sei sie noch so klein, reguliert werden muss. Man kann dies mit einer Waage vergleichen. Wird eine Waagschale mit Material bestückt, müssen auf die zweite Waagschale entsprechende Gewichte gelegt werden, um wieder ein Gleichgewicht zwischen den Massen auf beiden Seiten herzustellen. Der menschliche Körper zeigt ähnliche Abhängigkeiten, allerdings weitaus komplexer und komplizierter. Im Gleichgewicht sind die Körperteile so angeordnet, dass sie ausgewogen verteilt sind und sich der Massenmittelpunkt (Schwerpunkt) über oder zwischen den Stützpunkten befindet. Insofern ist bei jeder noch so kleinen körperlichen Veränderung, die mit einer Gewichtsverlagerung einhergeht, das gesamte sensomotorische System des Körpers gefordert, um das Gleichgewicht aufrechtzuerhalten.

Viele der Regelmechanismen bei unbewussten Bewegungen werden auf **Rückenmarksebene** direkt, sozusagen auf dem kürzesten Weg, gesteuert. Das **Gehirn als „Zentrale"** koordiniert die Teilmuster, sodass wieder eine Balance entsteht.

MERKE
Für die motorische Beurteilung eines Kindes/Erwachsenen muss man das sich ergänzende Zusammenspiel der einzelnen Teilmuster betrachten. D. h., wie insgesamt die Bewegung der Extremitäten, des Kopfes und des Rumpfes

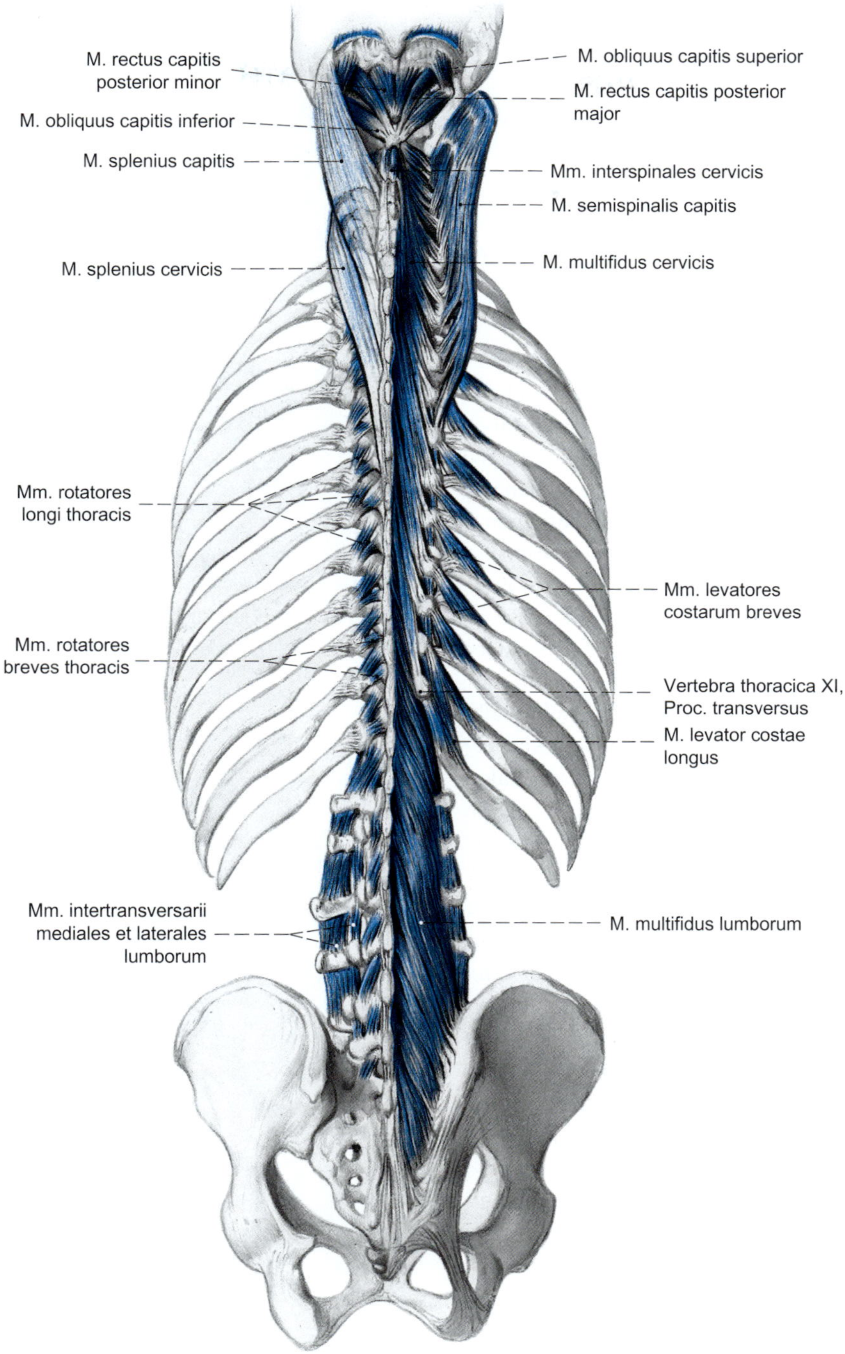

Abb. 1.5 Tiefe Schicht der autochthonen Rückenmuskeln [S010–17]

1

ausgeführt werden. So ist z. B. das Greifen der Hand ein Teil des gesamten Musters, es ist ein Teil der Bewegung des Armes und auch abhängig von der Haltung des Körpers. Somit ist die Bewegungsqualität dieses Greifens abhängig von der zugrunde liegenden Haltung des Rumpfes und der Wirbelsäule.

Ein Ganzkörpermuster entsteht durch das koordinierte Zusammenwirken aller Teilmuster eines Körpers.

Aus der Praxis

Beispiel: Der Bewegungsablauf eines krabbelnden Kindes, das z. B. einen ihm ins Auge fallenden roten Becher auf einem Couchtisch erreichen möchte, soll die oben aufgezeigten Abhängigkeiten in groben Zügen verdeutlichen: Das Kind hat die Vorstellung (Antizipation), diesen Becher zu besitzen und – um sein Ziel zu erreichen – mobilisiert es seine gesamte Motorik. Es muss aus dem Bewegungsmuster des Krabbelns eine Hand und einen Arm umfunktionieren, um nach dem Becher oberhalb seines Kopfes greifen zu können. Sein Körper muss während dieses Bewegungsablaufs aufgerichtet gehalten werden, dabei wird das Körpergewicht von vier auf drei Extremitäten verlagert. Die Wirbelsäule neigt sich leicht zur Seite, streckt und dreht sich, um dem Arm den notwendigen Freiraum zu gewähren. Sollte das Ausstrecken des Armes zum Ergreifen des Gegenstandes nicht ausreichen, so wird sich das Kind am Tisch mit den Armen hochziehen und mit den Beinen hochstemmen. Es benutzt dabei die Hand, mit der es ursprünglich greifen wollte, zwischenzeitlich zum Hochziehen und Abstützen. Sobald sein Körper wieder sicher von seinen Beinen getragen sowie von einem Arm gestützt wird, streckt es erneut den Arm und die Hand zum Gegenstand aus und, wenn es nah genug an seinem Ziel angelangt ist, greift es zu (➤ Abb. 1.6, ➤ Abb. 1.7). Der in dem Beispiel beschriebene Bewegungsablauf wird zu einem sinnvollen und zielgerichteten Ganzkörpermuster, wenn Arme, Beine und Wirbelsäule in „Absprache" untereinander zusammenarbeiten.

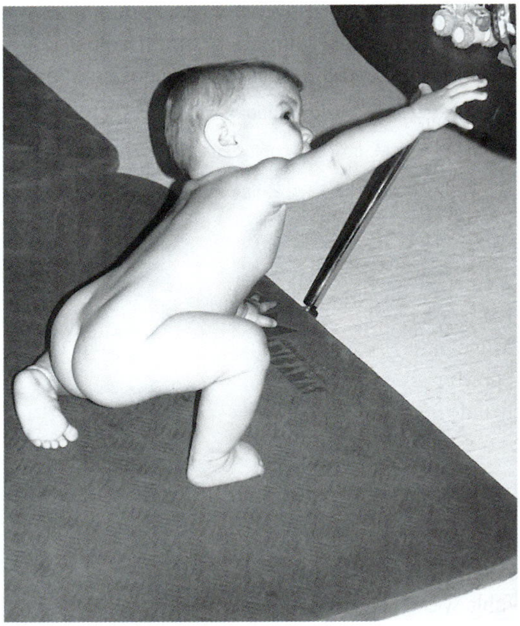

Abb. 1.6 Beispiel für visuell-motorische Integration: Das krabbelnde Kind sieht ein Spielzeug auf dem Stuhl und will es haben. Es setzt alle ihm zur Verfügung stehenden motorischen Mittel ein, um sein Ziel zu erreichen. [P236]

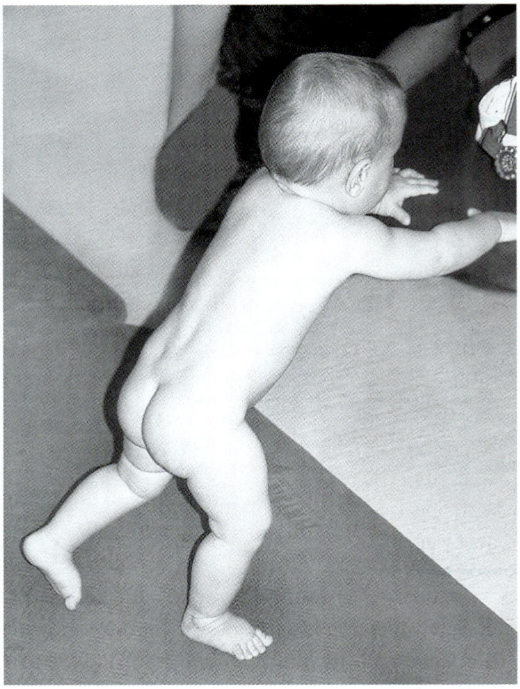

Abb. 1.7 Das Kind zieht sich am Stuhl hoch und kommt seinem Ziel, das Spielzeug zu erreichen, näher. [P236]

Aktive Bewegung und das Begreifen der Umgebung

Der Zugriff auf den gesamten Körper verhilft einem Kind zu grundlegenden Erfahrungen. Nur wenn es selbst handelt und sich auf diese Weise mit seinem Körper und seiner Umgebung auseinandersetzt, wird es seinen Erfahrungsschatz und seine Wahrnehmung mehren können. Ein Kind muss greifen, um zu begreifen, es muss hören, um zu verstehen, es muss mit dem Mund und der Zunge Gegenstände ertasten, um zu Sprachbegriffen zu finden. Wenn ein Kind im achten bis neunten Monat ein Spielzeug immer wieder wegwirft, um es dann erneut zu holen und dann wieder wegzuwerfen, so ist diese Handlung wichtig, um Entfernungen abzuschätzen. Die unterschiedlichen Bewegungsmuster ermöglichen diese Erfahrung. Das Kind hat zunächst noch keine Vorstellung, wie sich seine Umgebung anfühlt, wie sie schmeckt und was sich hinter dem, was es sieht, verbirgt. Es weiß nicht, wie seine Füße schmecken und dass es weh tut, wenn man sich stößt.

Das Gehen ist ihm zunächst ebenso unbekannt wie Hüpfen und Klettern. Die Möglichkeit, dies zu tun, steht ihm teilweise durch angeborene Fähigkeit zur Verfügung. Diese einzusetzen, durch weitere erlernte Anteile zu ergänzen und zu ersetzen, ist im ersten Lebensjahr besonders intensiv.

Aus der Praxis

Ein Kind hat zunächst noch keine Vorstellung vom eigenen Körper, es entdeckt ihn durch aktive Bewegung. Es betastet ihn zuerst zufällig, dann gezielt, steckt Hände und Füße in den Mund und begreift ihn. Es weiß nicht, wie sich seine Umgebung anfühlt, wie sie schmeckt, was sich hinter dem, was es sieht, verbirgt und, dass es weh tut, wenn man sich stößt. Seine Neugierde ist der Antrieb für seine Entdeckungen und seine Erkenntnisse. Es muss greifen, um zu begreifen. Es betastet Gegenstände mit dem Mund, um zu Sprachbegriffen zu finden. Es wirft Spielsachen weg, holt sie wieder, wirft sie erneut weg und bekommt ein Gefühl von Entfernung.

PRAXISTIPP

- Das geistige Potenzial eines Kindes zeigt sich im ersten Lebensjahr in der Neugierde auf seine Umwelt und darin, wie es sie entdeckt, verändert und wie erfinderisch es die in aller Vielfalt zur Verfügung stehende Motorik einsetzt.
- Geistig behinderte Kinder sind in ihrer motorischen Entwicklung meist deutlich retardiert, nicht so kreativ in ihrem Einsatz und entwickeln stereotype Bewegungen.

1.2.5 Haltung als Stütze der Bewegung

Haltung ist bei einem Kind wie auch bei einem Erwachsenen das tragende Element, um sich im Schwerefeld der Erde gezielt zu bewegen. Die Haltung ist die Stütze der Bewegung, ohne Haltung kann keine zielgerichtete Bewegung stattfinden Dies bedeutet eine ständige Anpassung der haltenden Muskulatur, um das Gleichgewicht des Körpers zu bewahren. Der bekannte Neurologe R. Magnus hat es sehr anschaulich ausgedrückt: „Jede Bewegung beginnt mit Haltung und endet mit Haltung. Die Haltung folgt der Bewegung wie ein Schatten" [17]. Haltung ist nicht statisch, sondern eine dynamische Begleitung jeder Bewegung.

Aus der Praxis

Streckt man z. B. einen Arm aus, um mit der Hand eine Tasse zu ergreifen und zum Mund zu führen, so ist Haltung im Rumpf erforderlich, um den Arm vom Körper weg zu bewegen sowie ruhig und gezielt zur Tasse zu führen. Die bewegende Muskulatur des Armes muss ihre haltenden Anteile ebenso einsetzen wie ihre bewegenden. Erst dann kommt eine ruhige fließende und die Tasse sowie den Mund gezielt erreichende Bewegung zustande. Können diese Bewegungsanteile der Muskulatur nicht entsprechend abgestimmt werden, wird das Ziel z. B. durch eine überschießende Bewegung verfehlt. Für das Beispiel des Armes, der zur Tasse hinbewegt wird, beginnt die Haltung im Rumpf, indem der Rumpf gegen die Schwerkraft aufgerichtet gehalten wird und dem Arm die Bewegung vom Körper weg ermöglicht. Ferner hält die Muskulatur des Armes den Arm gegen die Schwerkraft und bewegt ihn gleichzeitig zur Tasse. Diese Bewegung des Armes wird z. B. im Sitzen vom Becken, den Beinen und Füßen abgestützt.

Haltungssicherung

Beobachtet man einen Säugling in den ersten sechs Lebensmonaten, so sieht man, dass die **Haltungssicherung** des Rumpfes im Vergleich zur Bewegung im Vordergrund steht. Der Säugling zeigt dies in der Rücken- wie auch in der Bauchlage. Ergreift er z. B. mit fünf Monaten in der Rückenlage ein Spielzeug und steckt es in den Mund, so erscheint die Bewegung der Arme und der Beine im Verhältnis zu der Haltungsregulierung im Rumpf im Vordergrund zu stehen. Aber ohne die über die Stützfläche des Rückens austarierte Haltung im Rumpf könnten Arme und Beine nicht gezielt von der Unterlage abgehoben werden.

Später, in höheren Aufrichtungspositionen, rückt bei dem Betrachter die Bewegung noch mehr ins Blickfeld. Beim **Krabbeln** oder **Gehen** sieht man zunächst die Bewegung der Arme und der Beine, die den Körper vorwärts bringt. Man könnte meinen, dass die Haltung an Bedeutung verloren hat. Das Gegenteil ist aber der Fall. Um den Körper auf diese Weise fortzubewegen, bedarf es einer dynamisch angepassten Haltung im Rumpf sowie auch in den Extremitäten. Je höher der Körper aufgerichtet ist, desto kleiner wird die Unterstützungsfläche und umso schwieriger ist es, die Balance zu halten. Damit der Körper nicht schwankt oder umfällt und sich gezielt bewegen kann, muss die Haltung sehr viel feiner reguliert werden als in den niedrigeren Körperpositionen der Bauch- und Rückenlage.

Die Schwerkraft zu überwinden, ist eine grundsätzliche und dauernde Aufgabe. Bei jeder Bewegung wird das Körpergewicht verlagert, und das Gleichgewicht muss neu hergestellt werden. Bewegung erfordert Abstützen, denn erst ein fester Stützpunkt ermöglicht eine Bewegung zu diesem Punkt oder weg von ihm. Deshalb ist an die Muskulatur die Anforderung gestellt, eine ausgewogene Haltung zu gewährleisten und dennoch Bewegung zuzulassen. Man sieht dies an der Hilflosigkeit eines Neugeborenen, das seine Haltung noch nicht entsprechend regulieren und sich noch nicht abstützen kann. Der Schwerkraft ausgesetzt liegt es mit seinem Körper auf der Unterlage auf, doch es kann diese Auflagefläche noch nicht als Stützfläche nutzen. Erst in der weiteren Entwicklung kann z. B. der Rücken als stützende Fläche eingesetzt werden.

MERKE

- Ein Säugling erreicht im ersten Trimenon in der Rückenlage aus einer unsicheren Auflagefläche eine sichere Stützfläche. Die Arme und Beine können ohne ausweichende Bewegung des Rumpfes bewegt werden.
- Die Anforderung an die Regulierung der Haltung steigt in der weiteren Aufrichtungsentwicklung eines Kindes.
- Die Stützfläche wird kleiner, beim Umdrehen im zweiten Trimenon befindet sie sich auf der Seite, über die gedreht wird, in den Schulter- und Hüftgelenken. Beim Krabbeln im dritten Trimenon ist sie auf den Händen und Knien. Beim Stehen und Gehen im vierten Trimenon besteht sie nur aus den Fußsohlen (➤ 2.2.1).

Aus der Praxis

Beispiele: Bei Balletttänzern oder Eiskunstläufern werden die Sprünge und Pirouetten bestaunt; sie sehen leicht und elegant aus. Für das Muskel- und Skelettsystem bedeutet es einen feinst abgestimmten kontinuierlichen und fließenden Wechsel zwischen Halten und Bewegen. Dies erfordert ein hohes Maß an koordinierter zentraler Steuerung.

Diese besondere Leistung der Haltungsregulierung, damit diese beeindruckenden Bewegungen möglich werden, finden in der Regel beim Betrachter kaum Beachtung. Damit ein Sprung auf dem Eis gelingt, bedarf es eines Abstützens auf kleinster Fläche unter erschwerten Bedingungen, denn das Eis ist eine äußerst glatte Oberfläche, die schon beim normalen Gehen kaum eine Reibungsfläche bietet. Es ist eine Höchstleistung an dynamischer Haltungsanpassung, damit die präzise Bewegung möglich wird. Gelingt diese schwere Arbeit, sehen die getanzten Figuren leicht und elegant aus.

Es stützt sich der Fuß des Eiskunstläufers auch nicht direkt auf dem Eis ab, sondern er steht auf den schmalen Kufen des Schlittschuhs. Diese Herausforderung bedarf einer sorgfältigen und feinsten Haltungssteuerung der Muskulatur, um in dieser labilen Situation das Gleichgewicht zu bewahren, denn erst dann ist die Bewegung des Sprunges möglich. Der ungeübte Betrachter kann die Regulierung des Haltungshintergrundes und die dafür erforderlichen Muskelfunktionen, die für den Sprung Vorbedingung sind, kaum sehen.

Besonders augenfällig wird für den Betrachter aber, wenn die Bewegung eines Menschen von der normalen, gewohnten Vorstellung von Bewegung abweicht, weil die Haltungssteuerung versagt. So zu sehen bei bestimmten Formen der zerebralen Bewegungsstörung, wie z. B. der Spastik und der Dystonie. Hier macht sich das Defizit der Haltungssteuerung an starren oder entgleisenden Bewegungen bemerkbar.

- Die **Spastik** zeigt eine verkrampfte und starre Haltung, wodurch eine fließende Bewegung nicht möglich wird.
- Bei der **Dystonie** fehlt es an Haltung, die die Bewegung stützt und führt, sodass es zu ausfahrenden, überschießenden und unruhigen das Ziel verfehlenden Bewegungen kommt.

Haltungshintergrund

Die Qualität der Bewegung baut demnach auf einem entsprechenden Haltungshintergrund auf. Daher ergibt die Analyse der Haltung einen Aufschluss über diese Qualität der Bewegung. Wie die Beispiele zeigen, verändert sich die Funktion des einzelnen Muskels in verschiedenen Körperpositionen und Bewegungen. Derselbe Muskel kann z. B. beim Abstützen und Aufrichten überwiegend haltend und im nächsten Augenblick bei der Bewegung aktiv sein. Dieses Umstellen bedeutet **Haltung gewährleisten** und **Bewegung zulassen.** Je ausgewogener dieses Zusammenspiel erfolgt, desto fließender wird die Bewegung und die physiologische Flexibilität vergrößert sich.

Aus der Praxis

Ein kleiner Selbstversuch: Um eine Vorstellung zu bekommen, wie komplex die aufgezeigten Zusammenhänge sind, wenn wir uns gegen die Schwerkraft halten, aufrichten und auf ein Ziel hin bewegen, ist praktisches Handeln am besten geeignet.

- Legen Sie sich auf den Rücken und stehen Sie langsam über die Seite auf, bis Sie auf beiden Füßen stehen und vorwärts gehen können, um z. B. das Fenster zu öffnen.
- Führen Sie die einzelnen Bewegungsschritte sehr langsam, fast im Zeitlupentempo aus. Spüren Sie in Ihren Körper und beobachten Sie, wie sich die Stützflächen verändern. Dies sind die Stellen, an denen sich der Körper am Boden abstützt, um nach oben zu kommen.
- Probieren Sie beide Seiten aus, so werden Sie evtl. feststellen, dass Sie eine bevorzugte Seite haben, über die das Aufstehen leichter geht. Wenn Sie sehr genau beobachten, werden Sie bemerken, dass während des gesamten Ablaufs die Stützflächen immer kleiner werden, das Gleichgewicht immer labiler wird und dass Sie zur Überwindung der Schwerkraft beim Aufrichten des Körpers sehr viel Arbeit leisten müssen.
- Im Liegen steht Ihnen im Rücken noch eine große Stützfläche zur Verfügung, beim Drehen auf die Seite wird sie kleiner, bis sie auf der Seite nur noch aus dem Schultergelenk und dem Oberarm, der unteren Körperseite bis zum Becken und dem Hüftgelenk besteht. Um den ganzen Vorgang nicht zu sehr zu komplizieren und den spontanen Bewegungsablauf nicht zu sehr einzuschränken, wurden die Beine und Arme in ihren Schrittbewegungen in der bisherigen Betrachtung bewusst außer Acht gelassen.
- Im weiteren Verlauf stützen Sie sich auf den Unterarm des unten liegenden Armes, um nach oben zu kommen und das Körpergewicht zum Becken zu verlagern. Die unten liegende Körperseite stützt das Gewicht vermehrt auf der Hüfte, der Außenfläche des Oberschenkels, des Unterschenkel und dem Außenrand des Fußes ab.
- Dann übernimmt zunächst die oben liegende und dann die unten liegende Hand das Abstützen. Drehen Sie Ihren Rumpf, bis das oben liegende Knie Ihren Körper abstützen kann.
- Beugen Sie das ehemals unten liegende Bein und stützen Sie sich entweder erst auf das Knie, oder, wenn Sie sehr gelenkig sind, stellen Sie gleich den Fuß auf. Dann stellen Sie den anderen Fuß auf.
- Lösen Sie die Hände vom Boden, richten den Körper auf. Sie stehen jetzt auf beiden Füßen und können vorwärts gehen, um eingangs

gesetztes Bewegungsziel zu erreichen und das Fenster zu öffnen.
Es wurde der Weg von der Rückenlage bis zum Stehen und beginnenden Gehen recht grob betrachtet. Galt es ja nur, über ein kleines praktisches Beispiel, das sehr bewusst ausgeführt wurde, zu spüren, was das Überwinden der Schwerkraft bedeutet und wie die Verlagerung des Körpergewichts und die Veränderung der Stützfläche auf dem Weg nach oben erfolgen.

Wiederholen Sie diesen Weg nach oben öfter, so bemerken Sie, dass beide Körperseiten unterschiedliche stützende, tragende sowie den Körper bewegende Funktionen in den aufeinander folgenden Teilschritten der Aufrichtung übernommen haben. Dies ist dadurch bedingt, dass immer beide Körperseiten sich gegenseitig in der zielgerichteten Fortbewegung von der Rückenlage bis zum Gehen auf zwei Füßen ergänzen. Aus der ständigen Gewichtsverlagerung erfolgt ein Wechsel von stützenden und mobilen Elementen. Mit dieser Veränderung ist die ständige Regulierung des Gleichgewichts verbunden.

Sie konnten ferner beobachten, dass Ihr Rumpf und dabei die Wirbelsäule deutlich in ihrer Halte- und Drehfunktion gefordert waren. Die Arme und Beine wurden als Hebel im Aufrichtungsvorgang benutzt.

Bei diesem auf den ersten Blick recht einfachen Ablauf haben Sie bereits alle drei oben genannten untrennbaren Zusammenhänge gespürt,

- die Anpassung der Körperhaltung,
- die Aufrichtung gegen die Schwerkraft und
- die Bewegung zu einem Ziel.

Ferner haben Sie motorische Muster für Haltung und Bewegung im Rumpf eingesetzt, die in der Regel schon mit ca. drei Monaten in der Rückenlage, mit ca. viereinhalb bis sechs Monaten beim Drehen über die Seite und mit etwa neun bis zehn Monaten beim Aufstehen zur Verfügung stehen (➤ Abb. 1.8, ➤ Abb. 1.9).

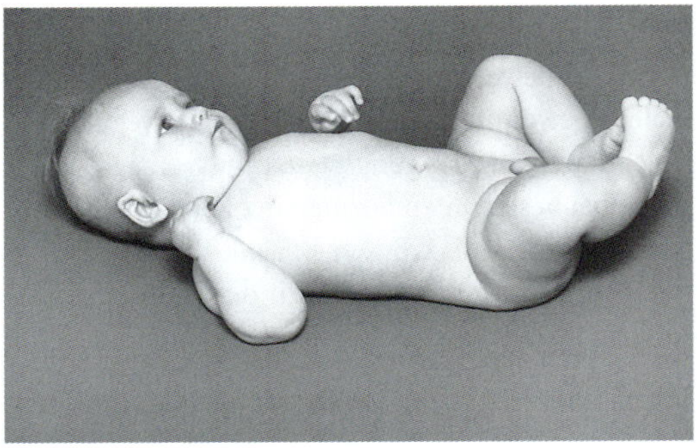

Abb. 1.8 Haltungssicherung in der Rückenlage: Der Rumpf ist gestreckt, der Kopf kann in der Wirbelsäulenlängsachse gehalten werden. Die Arme und Beine können durch diese Haltungssicherung im Rumpf frei bewegt werden. [P236]

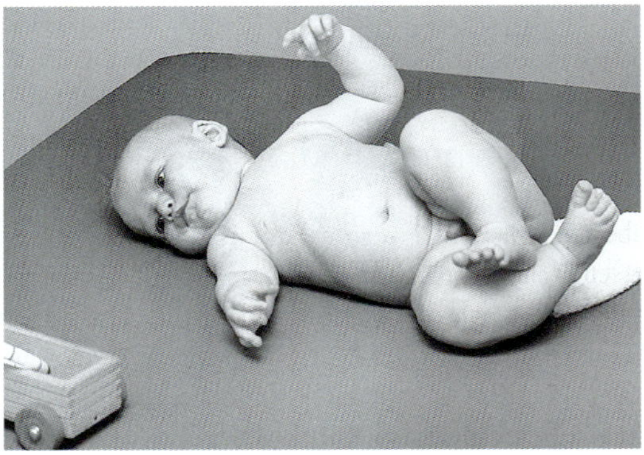

Abb. 1.9 Umdrehen: Das Kind sieht den Holzwagen und möchte ihn haben. Die Haltungssicherung im Rumpf begleitet den Drehvorgang, der es seinem Ziel näher bringt. [P236]

Nun könnten Sie einwenden, dass es nichts Besonderes sei, die oben beschriebenen Bewegungen auszuführen. Tatsächlich denkt ein Mensch, der Zugang zu normalen Haltungs- und Bewegungsabläufen hat, gar nicht darüber nach, welche Voraussetzungen gegeben sein müssen, damit vermeintlich selbstverständliche Bewegungen durchgeführt werden können. Für Menschen jedoch, denen diese Bewegungsmuster nicht zur Verfügung stehen, da sie an einer Bewegungsstörung leiden, kann dieser Ablauf unüberwindbare Hürden beinhalten.

Wechselnde Körperpositionen, wie sie normalerweise bei jedem gesunden Menschen pausenlos erfolgen, bedürfen einer permanenten Anpassung der Haltung, denn auf das ZNS trifft bei jeder Veränderung der Körperposition eine Fülle neuer Reize aus der Haut, der Muskulatur, den Sehnen, Faszien (myofasziales System) und den inneren Organen ein. Die Verarbeitung und Beantwortung dieser Reize geschieht im sensomotorischen System, indem die Bewegungsmuster an diese wechselnden Positionen angepasst werden.

In der Rückenlage, der Seitenlage, dem Sitzen auf der Seite, dem Stützen auf die Hände sowie dem Stehen auf den Füßen, wie es in obigem Beispiel praktiziert wurde, ist somit auch ständige Regulation erforderlich.

Jede Aufrichtung und jede Bewegung braucht **Haltung,** so auch die spontane Bewegung eines Kindes, die Spontanmotorik. Diese Haltung muss in der Beurteilung der Spontanmotorik sehr sorgfältig analysiert und beschrieben werden. Es wird dabei die Bewegung, die das Kind zeigt, in Bezug zu der dazu gehörigen Haltung im Rumpf gesetzt.

Die Analyse und **Beurteilung der Spontanmotorik** eines Kindes dient zur Einschätzung seines **motorischen Entwicklungsalters.** Es steht dabei nicht die quantitative (Was macht das Kind?), sondern die qualitative (Wie macht es das Kind?) Beurteilung der am Kind beobachteten Haltung und Bewegung im Fokus (➤ 2.1).

Um eine Entscheidung für die Vojta-Therapie bei bewegungsauffälligen Kindern im ersten Lebensjahr treffen zu können, muss der Untersuchende die idealen Bewegungsmuster kennen, um sie als feste Bezugsgröße (Vergleichsmaßstab) für seine Beurteilung heran zu ziehen und den Grad der Abweichung fest zu stellen

Aus der Praxis

Beispiel: Ein 10 Monate altes sehr neugieriges Kind, das die Dinge, die sich über seinem Kopf befinden, unbedingt haben möchte, wird alle ihm zur Verfügung stehenden motorischen Möglichkeiten einsetzen, um sich hochzuziehen und an die begehrten Gegenstände zu gelangen. Es wird dies selbst dann versuchen, wenn es eine motorische Überforderung bedeutet, denn die Neugierde siegt über die an sich noch unzulänglichen zur Verfügung stehenden Bewegungsmuster. Dieses Kind zeigt dann eine motorische Leistung, die etwa im 10. Monat zu erwarten ist.

Beurteilt man dabei nur die Quantität der motorischen Entwicklung, so wird man das Kind altersgemäß einschätzen. Beurteilt man aber die Qualität der Haltungsmuster, so stellt man u. U. fest, dass es die ersten drei Monate noch nicht verlassen hat, weil es z. B. mit einem deutlichen Hohlkreuz und einem runden Rücken seine Aufrichtung kompensiert. Würde diesem Kind die bestmögliche Qualität der Muster aus dem dritten Lebensmonat zur Verfügung stehen, so hätte es einen gestreckten Rumpf und seine Bauchmuskeln würden koordiniert arbeiten. Das Qualitätsdefizit müsste nicht mit einem vermehrten Hohlkreuz kompensiert werden. Das Beispiel zeigt, wie sich eine Diskrepanz zwischen der quantitativen und der qualitativen motorischen Leistung ergeben kann.

Wahrscheinlich wird es diesem Kind auch gelingen, die weiteren Schritte in seiner Fortbewegung zu erreichen. Es ist aber zu erwarten, dass die bereits hier erkennbaren Defizite in seiner Haltung seine weitere Entwicklung begleiten. So können viele der im Erwachsenenalter üblichen Rückenschmerzen und Wirbelsäulenprobleme mit Defiziten in der Aufrichtungsfunktion im ersten Lebensjahr erklärt werden.

Es verdeutlicht auch, warum eine Behandlung im erwachsenen Alter in der Bauch-Rücken- oder Seitenlage, den Ausgangslagen der Reflexlokomotion, effektiv ist. Man steigt mit der Therapie in dem Aufrichtungsniveau ein, in dem das Defizit entstanden ist.

KAPITEL

2 Motorische Entwicklung des Kindes im ersten Lebensjahr

2.1 Motorische Muster als Grundlage der Bewegungsentwicklung

Motorische Muster sind Grundlage für das Bewegungsverhalten. Die Reifung der neuronalen Netzwerke spiegelt sich in dem Bewegungsverhalten des Kindes wider.

In diesem Kapitel wird die motorische Entwicklung eines Kindes von der Geburt bis zu den ersten freien Schritten unter den Gesichtspunkten der Aufrichtungsontogenese beschrieben. Diese erfolgt in der Regel bis zum zwölften spätestens bis zum achtzehnten Lebensmonat. Die motorischen Muster sind im genetischen Programm eines Menschen vorgesehen, sie sind artspezifisch und sind Grundlage für die Entwicklung des Bewegungsverhaltens. Ein Kind erwirbt im genannten Zeitraum eine Basis seiner motorischen Möglichkeiten, auf der weitere Fähigkeiten aufgebaut werden können. Das Aufrichten auf seine Arme und Beine, das Greifen der Hände und das Gehen als krönender Abschluss gehören ebenso dazu wie der variationsreiche Gebrauch der Sprechmotorik, der eine Voraussetzung für die Sprache bildet.

Etwa die Hälfte der Kinder setzt diese Muster zeitgerecht in den verschiedenen Stadien der Aufrichtung ein und erreicht mit ihnen bis zum zwölften Lebensmonat das Laufen.

Vojta hat erkannt, dass der Übereinstimmung und der frühen Aktivierung eine vorprogrammierte genetische Gesetzmäßigkeit für das Bewegungsverhalten in den einzelnen Entwicklungsstadien zugrunde liegt. Die kinesiologischen Inhalte der motorischen Muster sind in ihrer Qualität, d. h. wie sind die Muster gestaltet, beschrieben. Sie werden als „ideale Muster" bezeichnet und als Beurteilungsmaßstab in der Entwicklungsdiagnostik und auch bei der Beurteilung des Bewegungsverhaltens eines Erwachsenen herangezogen. Erst mit der Orientierung am idealen Muster kann eine entsprechende Einschätzung vorgenommen werden und der Grad der Abweichung festgestellt werden.

2.1.1 Sensomotorische Muster

Ein Kind wird normalerweise mit einem gut ausgerüsteten und funktionsfähigen Bewegungssystem und angeborenen Bewegungsprogrammen geboren (➤ 1.2.2). Bezogen auf den Einsatz der Bewegungsmuster, die ihm Aufrichtung und Fortbewegung ermöglichen, ist es jedoch zunächst hilflos. Erst mit zwölf bis achtzehn Monaten können das myofasziale System und das Skelettsystem diese Aufgabe übernehmen. Je nach Reife des ZNS erwirbt ein Kind in kleinen und großen Entwicklungsschritten die **Handlungsfähigkeit** für den gezielten Einsatz seines Körpers.

In dem genannten Entwicklungszeitraum erlebt ein Kind seinen Körper und seine Umgebung durch sein Bewegungssystem. Die Sinneseindrücke (Sensorik), ihre Verarbeitung und die Reaktion darauf sind eng mit der Motorik verknüpft und lassen sich nicht von ihr trennen. Es entsteht eine Funktionseinheit, die **Sensomotorik.**

MERKE

- Sensomotorik: Ein nervaler und motorischer Prozess, in dem durch die Verarbeitung von Sinnesempfindungen eine motorische Antwort entsteht.
- Ganzkörpermuster: Bewegt sich ein Teil des Körpers, z. B. ein Arm, so reagiert der gesamte Körper. Man nennt dieses gesamtkörperliche Zusammenspiel verschiedener Muskelgruppen, Gelenke und Sinnesorgane auch Ganzkörpermuster oder globales Bewegungsmuster.

2.1.2 Haltungshintergrund und Ausweichbewegungen

Jede Bewegung, und sei sie noch so klein, braucht eine Haltungssicherung. Die Freiheitsgrade der Arme sind nur möglich, wenn die Haltungssicherung im Rumpf und insbesondere in der Wirbelsäule erfolgt, doch die sieht der Betrachter häufig nicht auf den ersten Blick. Aus diesem Grund muss, selbst wenn sich die Beschreibung von Bewegungsmustern nur auf bestimmte Körperteile begrenzt, z. B. auf einen Arm oder ein Bein, immer der **Haltungshintergrund** im **Rumpf** und **in der Wirbelsäule** mit beurteilt werden. Als Haltungshintergrund wird demnach diejenige Haltung bezeichnet, welche die Wirbelsäule und der Rumpf bereitstellen, damit eine koordinierte und auf ein Ziel gerichtete Bewegung ausgeführt werden kann. Hierbei ist die Balance zwischen bewegenden (phasischen) und haltenden (posturalen) Anteilen im gesamten myofaszialen System gefordert.

Ebenso muss beurteilt werden, mit welchen **Ausweichbewegungen** (Kompensationsmuster) im Rumpf die Bewegung des Armes u. U. zustande kommt.

MERKE

Haltungshintergrund: Haltung, welche die Wirbelsäule und der Rumpf bereitstellen, damit eine koordinierte und auf ein Ziel gerichtete Bewegung ausgeführt werden kann.

Einfluss der Rumpfhaltung

Die Wirbelsäule bildet die funktionelle Achse, in der und um die alle Bewegungen der Extremitäten und des Kopfes erfolgen. Sie wird deshalb auch als Achsenskelett bezeichnet. Der Rumpf ist das Achsisorgan, das mit der Wirbelsäule zusammen die erforderliche Haltungssicherung für die Grob- und Feinmotorik bereitstellt.

An folgenden Beispielen der Entwicklung im ersten Lebensjahr wird dieser Einfluss deutlich.

Sechs Wochen altes Kind

Schon 75 % der sechs Wochen alten Kinder sind in der Lage, kurz mit den Augen einen Gegenstand, den man ihnen vor die Augen hält, zu fixieren. Das heißt, dass schon für dieses kurzfristige Fixieren ein ebenso kurzfristiger Haltungshintergrund bereit steht. Die Blickrichtung hängt in diesem Alter noch von der Kopfdrehung ab, da eine isolierte Augenbewegung noch nicht möglich ist.

Zwei Monate altes Kind

In der Rückenlage sind eindrucksvoll die Bewegungen von Armen und Beinen ab dem zweiten Lebensmonat zu beobachten. In dieser Zeit führt es, wenn es mit sich selbst beschäftigt ist, die Hände vor dem Körper zusammen (Hand-Hand-Koordination). Die Entdeckung des eigenen Körpers beginnt mit diesem Zusammenführen der Hände und dem Betasten und Spüren der Finger in der Körpermitte vor der Brust. Eine zentrale Reifung in dem Zusammenwirken beider Hirnhälften zur Körpermitte ist erfolgt.

Kurze Zeit später kommen die Hände zufällig, wenn das Kind mit den Fingern spielt und sie dabei betastet, ins Blickfeld nahe vor die Augen (physiologische Kurzsichtigkeit). Zum ersten Mal nimmt das Kind optisch seinen Körper wahr (Hand-Auge-Koordination). Wurden die Hände über das gegenseitige Spüren und das optische Wahrnehmen entdeckt, folgt das weitere Wahrnehmen über das Begreifen mit dem Mund. Ein ganzes Muster ist entstanden, die Hand-Hand-Auge-Mund Koordination. Diese Grunderfahrung mit den Händen prägt sich im Körperschema ein und steht für die Hand-Mund-Interaktion in anderen Situationen zur Verfügung.

Der Rumpf beginnt sich immer deutlicher in die Körperlängsachse einzustellen und weicht nicht mehr von der Körperlängsachse ab, wie es noch bei der Fechterstellung in der sechsten bis achten Woche der Fall ist (➤ Abb. 2.6).

Drei Monate altes Kind

Im Laufe des dritten Monats kann das Kind sowohl in der Rücken- als auch in der Bauchlage seinen Rumpf sicher in der Körperlängsachse halten.

- In der **Rückenlage** bietet die autochthone Muskulatur mit der Einstellung und Aufrichtung der Wirbelsäule in die Längsachse die Voraussetzung für eine freie Bewegung der Arme, der Beine und des Kopfes (Erfolgsorgan). Das Kind kann Spielzeug, das ihm auf einer Seite angeboten wird, mit der Hand dieser Seite oder, wenn es ihm in der Körpermitte angeboten wird, auch mit beiden Händen greifen. Es kann jedoch noch nicht über die Körpermitte greifen.
- In der **Bauchlage** steht die Aufrichtung auf die Ellenbogen (*Symmetrischer Ellenbogenstütz*) für die freie Kopfbewegung zur Verfügung.

Die Bezeichnung Erfolgsorgan für den Kopf ergibt sich aus der Abhängigkeit der freien Kopfbewegung von der vorausgegangenen Haltungssicherung in der Wirbelsäule und dem Rumpf.

2

Sechs Monate altes Kind

Am Ende des sechsten Lebensmonats kommen die Füße erstmals in das Blickfeld des Kindes und es greift mit den Händen danach und steckt sie in den Mund. Auch bei diesem Bewegungsmuster der Hand-Fuß-Mund-Koordination (➤ Abb. 2.16) bietet die Haltung des Rumpfes die Voraussetzung und zeigt deutlich den gezielten Einsatz des ganzen Körpers. Auf diese Weise lernt ein Kind seine Füße kennen.

2.1.3 Bewegungserfahrung als Prägung des Körperschemas

Aus der Praxis

Ein Kind hat von den Dingen, die es umgeben, zunächst noch keine Vorstellung. Es weiß z. B. nicht, wie sich unterschiedliche Materialien anfühlen, wie sie schmecken und was sich hinter dem, was es sieht, verbirgt. Doch ein Kind ist neugierig und erkundet und erforscht seine Umwelt. Mit dem Mund und den Händen begreift es die Welt. Es lernt auf diese Weise Formen, Beschaffenheit von unterschiedlichen Materialien und den unterschiedlichen Geschmack kennen und bekommt eine Vorstellung und eine Begrifflichkeit für die Dinge seiner Umwelt. Die Bewegungserfahrungen, die es dabei macht, prägen sich ein und werden als Körperschema gespeichert.

Das Körperschema ist die in der mentalen Repräsentation vorhandene Vorstellung vom eigenen Körper und seiner Abgrenzung von der Umwelt durch die Körperoberfläche. Für seine volle Ausbildung ist die immer wiederholte aktive Betätigung unter ständig wechselnden Umweltbedingungen erforderlich. Dies ist die Grundlage dafür, dass subjektive Individualität entstehen und sich das Selbstbewusstsein entwickeln kann. Die Ausbildung des Körperschemas ist erst zum Abschluss der Pubertät abgeschlossen.

Das Körperschema funktioniert überwiegend unbewusst, es bildet für alle Aktionen und Reaktionen eine wichtige Bezugsgröße. Bei Kindern, bei denen von Geburt an Körperglieder fehlen, z. B. nach einer Thalidomid-Embryopathie, kann trotzdem die Vorstellung eines Gesamtkörperschemas entstehen, was auf das Vorhandensein einer genetischen Anlage hinweist [10]. Es bedarf des Zugriffs auf die angeborenen motorischen Programme, um die wiederholte aktive Betätigung ausführen zu können. Ein Muskel wird dabei nicht einzeln wahrgenommen. Das gesamte Bewegungsbild wird registriert und gespeichert. Die gemeinsame Funktion wird dann wie eine Landkarte des Körpers in verschieden Bereichen des ZNS abgebildet.

Setzt ein Kind Bewegungsmuster für neu entdeckte Funktionen ein, so sind die Bewegungen meist noch etwas ungeschickt, sie werden aber bei wiederholter Übung eleganter. Die Zusammenarbeit von verschiedenen Muskelgruppen geschieht in vielfältiger Weise. Dieselbe Muskulatur erfüllt dabei unterschiedliche Aufgaben. Die derart geformten Muster werden im ZNS eingeprägt und können fortan bei weiterem neuem motorischen Lernen eingesetzt und variiert werden.

2.1.4 Intrauterine und nachgeburtliche Bewegungserfahrung

Ein Embryo befindet sich im Fruchtwasser in einem Schwebezustand, die Schwerkraft ist nahezu ausgeschaltet und deshalb steht die Bewegung im Vordergrund, nicht die Sicherung der Körperhaltung. Mit zunehmender Körpergröße des Kindes wird der **Bewegungsraum** intrauterin kleiner und die begrenzende Hülle des Uterus setzt einen Widerstand gegen die kindliche Bewegung und bietet gleichzeitig Halt.

Die schon intrauterin gemachten Bewegungserfahrungen werden gespeichert, ohne dass es eine Haltungssicherung mit diesen Bewegungen abgleichen muss. Bereits in der achten Embryonalwoche sind die Muskeln des Kopfes, des Rumpfes und ein großer Teil der Muskulatur der Extremitäten entwickelt und sie werden bereits in dieser Zeit für die Bewegung eingesetzt (➤ Abb. 2.1). Eine Mutter spürt in der Regel ab dem vierten bis fünften Schwangerschaftsmonat die Bewegungen des Kindes. Die Bewegungsimpulse kommen dabei sowohl von dem

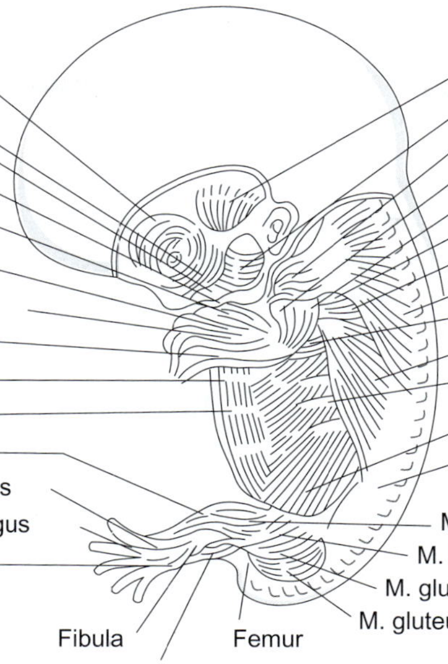

Abb. 2.1 Embryo in der achten Schwangerschaftswoche: Bemerkenswert ist die bereits ausgebildete orofaziale und Rumpfmuskulatur. [L157]

Kind als auch von der Mutter. Es entsteht auf diese Weise eine Kommunikation zwischen beiden.

Diese Bewegungserfahrungen vervollständigt es kontinuierlich in der weiteren sensomotorischen Entwicklung nach der Geburt, jedoch mit der jetzt geforderten Haltungssicherung.

Nach der Geburt wirkt die **Schwerkraft** ohne die haltende Begrenzung durch den Uterus auf das Kind ein; es fehlt ihm zunächst unter diesen neuen Bedingungen die Haltungsregulierung. Es reagiert auf Reize aus der Umwelt, wie ein lautes Geräusch oder auch aus seinem Körper, wie Schreien, Schmerzen, Hunger u. a. mit Massenbewegungen (Holokinese). Der Säugling befindet sich in den ersten vier Wochen im Übergang von der noch phylogenetisch geprägten Phase in die eigentliche ontogenetische Phase.

Schon ab der vierten Lebenswoche stellt sich der Rumpf allmählich immer mehr in eine symmetrische Haltung ein und am Ende des dritten Monats kann der Säugling seinen Rumpf z. B. in der Rückenlage halten und ausbalancieren. Er stützt sich dabei in einem Stützdreieck – Schulterblätter, thorakolumbaler Übergang – ab. Durch diese Fähigkeit entsteht Bewegungsfreiheit für die Arme, die Beine und den Kopf.

2.1.5 Körperlagen und Stützflächen

Ein Kind entwickelt seine motorischen Funktionen aus der Bauch-, Rücken- und Seitenlage. Von der Geburt bis zum freien Gehen richtet es sich in immer höhere Körperpositionen auf. Dabei muss es sich jeweils unterschiedlich gegen und mit der Schwerkraft halten und bewegen und sich in verschiedenen Schwierigkeitsgraden und kleiner werdender Stützflächen mit ihr auseinandersetzen.

Körperlagen

- In der **Bauchlage** sind die Bewegungen eines Neugeborenen aufgrund der größeren Stabilität, die es in dieser Lage erfährt, ruhig. Es ist nicht so leicht zu irritieren. Aus dieser Lage richtet sich ein Kind in den ersten drei Monaten auf die Ellenbogen auf (*Symmetrischer Ellenbogenstütz*).
- In der **Rückenlage** ist die Körperhaltung des Neugeborenen zunächst sehr unstet und unsicher. Es ist leicht zu irritieren und reagiert mit ungeordneten und ungezielten Massenbewegungen. Der Grund für diese Unsicherheit ist die feh-

lende Haltungsregulierung (posturale Steuerung). Ein Neugeborenes kann sich noch nicht mit seinem Rücken auf der Unterlage abstützen. Erst am Ende des dritten Monats wird aus der Auflagefläche eine verlässliche Stützfläche.

- Über die **Seitenlage** dreht sich das Kind im zweiten Trimenon vom Rücken auf den Bauch und wieder zurück. Die Reifung des neuronalen Netzwerks ermöglicht in diesem Alter ein koordiniertes Zusammenspiel beider Hirnhälften, sodass eine Körperseite den Körper abstützen kann und die andere Hand kann über die Körpermitte nach einem begehrten Spielzeug greifen.

Die Rücken- und die Seitenlage sind und bleiben labile Körperpositionen, die an die Haltungsregulierung große Anforderungen stellen.

Stützflächen

Die Stützflächen verändern sich während der Aufrichtung und Fortbewegung und werden kleiner. Über optische Anreize und mit zunehmender Entdeckungsfreude richtet sich das Kind aus der Bauch- und der Rücken-/Seitenlage immer höher auf. Schließlich bestehen die Stützflächen nur noch aus den Händen und dem Becken, z. B. im *Schrägen Sitz* oder aus den Händen, Knien und Unterschenkeln beim Krabbeln. Durch die weitere Aufrichtung am Ende des vierten Trimenons wird das Körpergewicht ausschließlich über die kleinen Flächen der Füße aufgerichtet und ausbalanciert.

MERKE

Kleiner werdende Stützflächen stellen höhere Anforderungen an das gesamte sensomotorische System; das Gleichgewicht des Körpers wird störanfälliger, die Haltung im Rumpf anspruchsvoller.

Haltungssicherung

Zur Absicherung der Haltung während der Aufrichtung lernt ein Kind in der Regel ebenfalls bereits in den ersten zwölf bis achtzehn Lebensmonaten die verschiedenen Funktionen seiner Rumpfmuskulatur kennen. Dies geschieht beim **Abstützen** des Körpers in der Rückenlage, auf den Armen in der Bauchlage, beim **Umdrehen, Aufstehen** und **Gehen** ebenso wie beim **Greifen** nach einem Gegenstand. Alle diese unterschiedlichen Bewegungsabläufe fordern eine differenzierte Haltungsregulierung im Rumpf und in der Wirbelsäule. Sie zeigen, dass das Kind bereits in dem frühen Entwicklungszeitraum eine Erfahrung macht, die eine Basis für individuelle Aktivitäten z. B. im Sport oder anderen Bereichen ist.

2.1.6 Differenzierung der Bewegungsmuster

In der Regel braucht das Skelett- und Muskelsystem eines Kindes zwölf bis achtzehn Monate, um den Körper sicher in den unterschiedlichen Phasen der Aufrichtung zu halten. In dieser Zeit werden die unterschiedlichen Funktionen der einzelnen Muskeln ganz unwillkürlich und situationsabhängig in immer wieder neuer Konfiguration zu ganz verschiedenen Mustern zusammengesetzt und durch Wiederholung eingeübt. Erst dann erschließt sich ihm der Raum horizontal und vertikal, denn es kann sich drehen, aufsetzen, krabbeln und aufstehen. Die treibenden Kräfte für den Einsatz der **angeborenen sensomotorischen Muster** liegen also in der Neugierde und Entdeckungsfreude eines Kindes an seiner Umgebung. Sie dienen seinem Forscherdrang und seinem Bedürfnis zur Kommunikation. Ob und wie ein Kind die Muster einsetzt, gibt auch Auskunft über seine geistige Entwicklung.

Mit zunehmender Aufrichtung des Körpers werden die Körperpositionen anspruchsvoller und vielfältiger, um situationsangepasst zu reagieren. Die Anpassung der posturalen Sicherung im Rumpf als Haltungshintergrund für alle Bewegungen der Extremitäten und des Kopfes einschließlich der Feinmotorik wird immer feiner abgestimmt. Ein Kind macht damit Erfahrungen in allen Bereichen der Entwicklung seiner Persönlichkeit.

Mit zunehmendem Alter und erweitertem Interesse setzt ein Kind eine größere Vielfalt unterschiedlicher Bewegungsmuster ein. Das Bewegungssystem erfährt auf diese Weise auf sehr vielfältige Art, dass es unterschiedlich gebraucht und fein abgestimmt eingesetzt werden kann. Es entsteht ein breites

Spektrum von **Erinnerungsbildern (Körperschema)**. Hat ein Kind sein individuelles Körperschema entwickelt, greift es auch als Erwachsener zeitlebens bei neu zu lernenden Funktionen darauf zurück, z. B. im Sport, beim Autofahren oder beim Spielen eines Instruments. Das frühe Erlernen eines Instruments ist in der Zeit der Entstehung des Körperschemas besonders effektiv.

Hat ein Kind im ersten Lebensjahr nur eingeschränkten Zugang zu den genetisch angelegten Bewegungsprogrammen und den verfügbaren motorischen Mustern, so sind Defizite in seiner weiteren motorischen, psychischen und sozialen Entwicklung zu erwarten. Defizite in der Qualität der Haltungsmuster des Rumpfes zeigen sich oft später als Haltungsschäden: Dies gilt besonders für ein Kind, das von einer zentralen Koordinationsstörung betroffen ist, es kann auf Umweltreize, die normalerweise die Aufmerksamkeit und Neugierde eines Kindes wecken, nicht entsprechend reagieren, denn sein ZNS kann die erforderliche Motorik nicht zur Verfügung stellen. Da seine Haltungs- und Bewegungssteuerung gestört ist, läuft es Gefahr, in sich wiederholenden stereotypen Bewegungsmustern zu verharren, die seiner weiteren Aufrichtungsentwicklung abträglich sind.

2.1.7 Aufrichtung und Fortbewegung in der kindlichen Entwicklung

Es gibt physiologische Zeitfenster, in denen das gesamte sensomotorische System bezogen auf die Haltungsentwicklung besonders gut ansprechbar und aufnahmefähig ist. Dieses Zeitfenster ist in den ersten drei bis sechs Monaten besonders weit geöffnet.

Die zwölf Entwicklungsmonate des ersten Lebensjahres werden in vier mal drei Monate, in der medizinischen Terminologie vier **Trimena,** unterteilt; diese zeitlichen Abschnitte gehen fließend ineinander über. In jedem Trimenon zeigt ein Kind eine für den jeweiligen Zeitraum typische Entwicklung, die wiederum Grundlage für die Entwicklung im nächsten Trimenon ist. Jedes Trimenon zeigt bestimmte Merkmale in der Aufrichtungs- und Fortbewegungsentwicklung.

- Im **ersten Trimenon,** also bis zum Ende des dritten Monats, entwickelt ein Kind in der Rücken- und Bauchlage eine symmetrische Haltung im Rumpf mit einer in der Längsachse gestreckten Wirbelsäule. Es kann den Kopf ohne Mitbewegung des Rumpfes frei zu beiden Seiten drehen. Die optischen Reize und die Neugierde sind der Auslöser für diese Aufrichtung. In der Bauchlage erreicht das Kind den *Symmetrischen Ellenbogenstütz* und kann erstmals den Kopf außerhalb der Stützbasis tragen. Bedenkt man, dass der Kopf ein Drittel des gesamten Körpergewichts ausmacht, so kann man sich vorstellen, wie viel Haltearbeit im Rumpf erforderlich ist.
- Im **zweiten Trimenon** kommt durch das Drehen vom Rücken auf den Bauch die Seitenlage hinzu, über die sich ein Kind zunächst auf den Bauch dreht und ca. sechs Wochen später vom Bauch auf den Rücken.
- Im **dritten und vierten Trimenon** richtet sich ein Kind aus der Rücken- und Bauchlage über die Seitenlage in die Vertikale auf. Zu sehen ist dieser Entwicklungsschritt, wenn sich ein Kind seitlich hinsetzt *(Schräger Sitz)* und nach oben greift, weil ein interessanter Gegenstand sein Interesse weckt. So entdeckt es auf diese Weise den Raum nach oben. Es krabbelt, zieht sich mit den Armen zum Stehen hoch und geht seitwärts an Möbeln. Die Entdeckung der Umwelt geschieht in einem immer größer werdenden Radius, die Haltungssicherung im Rumpf wird dadurch mehr und mehr gefordert und in den unterschiedlichen Körperpositionen immer vollständiger eingesetzt. Der Freiraum wird durch diese Haltungssicherung immer größer und das Ausmaß für die Bewegung der Extremitäten und des Kopfes ebenso. Es generieren sich Neugierde und die Begierde, einen Gegenstand zu besitzen.

2.2 Entwicklungsstadien

Im Folgenden werden die wichtigsten Merkmale der Aufrichtungsentwicklung in den verschiedenen Entwicklungsstadien aufgezeigt, die sich zur Beurteilung der Spontanmotorik eignen. Anschließend wird als Vergleichsmaßstab die optimale/ideale motorische Entwicklung beschrieben, die etwa die Hälfte der Kinder im ersten Lebensjahr zeitgerecht normalerweise einsetzt (Idealmotorik). Die idealen motorischen Muster sind in ihrer Bewegungsqualität beschrieben und dienen in Diagnostik und Therapie als Maßstab für die Beurteilung der individuellen motorischen Entwicklung (➤ 2.1).

Durch ihre klare Beschreibung bieten sie einen Vergleichsmaßstab, mit dem der Untersucher den Grad der Abweichung vom idealen Muster erkennen kann. Auf diese Weise wird eine qualitative Beurteilung der Motorik möglich. In der Therapie dienen die idealen Muster als Orientierung im therapeutischen Vorgehen.

Ein besonderes Augenmerk wird auf die Beschreibung der Haltung des Rumpfes und der Wirbelsäule gelegt. Die Einschätzung der Spontanmotorik gibt Aufschluss über den Zugang zu der vorprogrammierten genetischen Anlage und der Reifung des neuronalen Netzwerks. Ein Vergleich der Muster, die ein Kind einsetzt (Verhalten), mit den idealen Mustern zeigt, ob das Kind mangels Verfügbarkeit ein eingeschränktes Bewegungsverhalten zeigt und von den zugrunde gelegten Mustern abweicht.

Jedes Trimenon zeigt charakteristische Merkmale für die Aufrichtungs- und Fortbewegungsentwicklung. Ein Kind erwirbt auf diese Weise ein breites Spektrum von Erinnerungsbildern (Körperschema). Es prägt sich unwillkürlich durch häufige Wiederholung seine individuellen Basismuster ein und greift zeitlebens unwillkürlich bei neu zu lernenden Funktionen darauf zurück, z. B. im Sport oder beim Spielen eines Instruments.

MERKE

Rhythmische Bewegungen, Reflexreaktionen sowie zielorientierte Bewegungen setzt ein Kind im ersten Lebensjahr auf seinem Weg in die vertikale Aufrichtung ein. Sie sind dem Lebensalter zuzuordnen, werden als Bewegungsmuster beschrieben und sind in zeitabhängigen Entwicklungsschritten sichtbar.
Sie können schon bei einem Säugling für die Frühdiagnostik und Therapie in den ersten drei Monaten aktiviert werden (➤ 2.2.1). Sie geben außerdem Auskunft über die Koordinationsfähigkeit des ZNS eines Säuglings (➤ 3.1, ➤ 3.2).

2.2.1 Die ersten drei Monate: von ungerichteten Bewegungen zum Ellenbogenstütz

Motorische Entwicklung

In den ersten drei Monaten beginnt ein Kind seinen Körper kennenzulernen und gezielt einzusetzen. Diese Zeit wird deshalb auch als **Beginn der motorischen Differenzierung** bezeichnet. In diesen drei Monaten formen sich motorische Muster, die für die weitere Bewegungsentwicklung eine Grundlage bilden.

Die ersten vier Lebenswochen befindet sich der Säugling im Übergang von der Phylogenese in die eigentliche Ontogenese. In den ersten vier bis sechs Lebenswochen dominieren die **Primitivreflexe** (➤ 3.1.3). Sie müssen vorhanden sein und zeigen u. a. die Reife eines Neugeborenen an. Sie klingen ab, wenn das Kind einen besseren Zugriff zu den angelegten Mustern hat, die ihm erweiterte Möglichkeiten bieten sich gezielt mit seinem Körper mitzuteilen.

Zunächst jedoch reagiert das Kind auf Reize aus der Umwelt, wie ein lautes Geräusch oder auch aus seinem Körper, wie Schreien, Schmerzen, Hunger u. a. mit Massenbewegungen (Holokinese ➤ Abb. 2.2). Aus der Vielzahl der ungezielten Bewegungen ergibt sich zunächst eine ständige Veränderung der Auflagefläche. Dreht das Kind den Kopf, folgt der Körper und es entsteht eine asymmetrische Lage. Arme, Beine und Kopf können nur gleichzeitig mit dem Körper bewegt werden und noch nicht unabhängig von ihm. Trotz der ungenügend sicheren Rumpfhaltung können 75 % der Kinder mit vier bis sechs Wochen in der Rückenlage bereits einen hingehaltenen Gegenstand mit den Augen kurzfristig fixieren.

MERKE

Die Primitivreflexe der ersten Wochen klingen in der vierten bis sechsten Woche ab.

Entwicklung aus der Bauchlage

In der Bauchlage dominiert zunächst die starke **Beugung des Beckens,** der Hüften und der Knie. Das Kind liegt seitlich auf einer Wange, auf dem Brust-

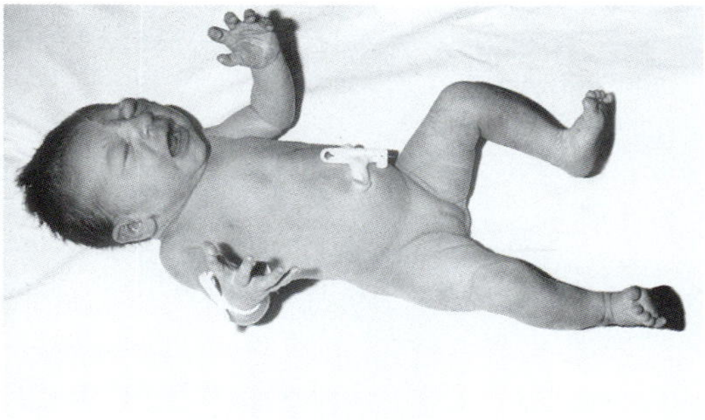

Abb. 2.2 Neugeborenes in der Rückenlage: Es zeigt auf einen Reiz Massenbewegungen. [P236]

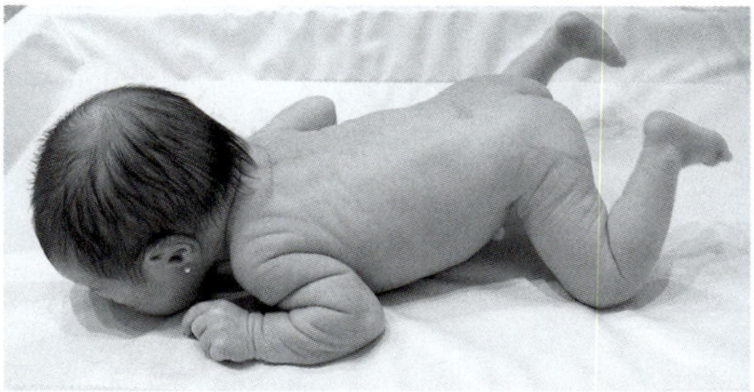

Abb. 2.3 Neugeborenes in der Bauchlage: Die Beckenbeugehaltung ist deutlich sichtbar. [P236]

bein und den Unterarmen nahe den Handgelenken auf. Die Hände sind dabei locker gefaustet und zeigen nach außen. Die Arme befinden sich dicht am Körper und die Ellenbogen verbleiben hinter der Schulterlinie. Die Schulter- und Hüftgelenke sind nach innen rotiert. Die Beine liegen durch die starke Beugung des Beckens nur auf den Knien auf (➤ Abb. 2.3).

Kurzfristiges Aufrichten

Bereits in der achten Woche folgt ein Kind **optischen Reizen** und **hebt,** um mehr zu sehen, kurzfristig seinen **Kopf von der Unterlage** ab. Das Abstützen auf die Unterarme erfolgt dabei in der Nähe der Handgelenke. Die Hände zeigen leicht gefaustet nach außen. Die Ellenbogen befinden sich noch hinter den Schultergelenken (➤ Abb. 2.4). Die starke Beugehaltung des Beckens hat nachgelassen und das Körpergewicht wird vom Brustbein zum Oberbauch verlagert. Es entsteht ein Stützdreieck zwischen Oberbauch-Nabel und den Unterarmen. Dieses kurzfristige Aufrichten des Körpers bedeutet eine erste Auseinandersetzung mit der Schwerkraft.

MERKE

In der Bauchlage kann der Schultergürtel erst auf die Unterarme und dann auf die Ellenbogen aufgerichtet werden.

Schultergürtel und Arme

Im Übergang zum vierten Monat kann der Schultergürtel auf die Arme aufgerichtet werden, die Ellenbogen stehen dabei unter den Schultergelenken, sie verlassen die innenrotierte Haltung und sind bereit den Schultergürtel zu tragen. Die Hände können

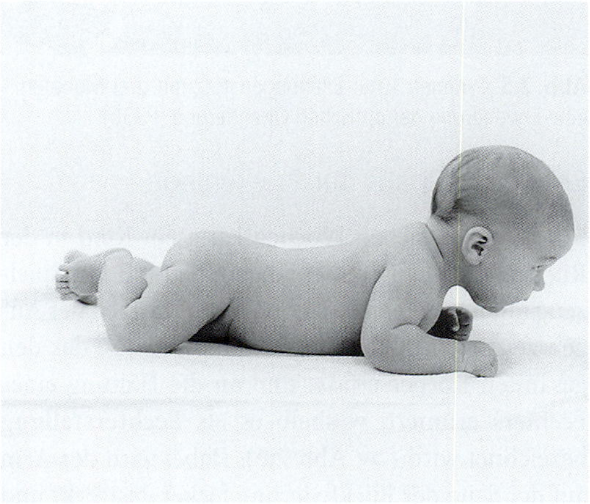

Abb. 2.4 Bauchlage mit etwa acht Wochen: Das Kind folgt einem optischen Reiz, hebt kurzfristig den Kopf und stützt sich dabei auf die Unterarme in der Nähe des Handgelenkes. [R117]

jetzt in Verlängerung der Unterarmachse gehalten werden. Sie sind geöffnet und können auf der Unterlage in der Mitte zusammenkommen. Die Beckenbeugung hat so weit nachgelassen, dass sich das Becken mit dem Schambein (Symphyse) an die Unterlage angenähert hat und die Beine locker gestreckt sind, dabei sind die Hüftgelenke nach außen rotiert (➤ Abb. 2.5).

MERKE

- Am Ende des dritten Monats gelingt es einem Kind in der Regel, das Körpergewicht weiter zum Becken zu verlagern. Beide Ellenbogen und das Schambein bilden ein Stützdreieck. Der Kopf kann außerhalb dieses Stützdreiecks gehalten werden.
- Die Bauch- und Brustmuskulatur hält den Körper gegen die Schwerkraft. Dieses Bewegungsmuster wird im Vojta-Prinzip als *Symmetrischer Ellenbogenstütz* bezeichnet (➤ Abb. 2.5).

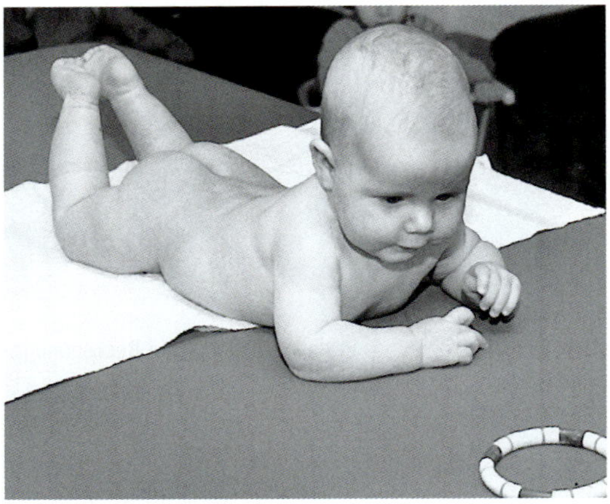

Abb. 2.5 Symmetrischer Ellenbogenstütz mit drei Monaten – eine Erweiterung der optischen Orientierung [P236]

Entwicklung aus der Rückenlage

Mit sechs bis sieben Wochen kann ein Kind in der Rückenlage bewusst über längere Zeit z. B. ein Spielzeug mit den Augen fixieren. Dieses Fixieren der Augen zeigt sich in einem Bewegungsmuster, das den gesamten Körper erfasst und an die Haltung eines Fechters erinnert, weshalb es als **Fechterstellung** bezeichnet wird (➤ Abb. 2.6). Dabei wird der Arm auf der Seite der Blickfixierung locker gestreckt und die Hand ist locker gefaustet. Das Bein wird auf dieser Seite bis in den Fuß locker gestreckt. Auf der dem Blick abgewandten Seite wird der Arm locker angewinkelt, die Hand locker gefaustet und das Bein wird leicht gebeugt. Arme und Beine sind in Schulter- und Hüftgelenken außenrotiert.

MERKE

Die Augen fixieren und verfolgen einen Gegenstand, ca. 75 % der Säuglinge tun das bereits mit sechs Wochen.

Entdecken der Hände als Greifwerkzeuge

Ab der achten Woche entdeckt ein Kind in der Rückenlage seine Hände. Die Haltungssicherung im Rumpf ist so stabil, dass der Kopf in der Mitte gehalten und frei endgradig zu beiden Seiten gedreht werden kann. Dies wird durch die Streckung der Halswirbelsäule bis zur mittleren Brustwirbelsäule und ihrer segmentalen Bewegung ermöglicht. Die Hände kommen nahe vor dem Körper zusammen und betasten sich. Man bezeichnet dieses Zueinanderfinden der Hände als **Hand-Hand-Kontakt** oder auch

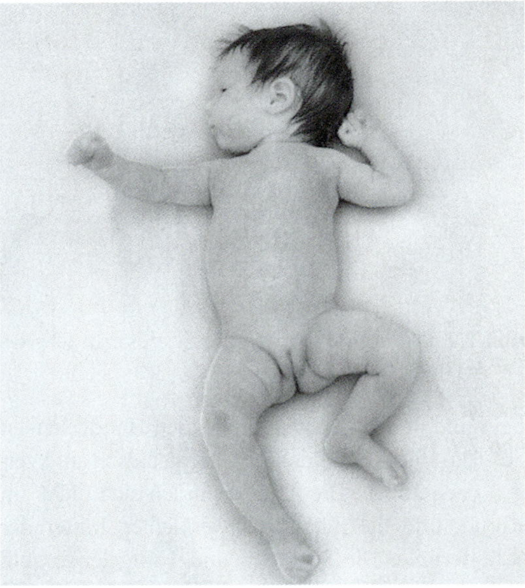

Abb. 2.6 Fechterstellung: Bewegungsmuster im Alter von sechs bis sieben Wochen. Die gesichtsseitigen Extremitäten sind locker gestreckt, die hinterhauptsseitigen Extremitäten sind locker gebeugt. [E190]

als **Hand-Hand-Koordination.** Die Hände kommen dabei zunächst zufällig auch in das Blickfeld und werden mit den Augen beobachtet und in den Mund gesteckt. Das Greifen der Hände beginnt also mit der Wahrnehmung der Hände über das Fühlen, Sehen und Schmecken.

MERKE

- Die Koordination der Hände mit den Augen und dem Mund ist eine wichtige Voraussetzung für die spätere gezielte Handfunktion, denn zielgerichtetes Greifen wird in der Regel durch die Augen begleitet. Das Bewegungsmuster wird als Auge-Hand-Mund-Koordination bezeichnet. Bei dem Zusammenführen der Hände vor der Brust hebt ein Kind gleichzeitig die Beine leicht an. Dies verdeutlicht, dass der ganze Körper beteiligt ist.
- Wenn die Hände in der Rückenlage zur Körpermitte und zum Mund greifen, handelt es sich um die sogenannte Hand-Hand-Mund-Koordination.

Voraussetzung für gezieltes Greifen

Am Ende des ersten Trimenon, im Übergang zum zweiten, hat sich in der Rückenlage aus der Auflagefläche des Neugeborenen eine **tragfähige Stützfläche** im Dreieck **Schulterblätter-thorakolumbaler**

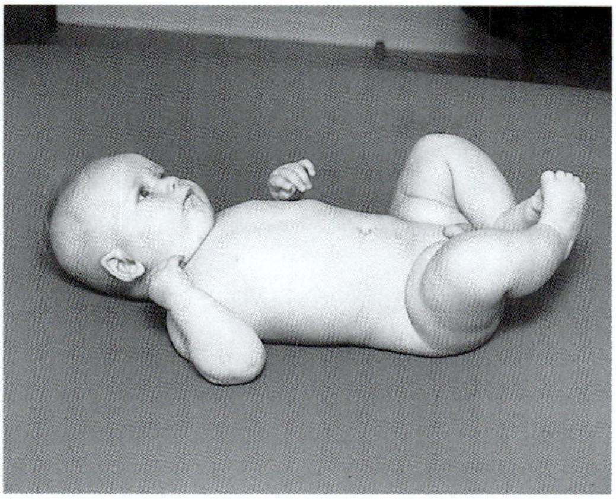

Abb. 2.7 Kind in Rückenlage mit etwa drei Monaten: Haltungssicherung im Rumpf in der Rückenlage, der Rumpf ist gestreckt und wird im Rücken abgestützt, Arme und Beine sind außenrotiert und können sich unabhängig vom Rumpf bewegen. [P236]

Übergang entwickelt, die dem Kind ein gezieltes Fixieren mit den Augen und das gezielte Greifen mit den Händen ermöglicht. Aus dieser sicheren Rückenlage gelingt es einem Kind, mit den Augen einen interessanten Gegenstand länger zu fixieren und dessen Bewegungen zu verfolgen (➤ Abb. 2.7).

Das Abstützen auf den Schulterblättern bietet eine höchst labile Stützfläche. Dieses Abstützen muss dynamisch angepasst werden, sodass sich der Rumpf auf dieser Stützfläche bewegen kann und gleichzeitig die Arme im Schultergelenk Bewegungsfreiheit haben, denn das Schulterblatt ist ein Teil dieses Gelenks.

Mit drei Monaten kann ein Kind in der Regel die Augen unabhängig von der Kopf- und Körperbewegung jeweils ca. 30° nach rechts und links von der Körpermitte bewegen. Mit diesen Augenbewegungen nutzt es einen großen Teil des gesamten Blickfeldes.

MERKE

- Aus der unsicheren Auflagefläche des Rückens wird eine sichere Stützfläche, dadurch kann sich ein Kind in der Rückenlage sicher halten.
- Unabhängig von der Kopfdrehung können die Augen von der Körpermitte aus 30° zu beiden Seiten bewegt werden.

Sichere Stützfläche als Voraussetzung für spätere Körperhaltung

Am **Ende des dritten Monats** reicht die **Stützfläche** von **den Schulterblättern bis zum Becken.** Erst diese sichere Stützfläche ermöglicht es einem Kind, den Unterkörper zu beugen und das Gewicht des Körpers in Richtung Kopf zu verlagern. Je nachdem wie das Kind seine Arme, seine Beine und den Kopf bewegt und eine Verlagerung des Gewichts stattfindet, verändert sich innerhalb der Stützfläche der Kontakt des Rückens mit der Unterlage. Der Druck ist dabei unterschiedlich intensiv. Da der Rumpf nicht zur Seite ausweicht, sondern gestreckt bleibt, wird die Wirbelsäule in ihren kleinen segmentalen Streck- und Drehbewegungen beständig gefordert, sich fein abzustimmen und anzupassen. Diese Funktion bildet eine Grundlage für die **spätere Körperhaltung,** wenn der Rumpf in höheren Aufrichtungspositionen nicht mehr in das direkte Abstützen auf der Unterlage einbezogen ist, sondern das Abstützen nur noch über die Extremitäten erfolgt.

Greifen der Hände, Greifen der Füße

Im **Übergang vom dritten in den vierten Monat** kann ein Kind in Rückenlage mit beiden Händen **zur Körpermitte nach Spielzeug greifen** und dieses in den Mund stecken (➤ Abb. 2.8a). Der Mund wird bereits beim Zugreifen der Hände geöffnet. Das Kind betrachtet den Gegenstand und betastet ihn gleichzeitig mit beiden Händen sowie dem Mund. Es kann mit nach außen rotierten Schultergelenken die Unterarme bereits frei drehen (Pronation/Supination) und die Hände in der Verlängerung der Unterarmachse halten. Auf diese Weise gelingt es, den Gegenstand zu drehen und zu wenden und ihn von allen Seiten anzuschauen und schließlich auch von allen Seiten mit dem Mund zu schmecken. Die Hände sind bereits mit so unterschiedlichen Muskelfunktionen ausgestattet, dass die Mittelhand weit gestellt und der Daumen abgespreizt werden kann. So können z. B. die gesamte Handinnenfläche, die Finger und der Daumen eine Kugel umschließen und ihre Oberfläche fühlen.

Begreifen mit dem ganzen Körper

Das **Greifen der Hände** wird durch die **Haltung des Rumpfes** begleitet; der gesamte Körper ist an diesem Greifen (Ganzkörpermuster) beteiligt (➤ Abb. 2.8b).

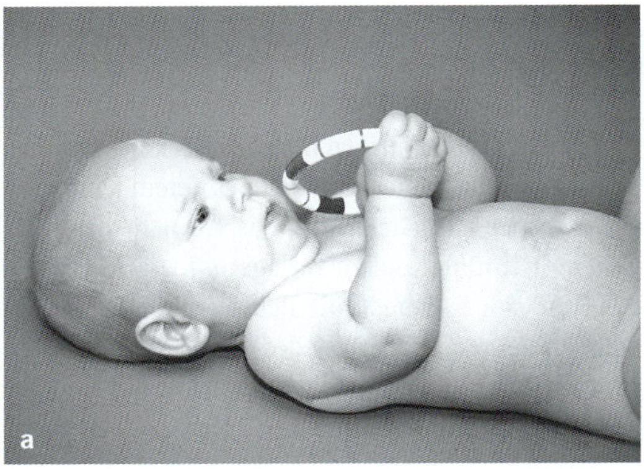

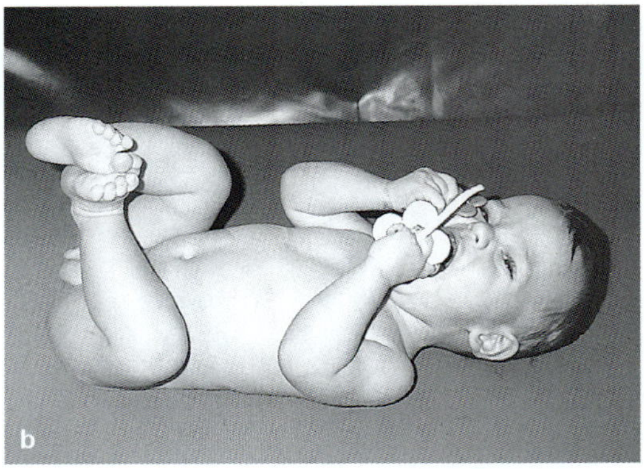

Abb. 2.8 **a** Das Kind betastet und begreift ein Spielzeug mit den Händen. **b** Das Kind ergreift ein Spielzeug mit dem ganzen Körper, mit Händen, Mund und den Füßen. Die Haltungssicherung im Rumpf macht es möglich. [P236]

Der Schultergürtel stützt sich auf der Unterlage ab, sodass die Arme und Hände zu dem begehrten Spielzeug bewegt werden können. Das Becken stützt sich ebenfalls auf der Unterlage ab und ermöglicht die Beugung der Beine in den Hüftgelenken mit leichter Außenrotation und Abduktion sowie das Abheben der Unterschenkel. Gleichzeitig **greifen die Füße** und die Fußsohlen wenden sich dabei einander zu.

Ein Kind kann die Bewegung der Beine in einer Mittelstellung der Gelenke in Hüften, Knien und Füßen anhalten. Diese Mittelstellung der Gelenke stellt hohe Anforderungen an die Rumpfhaltung, insbesondere an die Bauch- und die tiefe Halsmuskulatur.

MERKE

Kopf, Arme und Beine können ohne Mitbewegen des Rumpfes bewegt werden.

Sichere Körperlage unterstützt Kommunikation

Mit der beschriebenen **Haltungsregulierung** des Rumpfes kann sich ein Kind sicher auf dem Rücken abstützen. Es strampelt kräftig, ohne permanent ins Hohlkreuz auszuweichen und es gelingt ihm, das Gleichgewicht auszubalancieren, wenn es, durch seine Neugierde angetrieben, Arme, Beine und den Kopf unabhängig voneinander bewegt. Es fällt höchst selten zur Seite um.

Ferner hat es die Möglichkeit, über seine **Körpersprache** und den Gesichtsausdruck Zu- und Abneigung zu zeigen. Bei Freude streckt ein Kind z. B. den Eltern Arme und Beine entgegen. Bei Ablehnung werden die Arme und Beine zur Unterlage gestreckt, so als wollte das Kind zurückweichen. Im Gesicht spiegelt sich Skepsis wieder, die manchmal auch durch Weinen verstärkt wird. Diese Äußerungen sind jedoch nicht mit dem um den achten Monat einsetzenden „Fremdeln" gleichzusetzen, mit dem eine fremde Person von einer bekannten Bezugsperson unterschieden wird.

Sprechentwicklung

Die Sprechentwicklung eines Kindes hängt wie die übrige Motorik von der Reife, der Koordinationsfähigkeit im neuronalen Netzwerk und von einer funktionsfähigen **Mundmotorik** ab. Beim gesunden Neugeborenen sind Saugen und Schlucken koordiniert möglich. Such-, Saug-, Rooting- und Babkinreflex zeigen als Reflexreaktionen der Nahrungsaufnahme die Reife an. Sie bilden die Basis für die Sprechentwicklung.

Mund als Tastorgan

Der Mund ist als Tastorgan und zur Nahrungsaufnahme schon zu diesem Zeitpunkt funktionsbereit. Die Vorbereitung der Sprechwerkzeuge geschieht in der Regel über das Trinken an der Brust. Wenige Stunden nach der Geburt ist es dem Neugeborenen möglich, den Kopf gezielt zur Brust der Mutter hinzuwenden, um die Brustwarze zu suchen. Mit den Lippen umschließt es die Brustwarze und einen möglichst großen Teil des Warzenhofs. Es saugt Milch in die Sammelgänge des Vorhofs und presst sie dann mit der Zunge am Gaumen und durch **Kaubewegungen** der Kieferkämme in den Mund. Bei dieser Nahrungsaufnahme ist der gesamte Körper beteiligt. Durch die Anstrengung ermüdet das Kind. Erst dann stellt sich das Sättigungsgefühl ein. Im Gegensatz dazu ist die **Flaschenfütterung** meist weniger anstrengend und ermüdend, da das Kind häufig nur leicht zu saugen braucht. Die Mundmotorik wird dabei nicht annähernd so fein abgestimmt eingesetzt.

Lautbildung

Ein Kind zeigt zum Zeitpunkt der Geburt **undifferenzierte Schreilaute.** Gegen Ende des dritten Monats wird eine verfeinerte Beweglichkeit des Gaumensegels und des hinteren Zungendrittels erreicht und somit wird auch die Lautbildung variabler:

- Im ersten Monat nach der Geburt sind bereits Vokallaute wie a, ä, ähä, hä möglich.
- Im zweiten bis dritten Monat sind Kehllaute wie rr-Ketten und ab und zu ein Vokallaut die Lautäußerung eines Kindes. Es „erzählt" für sich und antwortet mit diesen Lauten auch auf direkte Ansprache. So lässt sich ein nonverbales Zwiegespräch herstellen, wenn ein Feedback auf seine Lautäußerungen erfolgt.

2.2.2 Vier bis sechs Monate: über die Seitenlage zum Umdrehen

Die Eigeninitiative wird gegen Ende des ersten Trimenon immer deutlicher. Ein Kind hat eine Vorstellung, eine Idee, was es haben möchte, und verwirklicht sie mithilfe der Motorik. Durch diese Fähigkeit wird ein Kind gezielt handlungsfähig. Es nimmt sehr aktiv über seine Körpersprache und seine Lautäußerung Kontakt mit seiner Umgebung auf und macht interaktiven und kommunikativen Erfahrungen.

Motorische Entwicklung

In der zweiten Hälfte des ersten Halbjahres wird die Körperhaltung zunehmend variabler und ein Kind hat umfassendere Möglichkeiten, gezielte und fein abgestimmte Bewegungen auszuführen.

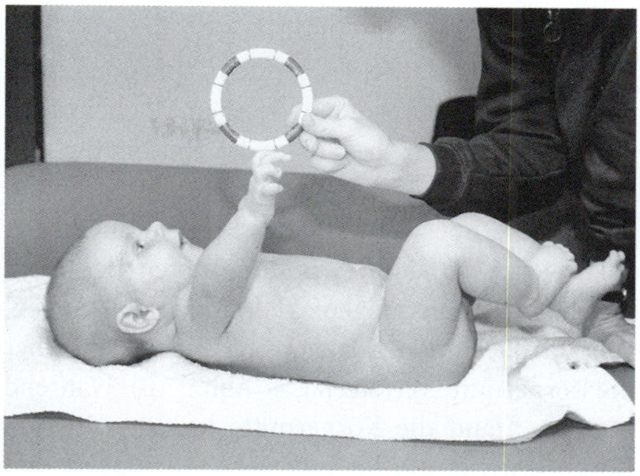

Abb. 2.9 Greifen mit einer Hand und beiden Füßen [P236]

Entwicklung aus der Rückenlage

Greifen mit nur einer Hand, Greifen der Füße

In der **ersten Hälfte** des zweiten Trimenons beginnt ein Kind, mit nur einer Hand zu greifen (➤ Abb. 2.9). Mit welcher Hand ein Kind greift, hängt davon ab, auf welcher Seite der Gegenstand angeboten wird und ins Blickfeld kommt und ob er interessant genug und erreichbar ist. Die Händigkeit spielt zu dieser Zeit noch keine Rolle. Bewegt man den Gegenstand ruhig zur Körpermitte, so verfolgt das Kind den Gegenstand mit den Augen und der Hand. Gelangt der Gegenstand jedoch über die Körpermitte auf die andere Seite des Körpers, so wechselt das Kind die Hand, mit der es nach ihm greift. Die **Füße greifen und begleiten weiterhin das Greifen.** Auch wenn nur eine Hand greift, greifen in der Regel beide Füße.

MERKE
Das Kind greift mit einer Hand auf derselben Körperseite.

Bietet man dem Kind in diesem Alter einen Gegenstand in der Körpermitte an, so ist es zwar begierig, diesen Gegenstand zu ergreifen, doch es kann sich nicht entscheiden, mit welcher Hand es den Gegenstand ergreifen soll. Der Grund dafür ist höchstwahrscheinlich die noch nicht ausgereifte Zusammenarbeit der beiden Großhirnhälften.

Greifen über die Körpermitte

In der **zweiten Hälfte** des zweiten Trimenon erweitern sich die bisherigen motorischen Möglichkeiten eines Kindes deutlich. Musste das Kind in der ersten Hälfte noch die Greifhand wechseln, wenn ein Gegenstand über die Mitte des Körpers hinaus bewegt wurde, so kann es in der zweiten Hälfte ein angebotenes Spielzeug nicht nur mit den Augen, sondern auch mit der danach greifenden Hand über die Körpermitte verfolgen (➤ Abb. 2.10). Während die eine Hand die Körpermitte kreuzt, wird das Körpergewicht auf die andere Seite verlagert und von der Schulter abgestützt. Es gelingt also, die beiden Körperseiten unterschiedlich einzusetzen. Dieses neue Bewegungsmuster kommt zustande, weil die beiden Großhirnhälften sich inzwischen untereinander abstimmen können und dadurch eine Arbeitsteilung der beiden Körperseiten stattfindet. Ein Kind setzt jedoch dieses Muster nur ein, wenn es das Untersuchungsobjekt interessant genug findet.

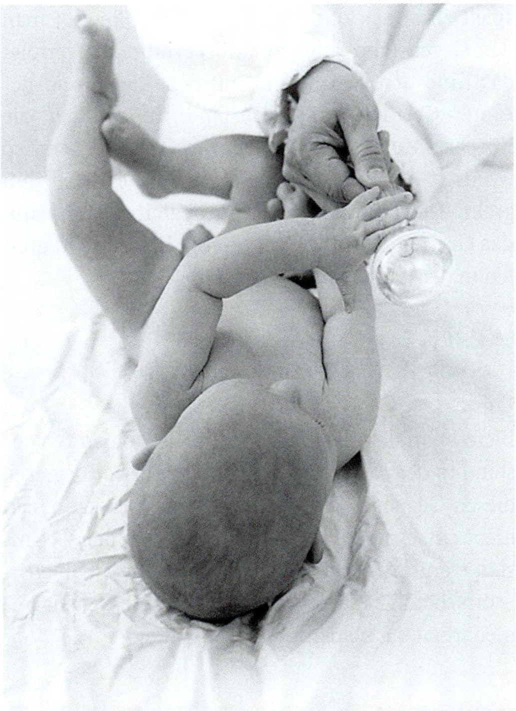

Abb. 2.10 Greifen über die Körpermitte im zweiten Trimenon, Beginn des Umdrehens [R117]

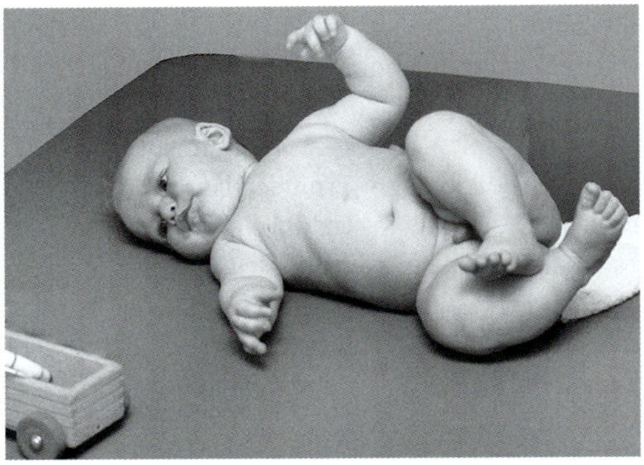

Abb. 2.11 Beginn des Umdrehens vom Rücken zur Seite infolge eines optischen Reizes [P236]

MERKE

Um einen Gegenstand zu ergreifen, greift das Kind über die Körpermitte.

Umdrehen

Am Ende des sechsten Monats dreht sich ein Kind in der Regel auf den Bauch und erkundet und untersucht seine direkte Umgebung. Dieses **Umdrehen** beginnt bereits mit dem Greifen über die Körpermitte und bedeutet, den Körper in der **labilen Seitenlage** aktiv auszubalancieren. Die Seite, über die gedreht wird, stützt sich auf der Unterlage zunächst auf der seitlichen Rumpfwand, dem Schulterblatt und bei dem weiteren Drehen auf dem Schultergelenk, dem Oberarm sowie dem seitlichen Becken und dem Hüftgelenk ab. Die Rumpfmuskulatur, insbesondere die drehenden schrägen Muskelketten, werden erstmalig in diesem Alter so gezielt eingesetzt (➤ Abb. 2.11). Ein Kind erlebt dabei seine Schulter- und Hüftgelenke als auf der Seite tragende und stützende Gelenke.

- **Augen und Hand:** Die Augen und die Hand bleiben auf den zu ergreifenden Gegenstand ausgerichtet; die Haltungssicherung in Rumpf und Wirbelsäule ist besonders gefordert. Diese Haltungssicherung ist äußerst aufwändig, denn die Seitenlage ist sehr labil. Ein Kind verharrt in der Regel auch nicht in dieser Lage, denn sie ermöglicht einen fließenden Übergang vom Rücken auf den Bauch. Der Kopf befindet sich dabei außerhalb der stützenden Fläche des Körpers, er wird zur oben liegenden Seite abgehoben und zum unten liegenden stützenden Arm, wo z. B. das Spielzeug liegt, hingedreht.

- **Brust- und Lendenwirbelsäule als Schaltstelle des Drehens:** Dem Übergang von der Brust- zur Lendenwirbelsäule, also vom zwölften Brustwirbel bis zum dritten Lendenwirbel, kommt im beschriebenen Bewegungsablauf eine wichtige Bedeutung zu. Im ersten Trimenon wurde dieser Körperabschnitt bereits in der Rückenlage zum Abstützen des Körpers eingesetzt. Im zweiten Trimenon ist er die Schaltstelle des Drehens. Es bedarf dabei in der Wirbelsäule drehender und streckender Bewegungen in den einzelnen Abschnitten durch die beteiligte Rumpfmuskulatur, hier insbesondere durch die diagonal verlaufenden Muskelketten: eine verläuft vom M. obliquus internus der oben liegenden Beckenseite zum M. obliquus externus der unten liegenden Seite und den Abduktoren und Außenrotatoren des stützenden Schultergelenks der unten liegenden Seite, die andere vom M. obliquus externus der oben liegenden Seite zum M. obliquus internus der unten liegenden Seite und den Abduktoren und Außenrotatoren des unten liegenden stützenden Hüftgelenks; eine sehr fein abgestimmte Funktion, um durch Halten und Bewegen diesen thorakolumbalen Übergang zu sichern.
- **Becken:** Das Becken wird während des Umdrehens auf der Seite der greifenden Hand seitlich leicht hochgezogen, die andere Seite übernimmt das Abstützen des Körpers.
- **Untere Extremitäten:** Gelingt die Regulierung der Haltung im Rumpf, so folgen die Beine in Semiflexion der Hüft-, Knie- und Sprunggelenke dem drehenden Rumpf zur Seite. In der Seitenlage, bevor das Kind die Bauchlage erreicht, streckt es das unten liegende Bein im Hüftgelenk außenrotiert. Der Fuß nimmt vorübergehend eine Innendrehung (Inversion) ein und verlässt diese in der Bauchlage. Das oben liegende Bein folgt der Drehung zunächst noch gebeugt und ebenfalls außenrotiert. Berührt die Innenseite des Knies die Unterlage, so streckt sich auch dieses Bein. (➤ Abb. 2.12). Ist die Bauchlage erreicht, sind die Beine meist in allen Gelenken semiflektiert und beide Innenseiten der Knie haben Kontakt zur Unterlage, die Hüften sind dabei außenrotiert.

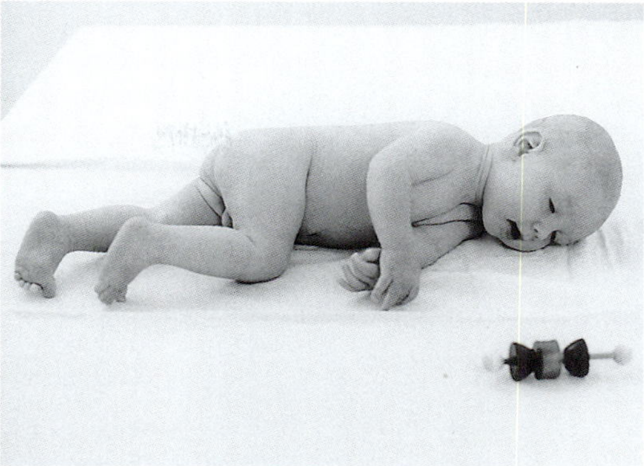

Abb. 2.12 Seitenlage, Kontakt des Knies mit der Unterlage [R117]

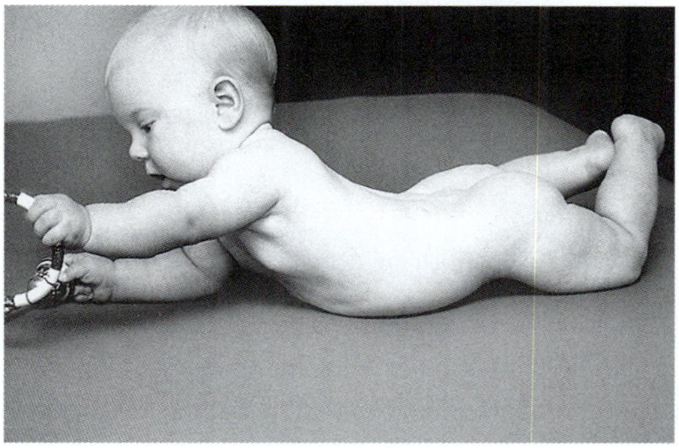

Abb. 2.13 Einzelellenbogenstütz, die andere Hand wird zum Greifen frei. [P236]

MERKE

Bei den ersten Drehversuchen dreht sich ein Kind von der beginnenden Seitenlage wieder auf den Rücken zurück. Ist ihm der Ablauf jedoch vertraut, so dreht es sich weiter auf den Bauch.

Entwicklung aus der Bauchlage

In der Bauchlage entdeckt ein Kind eine Fülle neuer Objekte, nach denen es greift. Das bereits bekannte Bewegungsmuster des *Symmetrischen Ellenbogenstützes* wird zum Muster des *Einzelellenbogenstützes* erweitert. Das Körpergewicht wird dabei auf einen Ellenbogen, dem Becken und den Oberschenkel derselben Seite und auf dem Knie der gegenüberliegenden Seite abgestützt (Stützdreieck). Der freigewordene Arm kann auf diese Weise nach vorn greifen. Der Kopf und der greifende Arm werden in dieser Position außerhalb der stützenden Fläche gehalten und austariert (➤ Abb. 2.13).

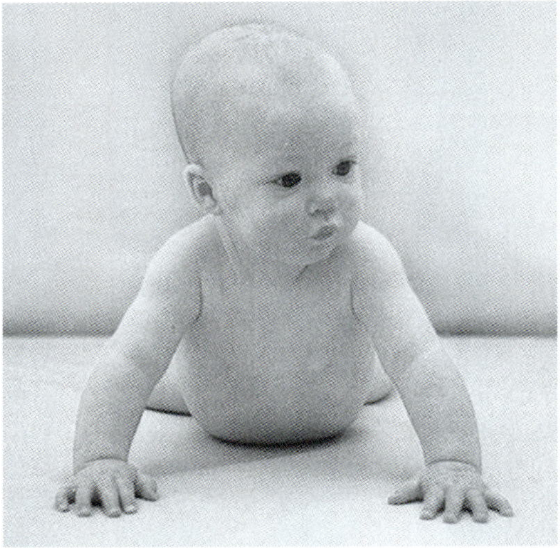

Abb. 2.14 Der Handstütz kann nicht zur weiteren Aufrichtung genutzt werden. [E190]

MERKE
Das Kind beginnt sich auf den Ellenbogen abzustützen.

Die Reizflut aus der Umgebung des Kindes wirkt stark stimulierend und es setzt alle seine Möglichkeiten ein, um die verlockenden Angebote zu ergreifen. Das Motto heißt „höher hinauf" und es entdeckt die Hände und die Oberschenkel zum Abstützen. Dieses Muster bezeichnet man als **Handstütz** (> Abb. 2.14).

Da ein Kind mit diesem Abstützen zwar Höhe gewinnt, diese aber noch nicht zur weiteren Aufrichtung nutzen kann, „fällt" es immer wieder zurück auf den Bauch und hebt dabei die Arme und Beine ab. Dieses Muster sieht aus, als schwimme das Kind, und wird deshalb auch als **Schwimmmuster** bezeichnet (> Abb. 2.15).

Etwa am Ende des sechsten Monats haben sich die Hände in ihren Funktionen des **Greifens** und **Abstützens** fast voll entfaltet.

Hände

Im Übergang vom sechsten in den siebten Monat sind die Hände mit Grundmustern für die im dritten Trimenon einsetzende Feinmotorik ausgestattet. Die Hände können,

- in die Längsachse des Unterarmes eingestellt werden,
- im Handgelenk locker gestreckt, gebeugt oder radial abduziert werden,

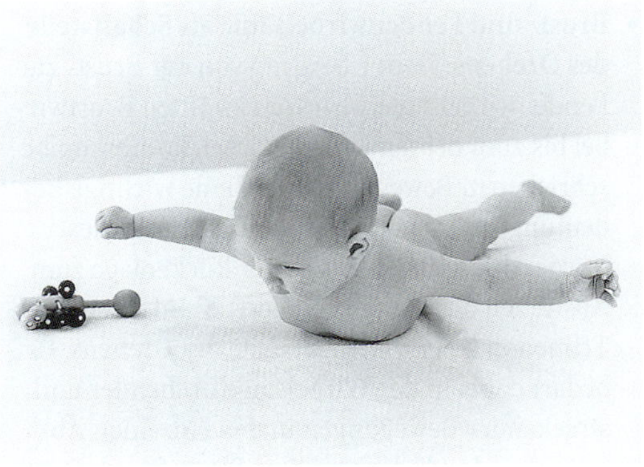

Abb. 2.15 Schwimmmuster [R117]

- die Mittelhand kann weit gestellt werden,
- der Daumen kann abgespreizt werden.

MERKE
Die unterschiedlichen Grundfunktionen der Hände, wie das Abspreizen der Mittelhand bei gestreckter Hand und die beginnende Opposition des Daumens werden eingesetzt. Beide Funktionen sind für die spätere Feinmotorik wichtig.

Füße

Die Füße haben Ende des sechsten Monats den Höhepunkt ihrer Greiffunktion erreicht. Sie kommen ins Blickfeld, werden von den Händen ergriffen und in den Mund gesteckt. Die Bezeichnung dieses Bewegungsmusters als **Hand-Fuß-Mund-Koordination** lässt erahnen, dass es sich um ein kompliziertes Zusammenspiel von sehr unterschiedlichen Funktionen des gesamten Körpers handelt (> Abb. 2.16). Die Haltungssicherung im Rumpf ermöglicht es dem Kind, die Beine zu beugen und die Unterschenkel abzuheben; dabei kann es seine Füße sehen, mit den Händen greifen und in den Mund stecken. Es erund begreift sie auf diese Weise, nimmt sie mit verschiedenen Sinnen wahr und sie bekommen ihren Platz in der Vorstellung von seinem Körper, im Körperschema.

MERKE
Die Füße werden wahrgenommen, indem das Kind diese sieht, mit den Händen greift und in den Mund steckt (Hand-Fuß-Mund-Koordination).

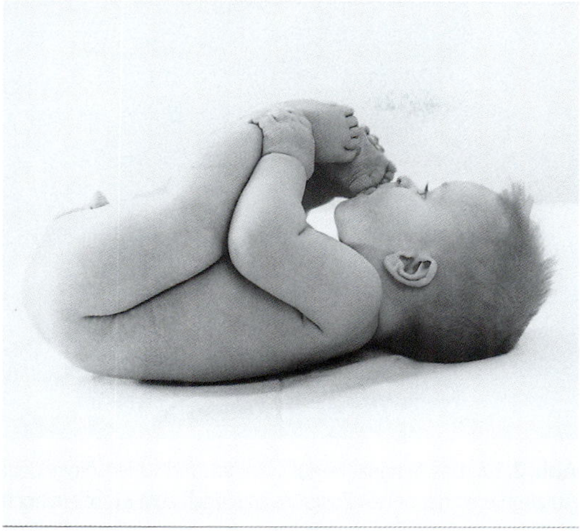

Abb. 2.16 Mit der Hand-Fuß-Mund-Koordination begreift das Kind seine Füße und nimmt sie wahr. [R117]

PRAXISTIPP

- Bieten Sie Ihrem Kind ein Spielzeug zum Greifen mit den Füßen an, dann wird es dieses ergreifen und evtl. sogar zum Mund führen.
- Die Füße sind im sechsten Monat noch zum Greifen angelegt. Sie haben sich von dem Nachaußenzeigen (Eversion) der Füße des Neugeborenen in ein Nachinnenzeigen (Inversion) umgestellt.
- Stellen Sie das Kind noch nicht hin. Wahrscheinlich stellt es sich schon im nächsten Trimenon von selbst hin.

Sprechentwicklung

Entwicklung der Sprechmotorik

Im vierten bis fünften Monat legt sich die Zungenspitze an die Papilla incisiva des Gaumens an. Die mahlenden Bewegungen des Unterkiefers werden deutlicher. Das Zahnen beginnt. Ein Kind steckt alles in den Mund, er ist das wichtigste Tastorgan in diesem Alter. Mit den Händen und dem Mund begreift es seine Welt. Die Haltung und Aufrichtung in Rumpf und Wirbelsäule liefert die Voraussetzung für die Kopfhaltung und für die feinmotorischen Funktionen der Kehlkopf- und der Zungenbeinmuskulatur sowie der Zunge selbst. Ein Kind kann zu diesem Zeitpunkt seine Sprechmotorik gezielter einsetzen.

Lautbildung

Es entdeckt seine Lippen zur Lautbildung und es entstehen die sogenannten Blasreiblaute. Stimmhafte Silbenketten sowie modulierte Kehllaute und Jauchzen sind in diesem Alter der sprachliche Ausdruck.

MERKE

Mit zunehmendem Alter orientiert sich ein Kind verstärkt über die Augen. Die optische Orientierung bedingt die Aufrichtung auf die Arme und damit eine Differenzierung der Muskelfunktion nicht nur zum Körper, sondern auch weg vom Körper hin zum Stützpunkt der Arme.
Dies zeigt sich in folgenden Mustern:

- Unterarmstütz mit acht Wochen
- *Symmetrische Ellenbogenstütz* mit drei Monaten
- *Einzelellenbogenstütz* mit vier bis fünf Monaten, ein Arm stützt, die andere Hand wird frei zum Greifen
- Handstütz mit fünf Monaten; da er die weitere Aufrichtung zunächst begrenzt, endet er im „Schwimmmuster" (die Arme verlassen den Handstütz und das Kind landet auf dem Bauch mit zur Seite gestreckten Armen). Arme und Hände stützen und greifen; auf diese Weise kann ein Kind seine Ideen und Vorstellungen verwirklichen und seine Neugierde befriedigen.

PRAXISTIPP

- Bieten Sie Ihrem Kind in der ersten Hälfte des zweiten Trimenons ein Spielzeug eindeutig von einer Seite an, denn es kann noch nicht über die Körpermitte greifen. Das Zusammenspiel der beiden Gehirnhälften ist noch nicht in der Lage, dieses Muster zu koordinieren.
- Bieten Sie ein Spielzeug in der Körpermitte an, so sollten Sie dieses ruhig halten, damit sich das Kind für eine Greifhand entscheiden kann. Auf keinen Fall darf der Gegenstand schnell von einer Seite zur anderen bewegt werden, denn dadurch irritieren Sie Ihr Kind oder es wendet sich frustriert ab. Sie regen es damit nicht zum altersgerechtem Greifen an.
- Bis zum Ende des sechsten Monats entwickeln sich die Füße zum Greifen und noch nicht zum Stehen. Daher sollten Sie Ihr Kind in diesem Alter noch nicht hinstellen.
- Warten Sie, bis Ihr Kind sich selbst hinsetzt und setzen Sie es nicht über längere Zeit passiv hin, z. B. zum Spielen.
- Hinstellen und Hinsetzen schadet u. U. der Wirbelsäule und den Hüften. Wenn Ihr Kind die entsprechenden Haltungsmuster im Rumpf zur Verfügung hat, setzt es sich von alleine hin.

2.2.3 Sieben bis neun Monate: vom Robben zum Krabbeln

Motorische Entwicklung

In diesem Trimenon hat sich ein Kind geistig so weit entwickelt, dass es neugierig auf den Raum über seinem Kopf geworden ist. Aus den vorangegangenen Monaten stehen ihm genügend Haltungs- und Bewegungsmuster zur Verfügung, um sich in die Vertikale aufzurichten. In der Bauch- und Rückenlage war sein Interesse auf das Entdecken und Begreifen in der Horizontalen begrenzt, jetzt erweitert sich sein Erfahrungsraum zunehmend nach oben. Zu seiner Erforschung setzt es die bereits bekannten Muster ein und passt sie in anderer Zusammensetzung den neuen Anforderungen an.

MERKE
Das Kind entdeckt den Raum nach oben.

Vom Handstütz auf die Knie

Etwa im siebten Monat schiebt sich ein Kind rein zufällig von dem bereits bekannten Handstütz auf die Knie. Erstmalig erlebt es seinen Körper auf den Händen, Knien und Unterschenkeln. Es probiert die neue Körperposition aus und verlagert das Körpergewicht zwischen Händen und Beinen hin und her (➤ Abb. 2.17), doch dieses Bewegungsmuster taugt nicht zur Fortbewegung und ist noch nicht der Beginn des Krabbelns; deshalb geht das Kind wieder auf den Bauch zurück.

Etwa mit sieben Monaten fängt ein Kind an zu robben (➤ Abb. 2.18). Es zieht sich wechselseitig mit den Unterarmen nach vorn, die Beine werden einfach mitgezogen oder übernehmen ein flüchtiges wechselseitiges Stützen auf der Innenseite des Knies.

MERKE
Robben wird gezielt zur Fortbewegung eingesetzt.

Bewegungsmuster des Drehens

Das Interesse an dem Raum nach oben wird größer. Das Bewegungsmuster des Drehens vom Rücken über die Seite auf den Bauch und vom Bauch auf den Rücken steht zur Verfügung. Die posturale Sicherung in Rumpf und Wirbelsäule ist etabliert und

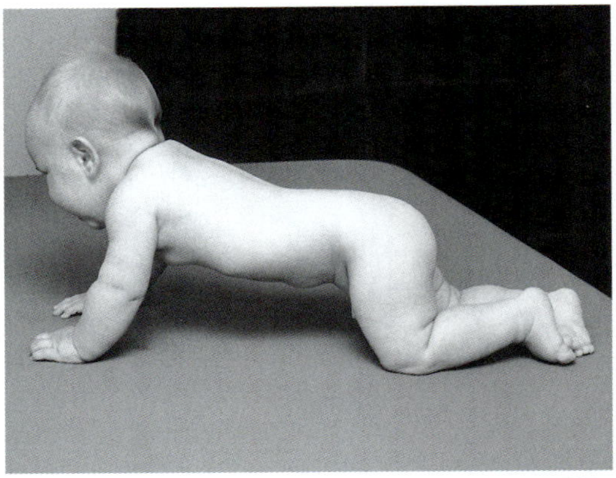

Abb. 2.17 Das Schaukeln auf Händen und Knien dient dem Ausprobieren der neuen Position, ist jedoch zum Krabbeln noch nicht geeignet. [P236]

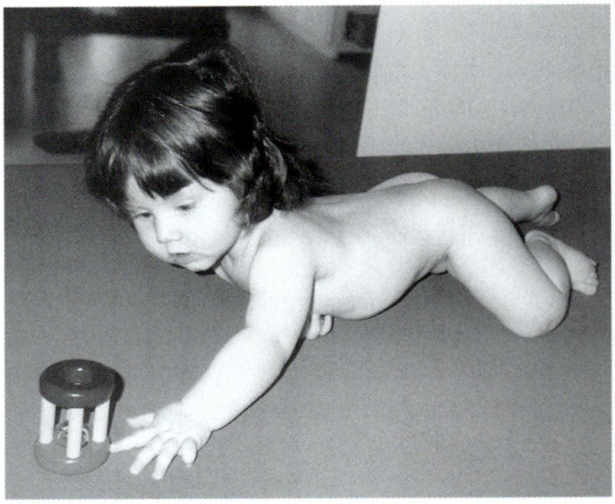

Abb. 2.18 Robben mit wechselseitigem Arm- und Beineinsatz [P236]

wird ausprobiert. Ein Kind kann in der Regel in jeder Phase des Drehens innehalten.

MERKE
Das Drehen vom Bauch auf den Rücken ist möglich.

Greifen

Zum **Greifen nach oben** braucht es eine freie Hand. Während es sich über die Seite dreht, behält es den begehrten Gegenstand im Blick. Mit der obenliegenden Hand greift es nach dem Gegenstand. Um eine größere Reichweite für die greifende Hand zu bekommen, stützt es mit dem Unterarm der unteren Seite den Körper ab. Wenig später übernimmt die Hand dieses Abstützen und auf diese Weise vergrö-

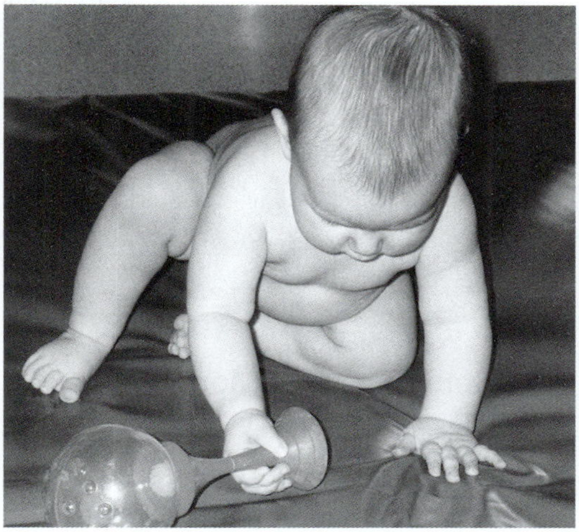

Abb. 2.19 Das seitliche Sitzen *(Schräger Sitz)* ist die Startposition zum Krabbeln. [P236]

ßert sich die Reichweite der greifenden Hand deutlich.

MERKE
Ein Kind entdeckt den Raum nach oben.

Schräger Sitz als Voraussetzung zum Krabbeln

Das Körpergewicht wird seitlich auf die unten liegende Beckenseite verlagert (➤ Abb. 2.19). Das Hüftgelenk und die Außenseite des Oberschenkels stützen den Körper auf dem Weg nach oben ab. Die Wirbelsäule wird dabei streckend und drehend in die Vertikale aufgerichtet. Dieser Positionswechsel gelingt aus der Bauchlage ebenso wie aus der Rückenlage. Im *Schrägen Sitz* trifft die Entwicklung aus der Bauch- und Rückenlage zusammen. Er ist eine Start- und Übergangsposition zum Krabbeln und in die weitere vertikale Aufrichtung (➤ Abb. 2.20).

MERKE
Das Kind richtet sich über den *Schrägen Sitz* (seitliches Sitzen) auf und „ergreift" den Raum nach oben.

Hände

Im dritten Trimenon kann sich ein Kind in der Regel in allen drei Dimensionen des Raumes orientieren und mit seinen Händen kleine, feine Gegenstände greifen. Mit den Fingerbeeren des Daumens und des Zeigefingers kann es Fusseln und winzige Krümel sammeln. Es kann auch eine kleine Kugel aus einem

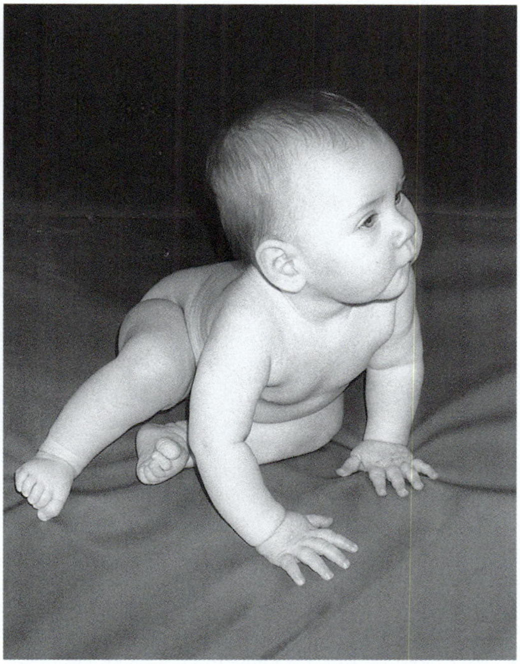

Abb. 2.20 Übergang vom *Schrägen Sitz* zum Krabbeln oder in die Vertikale [P236]

Behälter, in den nur Zeigefinger und Daumen hineingreifen können, herausnehmen. Weil dieses Zugreifen aussieht, als würden die Finger wie eine Pinzette greifen, wird das Muster als **Pinzettengriff** bezeichnet (➤ Abb. 2.21).

MERKE
Die Feinmotorik der Hände zeigt sich im Pinzettengriff.

Sprechentwicklung

Im sechsten bis siebten Monat hat ein Kind in der Regel die motorischen Voraussetzungen für das Sprechen erlangt. Dazu gehört eine sichere seitliche Zungenbewegung mit geschlossenen Lippen bei der Nahrungsverteilung zwischen Kiefer und Zähnen.

Kauen

Die seitlichen und rotierenden Bewegungen des Unterkiefers, die schon im zweiten Trimenon eingesetzt wurden, werden im dritten Trimenon zum Kauen (Mastikation) erweitert. Die Mundmotorik

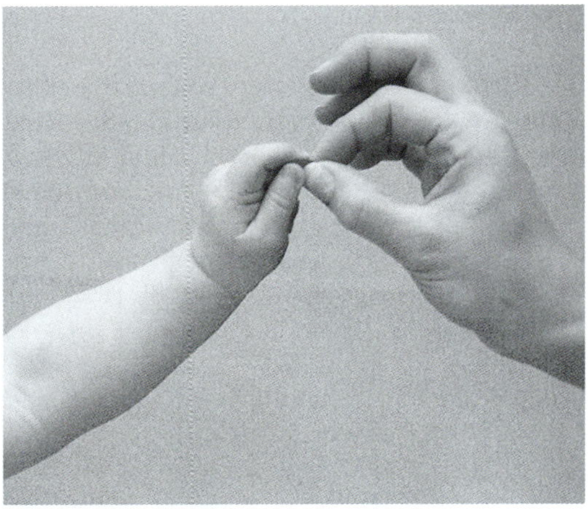

Abb. 2.21 Pinzettengriff: Die Spitzen der Fingerkuppen ergreifen einen sehr kleinen Gegenstand. [E190]

ist so weit entwickelt, dass ganz feine Mahlbewegungen mit einem geringen Bewegungsausschlag des Unterkiefers möglich sind. Ein Kind kann aus einem Becher trinken, mit der Oberlippe die Nahrung vom Löffel abstreifen, Abbeißen und etwa mit acht Monaten gröbere feste Nahrung kauen.

Lautbildung

Der Durchbruch der mittleren Schneidezähne erfolgt in der Regel im sechsten bis achten Monat. Die zur Verfügung stehende **differenzierte Mundmotorik** eröffnet für die Lautbildung neue Möglichkeiten. In dieser Entwicklungsphase steckt ein Kind vermehrt Gegenstände in den Mund und lautiert gleichzeitig. Es verbindet das Tasten und Begreifen mit den Händen und dem Mund mit der Lautbildung.

- Im sechsten bis siebten Monat bildet ein Kind folgende Laute:
  - Laute der mittleren Artikulationszone zwischen dem Zungenrücken und dem weichen Gaumen, dabei ist die Zunge seitlich in Kontakt mit den Alveolarwällen. Es entstehen die Silben „gen" und das Aneinanderreihen dieser Silbe „gengengen".
  - Nasallaute „ng", geng.
  - Plosivlaute, d. h. die Laute k, t, p.
- Im achten Monat bildet ein Kind: Lippenlaute, die mit Vokalen gemischt werden. Diese werden aneinander gereiht, wie „mamama", „dadada", „papapa" (Syllabenecholalie).

PRAXISTIPP

- Gestillte Kinder brauchen, um aus einer Tasse trinken zu können, keine Übergangsphase mit der Flasche. Tee- und Saftflaschen, aus denen das Kind mithilfe eines Schnullers trinkt, sind überflüssig.
- Das Kind sollte auch nicht ständig eine Trinkflasche zu seiner Verfügung haben. Gesüßte Tees oder Säfte sind schädlich für die Zähne

2.2.4 Zehn bis zwölf Monate: vom Krabbeln zum Laufen

Motorische Entwicklung

Das Entdecken und Erkunden des Umfeldes wird stark erweitert. Ein Kind braucht im Übergang vom dritten zum vierten Trimenon etwa drei bis vier Wochen, um

- zu krabbeln,
- sich hinzusetzen,
- und aufzustehen.

Sieht ein Kind einen Gegenstand, den es unbedingt haben möchte, so greift es danach, kann ihn jedoch nicht immer sofort erreichen. Es kennt jedoch die Aufrichtungsmuster aus der Rücken- und Bauchlage, die im *Schrägen Sitz* mündeten. Diese setzt es für die weitere Vertikalisierung ein.

Die Ausgangsposition *Schräger Sitz* ermöglicht einem Kind sich hinzusetzen, zu krabbeln und aus dem Krabbeln an Möbeln oder der Wand aufzustehen. Auf diese Weise kann es seinem Bedürfnis nachkommen, begehrte Objekte in Besitz zu nehmen. Seine Reichweite in allen drei Dimensionen des Raumes hat sich deutlich erweitert.

Krabbeln

Das Krabbeln kann als Weiterentwicklung aus der Rückenlage betrachtet werden, denn ein Kind gelangt über das Drehen in das seitliche Sitzen (*Schräger Sitz*) und eröffnet sich damit eine neue Perspektive im Raum (➤ Abb. 2.22). Auf diese Weise kann es Gegenstände oberhalb seines Kopfes ergreifen. Bewegungsübergänge in die gewohnten Positionen auf den Bauch, auf den Rücken und zum Robben setzt es weiter ein. Wie bisher sind auch in der weiteren Aufrichtung die Arme und Hände entscheidend, sie stützen den Körper ab oder ziehen ihn hoch.

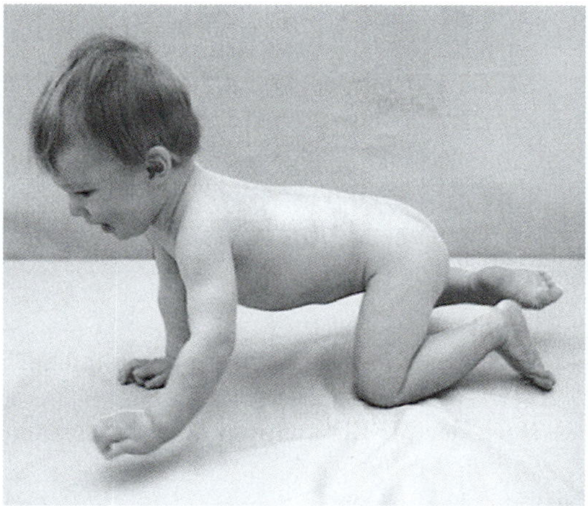

Abb. 2.22 Krabbeln im reziproken Muster des Kreuzgangs [E190]

Beim Krabbeln bewegt sich ein Kind auf den Händen, Knien und Unterschenkeln fort. Die Haltung- und Bewegungsmuster, die es zum Krabbeln benutzt, hat es in den Monaten vorher in niedrigeren Aufrichtungspositionen auch schon benutzt. Zu diesen Mustern gehören der Handstütz und die **Halte- und Drehfähigkeit der Rumpf- und Wirbelsäulenmuskulatur** sowie das **wechselseitige Abstützen** auf den Extremitäten. Mit diesen Fähigkeiten wird jetzt eine diagonale, seitliche Gewichtsverlagerung möglich.

Das Krabbeln zeigt bei jedem Schritt die nachfolgenden motorischen Muster:

- Locker gestreckter Ellenbogen.
- Stützen auf die geöffneten und entfalteten Hände, dem gestreckten Nacken und dem gestreckten Übergang vom Hals zu dem Schultergürtel und dem Brustkorb.
- Aufgerichtetes Becken und die Lendenwirbelsäule, die maßgeblich durch die koordinierte Funktion der Bauchmuskulatur am Absinken ins Hohlkreuz gehindert wird. Auf diese Weise entsteht durch die gesicherte Rumpfhaltung für jeden Schritt eine freie Arm- und Beinbewegung.

Das Krabbeln ist eine gute Vorbereitung des Rumpfes auf das spätere Gehen, auch wenn die Aufrichtung noch nicht in der Vertikalen erfolgt und der Körper über vier Extremitäten abgestützt wird. Dennoch sind die diagonalen Muskelketten des Rumpfes aktiviert und die Wirbelsäule wird in ihrer drehenden und streckenden Bewegung in die Körperlängsachse gefordert.

Das Krabbeln eröffnet weitere Möglichkeiten, um vorwärts und nach oben zu gelangen. Braucht ein Kind beide Hände, um ein Spielzeug zu untersuchen, so setzt es sich vom Krabbeln wieder in den *Schrägen Sitz* oder es streckt erst ein Bein vor und dann das andere und kommt so zum Langsitz (➤ Abb. 2.23). Jedoch verharrt es nur kurzfristig in dieser Position, denn es locken schon wieder neue Dinge. Erst wenn sich das Kind selbst hinsetzt, kann man in der Regel davon ausgehen, dass seine Wirbelsäule (WS) sich in ihre Längsachse aufrichten kann, ohne in eine Fehlbelastung der WS durch eine BWS-Kyphose (runder Rücken) oder einer verstärkten Lendenlordose auszuweichen

Aufstehen

Das Aufstehen kann als weiterlaufendes Krabbeln nach oben bezeichnet werden, zu beobachten ist der Bewegungsablauf wie folgt: Seinem Forscherdrang nachgehend, greift ein Kind mit einer Hand nach einem interessanten Gegenstand, z. B. einem Ball auf dem Tisch. Während die eine Hand greift, stützt die andere den Körper auf dem Boden ab. Kann die nach oben greifende Hand das begehrte Objekt nicht sofort fassen, wird sie zum zwischenzeitlichen Abstützen und Hochziehen benutzt. Die Beine stemmen beim Nachobenziehen den Körper hoch. Dies geschieht jedoch in der Regel nicht mit beiden Beinen gleichzeitig. Hierbei wird der Körper zunächst auf das Bein der Seite des nach oben greifenden Armes verlagert und aufgerichtet, sodass auf diese Weise auf der anderen Seite ein Freiraum für das Beugen des Beines und das Aufsetzen des Fußes entsteht. Der Oberschenkel wird dabei im Hüftgelenk leicht auswärtsgedreht und nach außen rotiert sowie über 90° gebeugt. Ist der neue Stützpunkt im aufgesetzten Fuß zustande gekommen, zieht sich das Kind sich mit dem stützenden Arm hoch und verlagert das Körpergewicht vom Knie der einen Seite auf den aufgesetzten Fuß auf der anderen Seite und stemmt sich so vom Boden ab (➤ Abb. 2.24). Es lässt dabei sein Ziel nicht aus den Augen.

MERKE

Nachdem sich ein Kind den Bewegungsraum in alle Richtungen erschlossen hat, zieht es sich mit den Armen hoch.

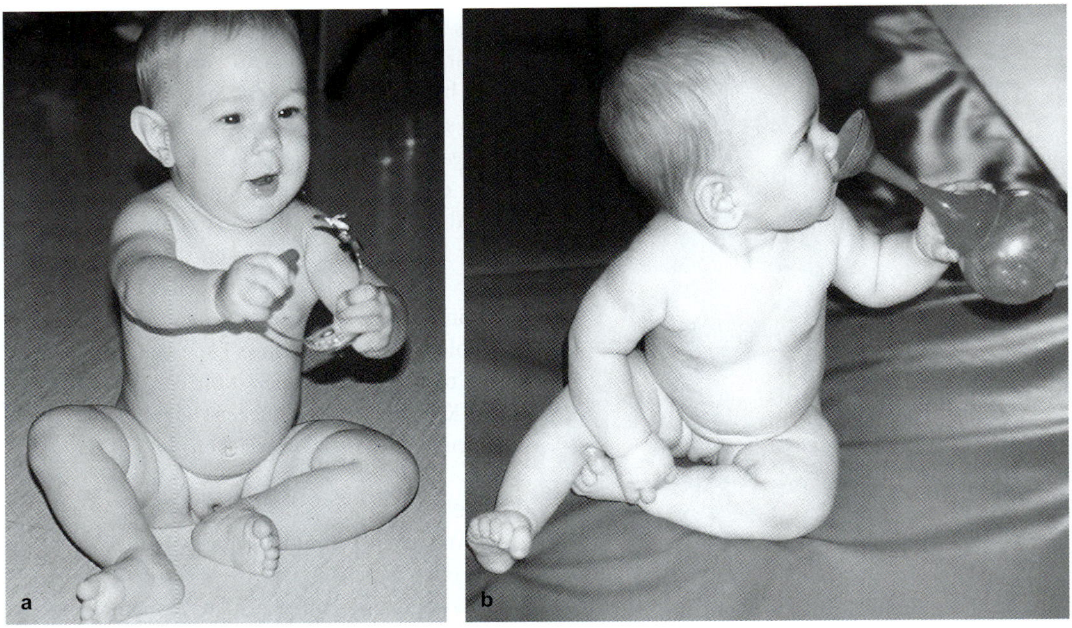

Abb. 2.23 a–b Krabbeln: a) Sitzen ist nur ein kurzfristiges Innehalten im Krabbeln, um ein Spielzeug zu erkunden. Die Rumpfhaltung ermöglicht die freie Bewegung der Arme; b) während das eine Spielzeug noch untersucht wird, wird bereits das nächste interessante Objekt fixiert und der gesamte Körper wendet sich diesem Ziel zu. [P236]

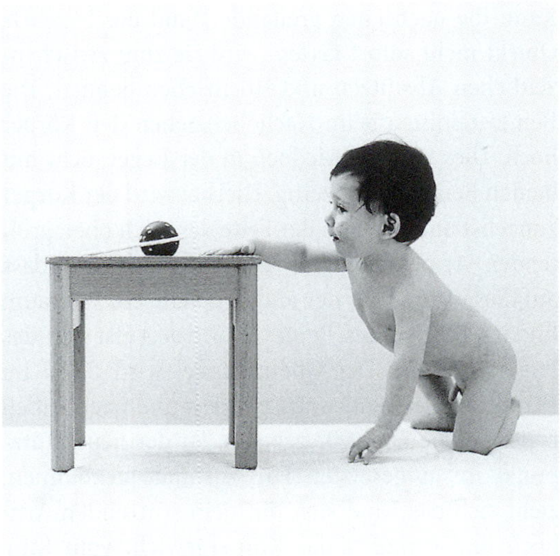

Abb. 2.24 Aufstehen aus dem fortlaufenden Bewegungsablauf des Krabbelns [R117]

Auf den Füßen in der Vertikalen angekommen, geht die Entdeckungsreise weiter. Das **seitliche Gehen** an Möbeln oder der Wand schließt sich an. Der Anreiz besteht wieder darin, ein erstrebtes Objekt zu besitzen. Wieder greift das Kind danach, soweit seine Reichweite es zulässt. Kommt es nicht an sein Ziel, so stützt es sich mit der Hand ab, mit der es greifen wollte. Es setzt dann immer wechselseitig und leicht zeitlich versetzt das jeweils gegenüberliegende Bein oder die Hand zur Seite und macht mit dem jeweiligen Arm oder dem Bein einen Schritt, sodass ein **seitlicher Vierfüßlergang** auf Händen und Füßen entsteht. Es geht so lange seitlich, bis das Ziel erreicht ist oder auf dem Weg dorthin etwas anderes seine Aufmerksamkeit stärker erregt (➤ Abb. 2.25).

MERKE

Nachdem sich ein Kind den Bewegungsraum in alle Richtungen erschlossen hat, geht es seitwärts und stützt sich dabei wechselseitig mit den Händen an Möbeln oder an der Wand ab.

Vorbereiten des Gehens

Zwischen dem elften und dem zwölften Monat dreht sich ein Kind zum offenen Raum, stützt sich dabei aber noch mit einer Hand ab (➤ Abb. 2.26). Kurze Zeit später steht es, ohne sich mit den Händen abzustützen, breitbeinig mit leicht gebeugten Hüften und Knien zum offenen Raum hingewendet und balanciert sich, noch leicht unsicher, aus. Dies ist eine

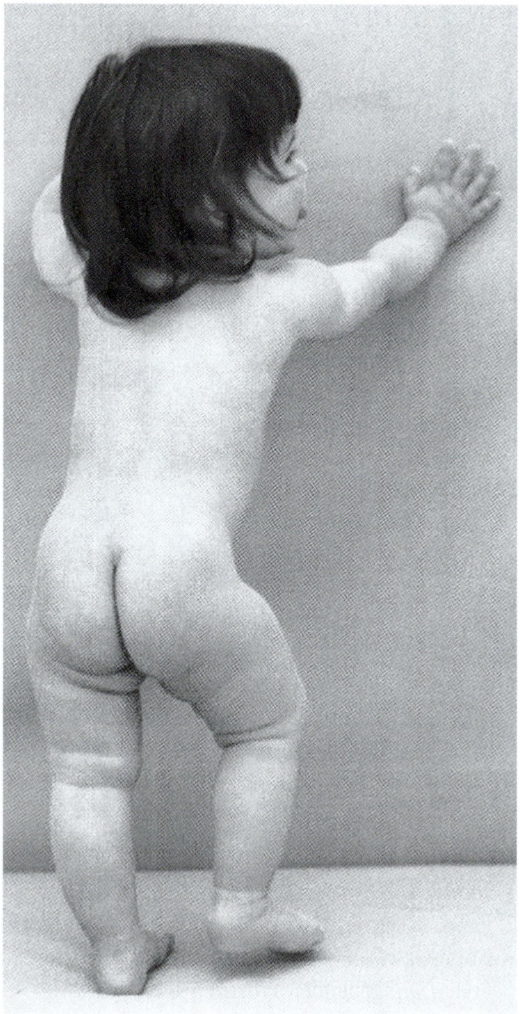

Abb. 2.25 Gehen im seitlichen „Vierfüßlergang" (reziprokes Muster) [E190]

Meisterleistung an Koordination von Haltung in Rumpf und Wirbelsäule sowie Aufrichtung auf der kleinen Unterstützungsfläche der Füße. Meistens endet dieser Exkurs zunächst entweder auf dem Hosenboden oder es gelingt ein Abstützen auf den Händen und das bereits bekannte Krabbeln schließt sich an. Doch einmal erlebt, dass es aufgerichtet auf die Füße noch weiter geht, wiederholt ein Kind diesen ersten Versuch immer wieder und erlangt zunehmend mehr Sicherheit. Es folgen die ersten unsicheren Schritte.

Aus den ersten unsicheren Schritten wird schon in den nächsten Wochen ein sicheres Gehen. Die Arme werden noch zum Balancieren benutzt und häufig seitlich angehoben (➤ Abb. 2.27).

MERKE

Nachdem sich ein Kind den Bewegungsraum in alle Richtungen erschlossen hat, steht es aus der Hocke auf, und macht in der Regel mit etwa zwölf Monaten die ersten freien Schritte.

Gehen

Das Gehen ist zunächst breitbeinig und wirkt etwas tollpatschig, weil ein Kind seinen Körper noch vorwiegend über eine Seitwärtsverlagerung des Körpers vorwärts bewegt. Das Abrollen der Füße und das Abstoßen vom Boden entwickelt sich erst in den nachfolgenden Jahren. Das heißt, die **Standphase** des Gehens ist schon früh entwickelt, wogegen die **Stoßphase** erst sehr viel später eingesetzt werden kann. In dem späteren Alter bleiben die Arme nahe am Körper und folgen der Bewegung des Rumpfes (Armschwung). Das Gangbild wird durch die fließenden Übergänge der Schrittphasen geschmeidiger. Mit ca. sieben Jahren ist das Gangbild dem eines Erwachsenen angeglichen [7].

PRAXISTIPP

- Ziehen Sie Ihrem Kind erst Schuhe an, wenn es draußen geht und einen Schutz gegen Schmutz und Kälte braucht. Im Haus schützen Antirutschsocken gegen Kälte und Wegrutschen.
- Nur über den direkten Kontakt der Füße mit dem Boden kann Ihr Kind die Stütz- und Tragfähigkeit seiner Füße wahrnehmen und sie in seiner Vorstellung als Bild einprägen (Körperschema), Schuhe verfälschen das Bild.
- Beim Kauf von Schuhen beachten Sie, dass sie eine weiche bewegliche Sohle haben und eine gute Fersenführung. Sie sollten außerdem über das Sprunggelenk reichen, das gilt auch für Sandalen.

Hände

In der Zeit des Krabbelns und Gehens ist auch die Handgeschicklichkeit mit dem **Zangengriff** des Daumens und des Zeigefingers feiner und differenzierter geworden. Wurden bei dem Pinzettengriff noch die Fläche der Fingerbeeren benutzt, so kommen beim Zangengriff die Fingerspitzen zum Einsatz. Voraussetzung ist die Opposition des Daumens und des Zeigefingers, damit beide Finger wie eine

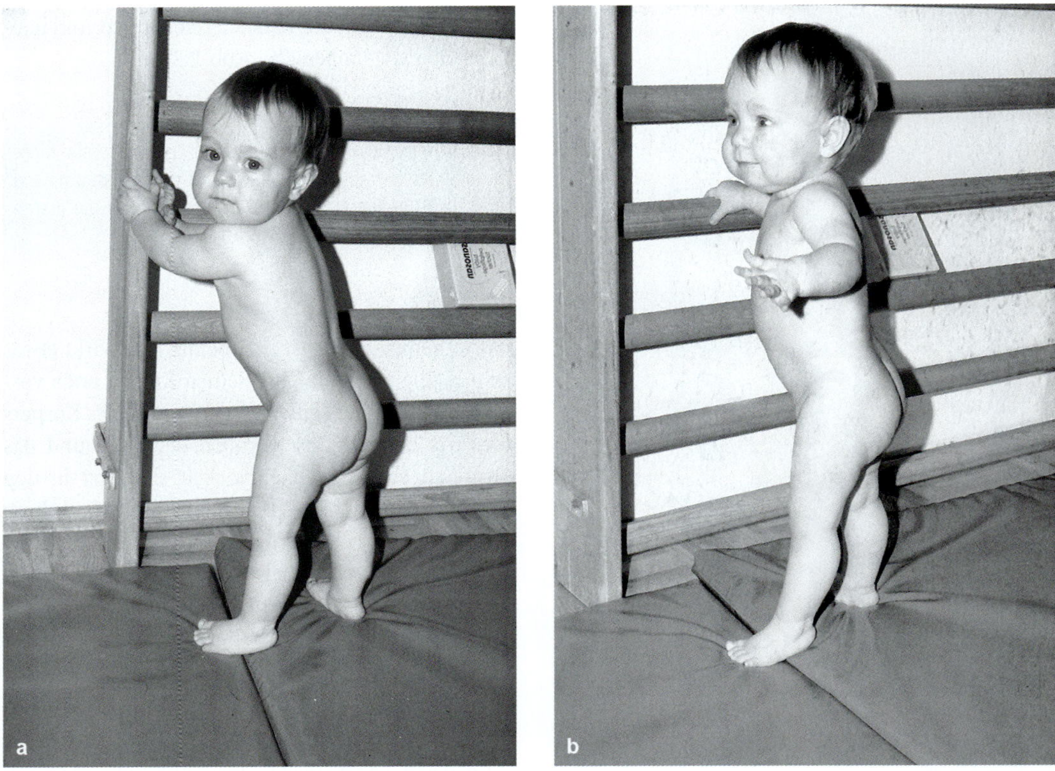

Abb. 2.26 a–b Drehen zum offenen Raum [P236]

Zange zum Ergreifen kleinerer Gegenstände eingesetzt werden. Die Opposition des Daumens erfordert seine Abspreizung und eine Rotation in seinem Grundgelenk sowie ein lockeres Handgelenk in radialer Abduktion.

Die Opposition des Daumens mit allen Fingern erfolgt etwa mit drei Jahren. Erst dann wird das Greifen des Daumens mit allen Fingerspitzen möglich.

Sprechentwicklung

Im Zuge der allgemeinen Entwicklung der Sensomotorik und des Skeletts verändert sich im neunten bis elften Monat die Form des Mundes. Die Oberlippe wird länger und das Lippenrot wird schmaler.

- Es beginnt die sprachliche Zuordnung von Begriffen; Silben werden konkret auf ein Objekt oder Personen bezogen, z. B. wird „ba“ für Ball, „mama“ für Mutter, „wauwau“ für Tiere verwendet, wobei der Hund häufig als Stellvertreter für andere Tiere gebraucht wird.
- Ein Kind steckt solange Gegenstände in den Mund, bis es die sprachlichen Begriffe zuordnen kann.
- Mit etwa zwölf Monaten beginnt ein Kind die ersten sinngebenden Worte zu sprechen.

PRAXISTIPP

Sprechen Sie mit dem Kind in ganzen, aber kurzen Sätzen und wiederholen Sie die Worte, die Ihr Kind sagt. Auf diese Weise bekommt es ein Feedback und hört die richtige Aussprache und Grammatik. Übernehmen Sie nicht die „Babysprache“.

Vojta hat erkannt, dass eine vorprogrammierte genetische Gesetzmäßigkeit dem Bewegungsverhalten eines Kindes in den Entwicklungsstadien des ersten Lebensjahres zugrunde liegt. Durch eingehende multisensorische Informationen und deren Verarbeitung im ZNS wird das Körperschema geprägt. Ein wiederholter aktiver Einsatz der motorischen Muster unter ständig wechselnden Umweltbedingungen ist dafür erforderlich. Je nachdem wie die kinesiolo-

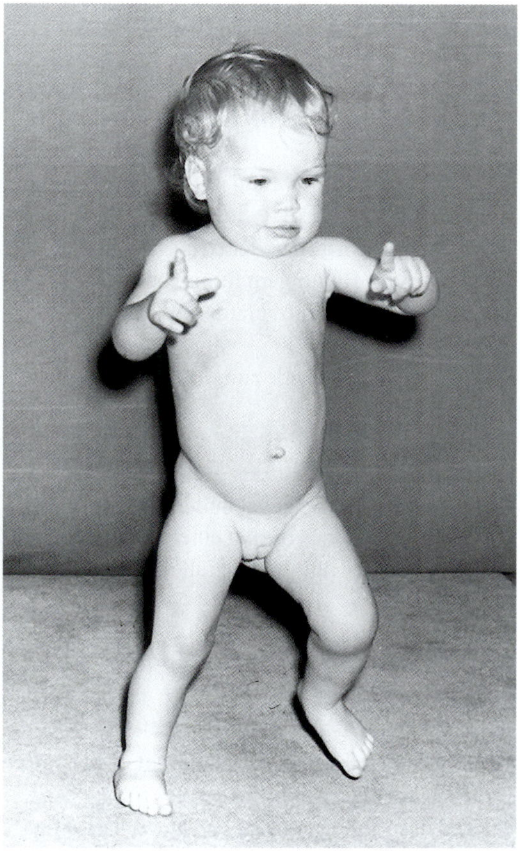

Abb. 2.27 Die ersten Schritte, die Arme werden zum Balancieren gebraucht. [P236]

gische Gestaltung der Muster zur Verfügung steht, ist die für das ganze Leben zur Verfügung stehende individuelle Grundlage entstanden.

2.3 Beurteilung der Haltung und Bewegung im ersten Lebensjahr

Für einen Entwicklungsstatus der Aufrichtung des Kindes wird das Bewegungsverhalten analysiert und mit den kinesiologischen Inhalten der idealen Muster verglichen. Der Wechselbeziehung zwischen Bewegung und der Haltungsregulierung des Rumpfes wird dabei besondere Aufmerksamkeit gewidmet.

Zur Einschätzung der motorischen Entwicklung empfiehlt es sich, in einer angenehmen Atmosphäre und ohne Zeitdruck zunächst das spontane Bewegungsverhaltenen des Kindes zu beobachten. Die Tagesdisposition ist bei der Beurteilung zu berücksichtigen. Ferner ist es notwendig, die Bewegungsübergänge, die Stütz-, Aufrichte- und Greiffunktionen und, wie diese im Rumpf durch eine entsprechende Haltung abgesichert sind, zu beurteilen.

MERKE

Bei der Beurteilung der Motorik kommt auf das „wie" der Bewegung und der dazu gehörenden Haltung an, also auf die Bewegungsqualität.

Hilfreich ist es, planmäßig vorzugehen. Im Folgenden wird dafür ein Raster angeboten und zu den verschiedenen Körperpositionen Hinweise gegeben, **welche** Bewegungsabläufe vorwiegend zu beurteilen sind.

2.3.1 Merkmale in Bauch-, Rücken- und Seitenlage

Bauchlage

- Wie erfolgen die Haltung und Bewegung des Kopfes und die optische Orientierung?
- Wie richtet sich ein Kind auf seine Arme auf und wie wird dabei die Absicherung im Rumpf vorgenommen?
- Wie werden Hals-, Brust- und Lendenwirbelsäule aufgerichtet?
- Wie werden das Becken und die Beine bei der Aufrichtung des Körpers auf die Arme eingesetzt?
- Wie werden die Schlüsselgelenke (Schulter- und Hüftgelenke) belastet?
- Wie werden die Bauchmuskeln und die vorderen Halsmuskeln eingesetzt?

Rückenlage

- Wie orientiert sich ein Kind zu beiden Körperseiten und welche Haltung nimmt dabei der Rumpf ein?

- Wie korrespondiert die Rumpfhaltung mit dem Greifen der Hände?
- Vollziehen die Füße das Greifen der Hände mit und wie geschieht das?
- Kann die Bewegung der Extremitäten und des Kopfes unabhängig von der Rumpfbewegung stattfinden?
- Wie werden die orofazialen Funktionen (Auge, Mund) eingesetzt?

Seitenlage

- Wie erfolgt das Abstützen auf der unteren Beckenseite, der seitlichen Rumpfwand und dem Schultergelenk-Oberarm beim Umdrehen?
- Wie werden die Haltung und Bewegung der Wirbelsäule und des Kopfes beim Drehen eingesetzt?
- Wie wird die drehende Rumpfmuskulatur eingesetzt?

2.3.2 Merkmale beim Robben, Krabbeln und Aufstehen

Bewegt sich ein Kind durch Robben, Krabbeln und Aufstehen sowie an Möbeln seitlich gehend fort oder geht es schon frei, so beurteilt man die motorischen Muster, die es dabei benutzt.

Robben

- Werden die Arme wechselseitig eingesetzt und wenn ja, wie? Ist z.B. das Bewegungsausmaß seitengleich?
- Wie werden die Beine eingesetzt, geschieht es kreuzkoordiniert zwischen Ellenbogen und Knie der jeweils gegenüberliegenden Seite?
- Hinweis: Der Einzelellenbogenstütz bildet die Grundlage für das Robben. Die Aufrichtung des Rumpfes entspricht noch nicht dem Krabbeln.

Krabbeln

- Wie erfolgt die Aufrichtung des Schultergürtels auf die Arme und des Beckengürtels auf die Beine?
- Geschieht die Aufrichtung mit Außenrotation in den Schlüsselgelenken?
- Wie ist das Schrittmaß der Arme und Beine?
- Wie wird die Haltung im Rumpf gesichert? Übernimmt die Bauchmuskulatur ihre tragende Funktion?
- Wie werden die Hände zum Aufstützen eingesetzt?
- Lässt sich eine Handentfaltung beobachten?
- Sind die Ellenbogen locker gestreckt?
- Halten die Unterschenkel Bodenkontakt?
- Bewegen sich die Fersen in einer Linie, die man sich durch die Hüft- und Schultergelenke denkt?

Aufstehen und seitliches Gehen an Möbeln oder Wand

- Wie greift ein Kind nach oben, zieht es sich mit den Händen/Armen hoch?
- Kann das Kind über beide Seiten wechselseitig aufstehen?
- Wird das Bein, das aufgestellt wird, über 90° im Hüftgelenk gebeugt, ohne dass das Becken auf der Standbeinseite absinkt?
- Wird das Becken auf das Standbein aufgerichtet und wie wird es aufgerichtet?
- Wie werden die Füße belastet?
- Wie wird die Haltung im Rumpf gesichert, wie bewegt sich dabei die Wirbelsäule?

KAPITEL

3 Diagnostik und therapeutische Grundlagen

3.1 Diagnostik

Die Diagnostik ist ein Bestandteil des Vojta-Prinzips, sie wird in ihren Grundzügen aufgezeigt. Folgende Untersuchungen gehören dazu:

- Bewegungsanalyse zur Einschätzung der Spontanmotorik
- Lagereaktionen
- Primitivreflexe

Sie alle geben Aufschluss über

- den motorischen Entwicklungsstand,
- das motorische Entwicklungsalter,
- die Prognose für die weitere motorische Entwicklung,
- ggf. eine weiterführende Diagnostik,
- das therapeutische Vorgehen.

Vojta-Therapeuten benutzen für die Befunderhebung die Analyse der Spontanmotorik und – wenn sie in der Ausführung und Beurteilung sehr geübt sind – auch die Lagereaktionen.

Hinweis: In Diagnostikkursen können sich Ärzte in der von Vojta empfohlenen Diagnostik ausbilden lassen. In Refresherkursen kann nach einem Erfahrungszeitraum das Wissen aufgefrischt und vertieft werden. Die so gewonnenen Kenntnisse bilden die fundierte Grundlage für eine aussagekräftige neurokinesiologische Untersuchung bei Kindern.

3.1.1 Bewegungsanalyse der Spontanmotorik

Die Bewegungsanalyse der Spontanmotorik – das sind alle Bewegungen, die das Kind aus eigenem Antrieb vollzieht – trägt zur Einschätzung des Entwicklungsstandes eines Kindes bei. Die Analyse und Beurteilung der spontanen Motorik wird von Ärzten und Therapeuten für ihre jeweils spezifische Diagnostik benutzt.

Für jegliche spontane Bewegung muss der Einsatz der Motorik in unzähligen Variationen abrufbereit sein. Dem Bewegungsimpuls geht nach Vojta die Vorstellung von einem Objekt (Antizipation) voraus. Die Antizipation und die eingesetzte Motorik gehören zusammen. Dieses Zusammenwirken wird nach Vojta als **Ideomotorik** bezeichnet.

Aus der Praxis

Zur Veranschaulichung kann folgendes Beispiel dienen: Bietet man einem Kind verschiedene Spielsachen an, so wird ein Spielzeug, z. B. ein bunter Bauklotz, sein Interesse besonders erregen. Es wird alle seine verfügbaren motorischen Mittel einsetzen, um an diesen Bauklotz zu gelangen. Das Kind krabbelt in Richtung Bauklotz, versucht ihn zu ergreifen und zu erforschen. Es hat dabei eine bestimmte Vorstellung, dass es nur diesen Bauklotz haben möchte und es ist neugierig auf ihn.

Fehlt die Antizipation und besteht nur eine Motorik ohne Vorstellung, bleibt die Bewegung ungerichtet, sie geht sozusagen ins Leere.

Ist ein Kind in seiner geistigen Entwicklung gestört, so sind häufig auch sein Vorstellungsvermögen, sein Interesse und seine Neugierde eingeschränkt. In seinen Handlungen begnügt es sich in der Regel mit seinem eigenen Körper oder es beschäftigt sich wiederholt und einseitig (stereotyp) mit einem einzigen Gegenstand. Eine Vorstellung zu haben, ohne über die entsprechenden motorischen Mittel zu verfügen, führt nicht zu dem gewünschten Ergebnis und frustriert das Kind. Dies ist z. B. dann der Fall, wenn ein geistig reges Kind durch eine Bewegungsstörung in der Erfüllung seiner Interessen und seiner Neugierde gehindert wird und die Umsetzung seiner Vorstellung an den fehlenden motorischen Mitteln scheitert.

Die **Bewegungsanalyse** ist ein fester Bestandteil in der Beurteilung eines Kindes. Sie besteht zu einem großen Teil aus der **Beurteilung der Haltung,** die zielgerichtete Bewegung erst möglich macht (posturale Ontogenese). Die Haltung im Rumpf wird im Zusammenhang mit den Bewegungen der Extremitäten und des Kopfes beurteilt. Als Beurteilungsmaßstab gilt die „ideale Motorik" (➤ 1.2). Sie ist kinesiologisch beschrieben; hierbei steht die qualitative Aussage im Fokus, d. h. wie sind die Muster gestaltet. Damit lässt sich der Grad der Abweichung vom idealen Muster erkennen. Es wird auf diese Weise die Einschätzung der individuellen motorischen Entwicklung erleichtert (➤ 2.2).

Die Einschätzung der Spontanmotorik gibt Aufschluss über den Zugang zu der vorprogrammierten genetischen Anlage und der Reifung des neuronalen Netzwerks. Ein Vergleich der Muster, die ein Kind einsetzt, mit den idealen Mustern zeigt, ob das Kind mangels Verfügbarkeit eingeschränkte und von den zugrunde gelegten Mustern abweichende Muster als Ersatzmuster einsetzt. Dann ist evtl. ein weiteres diagnostisches Vorgehen erforderlich, um Rückschlüsse auf die weitere Entwicklung zu ziehen.

Die Beobachtung dieser Funktionszusammenhänge ermöglicht es dem Untersuchenden, ein Kind ganzheitlich in seinen spontanen sensomotorischen Äußerungen und Möglichkeiten zu beurteilen, und es können eventuell fehlende oder für die weitere Entwicklung qualitativ nicht ausreichende Muster erkannt werden. Aus dieser Erkenntnis lassen sich dann die Zielsetzung und die Vorgehensweise der Therapie herleiten.

3.1.2 Lagereaktionen

Die Lagereaktionen werden als routinemäßiges Screeningverfahren im Säuglingsalter eingesetzt [6], wobei die Auslösung und Interpretation der Lagereaktionen ein gewisses Maß an Übung erfordert.

Man kann die Lagereaktionen als Schlüssel zu angeborenen Bewegungsprogrammen bezeichnen. Jede Lagereaktion besteht aus einem Bündel gezielter Reize, mit dem der Untersuchende das ZNS zu bestimmten Antworten veranlasst. Es werden im ZNS komplexe Muster rekrutiert, die dem individuellen Entwicklungsstand des Nervensystems (neurokinesiologisches Entwicklungsalter) entsprechen. Außerdem zeigen sie die Qualität und Stabilität der verfügbaren Muster, und somit ergeben sie verlässliche Aussagen.

- **Auslösung:** Es wird ein spezifisches Reizangebot gemacht. Das ZNS reagiert darauf mit unterschiedlichen, aber für die jeweilige Lagereaktion typischen Bewegungsmustern. Die Reaktionen werden ausgelöst, indem die Körperlage in einem raschen Manöver verändert wird. Auf diese Weise kommt es ohne bewusste Mitarbeit des Kindes zu spontanen Bewegungen, die darauf gerichtet sind, die Ausgangsposition aufrecht zu erhalten.
- **Beurteilung:** Diese umfasst die jeweiligen Reaktionen auf das Verändern vorgegebener definierter Körperpositionen des Kindes durch den Untersuchenden. Es lässt sich demzufolge mit den Lagereaktionen abfragen, ob ein Kind Zugriff zu diesen angeborenen Programmen hat oder ob dieser Zugriff behindert ist. Auf diese Weise kann ein schneller Überblick über die Koordinationsfähigkeit des Zentralnervensystems gewonnen werden.

Die Lagereaktionen geben im ersten Lebensjahr in der kinderneurologischen Untersuchung einen schnellen Aufschluss über den Zugang zu genetischen Bewegungsprogrammen. Diese Untersuchung, die bereits bei einem Neugeborenen möglich ist, spiegelt die Koordination des ZNS wider.

MERKE
Aussagekräftig sind die Lagereaktionen, bis ein Kind läuft, also vorranging im Säuglingsalter. Bei bewegungsgestörten älteren Kindern sind die diagnostischen Informationen u. U. auch weit darüber hinaus zu erlangen.

Lagereaktionen im Einzelnen

Vojta hat die nach ihm benannte „Vojta-Lagereaktion", die Seitkippreaktion, entdeckt. Diese Lagereaktion wurde von Vojta beschrieben und bis in das Gastationsalter von 30 Wochen evaluiert. Bei den anderen sechs hat er sich auf bereits bestehende Lagereaktionen bezogen, diese modifiziert, standardisiert und somit für eine aussagekräftige neurokinesiologische Untersuchung einsatzfähig und verwertbar gemacht (➤ Abb. 3.1). Die Lagereaktionen werden wie folgt bezeichnet:

- Traktions-Reaktion
- Landau-Reaktion
- Axillare Hängereaktion
- Seitkippreaktion nach Vojta
- Horizontale Seithängereaktion nach Collis
- Vertikale Hängereaktion nach Peiper und Isbert
- Vertikale Hängereaktion nach Collis

Für eine sorgfältige und vollständige Untersuchung benötigt der Untersuchende demzufolge alle sieben Lagereaktionen.

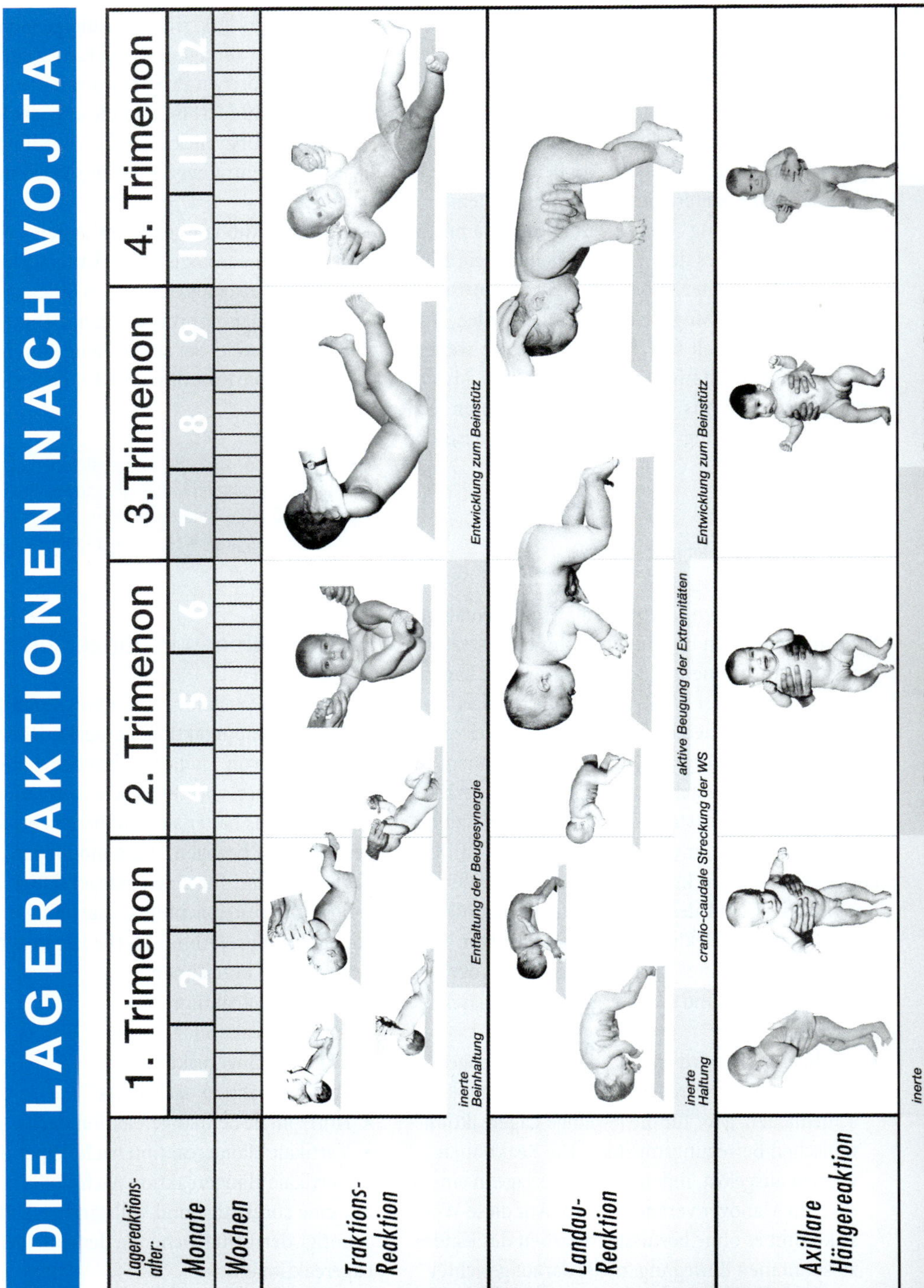

Abb. 3.1 Die Lagereaktionen nach Vojta [E152–2]

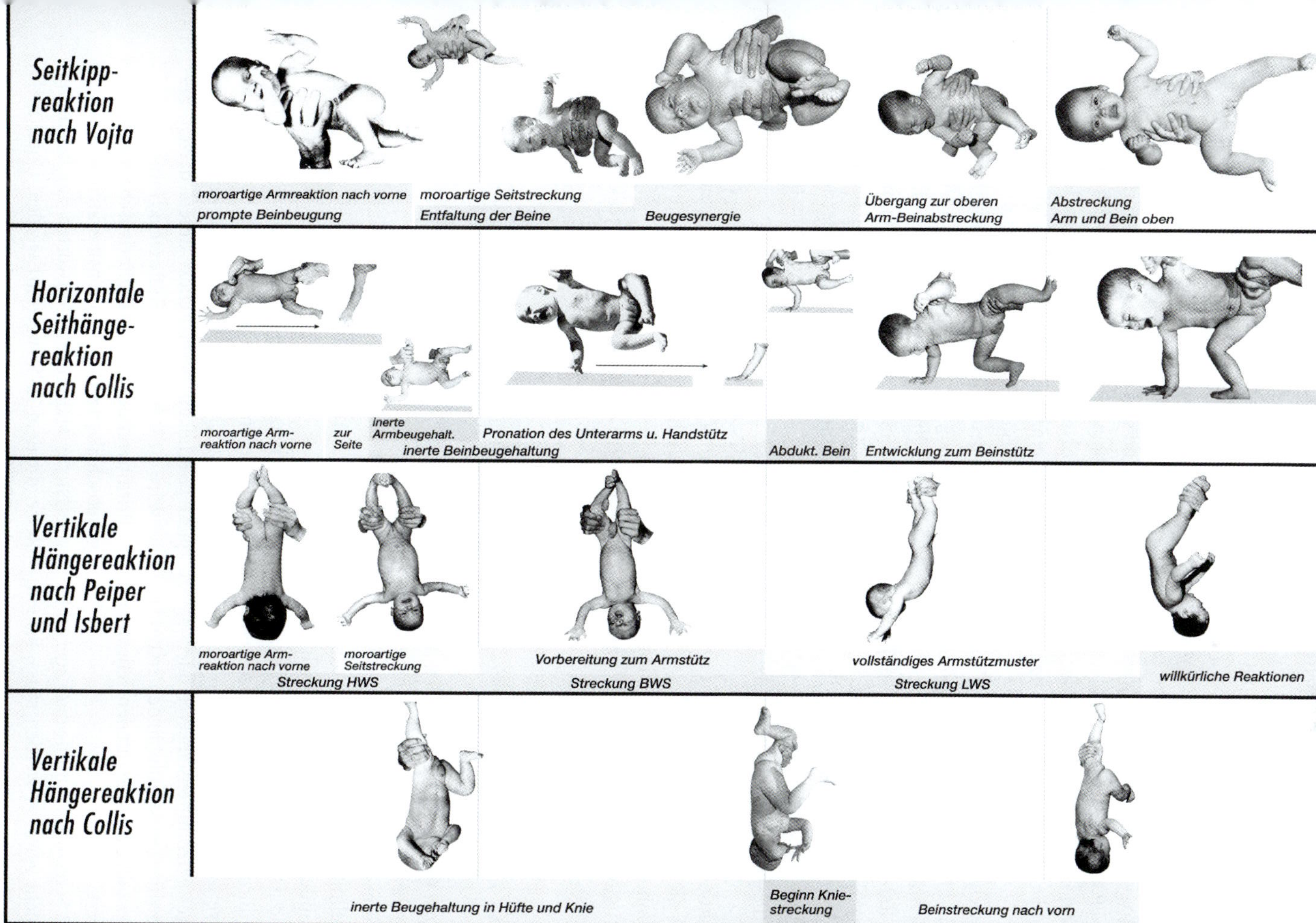

Herausgegeben von: V. Vojta
unter Mitarbeit von: H. Bauer,
W. K. Ernst, M. Gehrke, P. Schulz

Internationale Vojta Gesellschaft e.V.

Fotos: V. Vojta; teilweise entnommen aus: Vojta, V. (2014): Die zerebralen Bewegungsstörungen im Säuglingsalter, Frühdiagnose und Frühtherapie, Siegen: IVG, 9. Auflage

Physiologische Mechanismen

Durch die Auslösung der Lagereaktionen gibt man eine Vielzahl afferenter Impulse. Die Fortleitung der ausgelösten Reize und deren Verarbeitung durch das ZNS bewirken einen efferenten Output. Dieser Output setzt eine intakte Peripherie in Rückenmark, Nerven und Muskeln voraus. Dazu gehören wichtige nervale Empfangsorgane, die zunächst die Lageveränderung registrieren und das ZNS informieren. Diese sind:

- Dehnungsrezeptoren der Muskulatur, der Sehnen und Faszien in Extremitäten und den viszeralen Strukturen.
- Das Gleichgewichtsorgan und visuelle Wahrnehmungen leisten innerhalb des Erregungsflusses wesentliche Beiträge.

Die vielfältigen Reize, die bei der Auslösung einer Lagereaktion das Nervensystem erreichen, sind in Intensität und Spezifik sehr unterschiedlich. Deshalb muss das Antwortmuster bei jedem eingesetzten Manöver separat betrachtet und interpretiert werden.

Allen Lagereaktionen ist jedoch gemeinsam, dass sie, bezogen auf die Inhalte der ausgelösten Bewegung, zu einer einheitlichen Form führen. Diese äußert sich in dem globalen Antwortmuster und z. T. sehr differenzierten Teilmustern.

Diagnostische Aussagen

Die Abweichungen von den zu erwartenden motorischen Antworten lassen auf das Ausmaß einer zentralen Koordinationsstörung schließen.

- Bei der Feststellung einer zentralen Koordinationsstörung handelt es sich um einen beschreibenden Befund. Die zugrunde liegenden Ursachen müssen durch den Arzt differenzialdiagnostisch geklärt werden.
- Bei einer festgestellten mittelschweren oder schweren Koordinationsstörung in den ersten Lebensmonaten ist die Therapie mit der Reflexlokomotion indiziert.

Der Vorteil eines Screenings mithilfe der Lagereaktionen ist, dass nicht gewartet werden muss, bis ein Kind alle ihm zur Verfügung stehenden Bewegungsmuster spontan zeigt. Im Einzelfall geben sie Hinweise, ob eine weitergehende Untersuchung erforderlich ist.

Da die ausgelösten motorischen Muster dem jeweils erreichten Entwicklungsniveau eines Kindes entsprechen, spricht man auch vom **Lagereaktionsalter.**

- **Normgerechte Reaktion:** Sind die Bewegungsmuster aller Lagereaktionen normal gestaltet, kann man davon ausgehen, dass die zentrale Koordination auf die eingesetzten Reize normal reagiert und sich das Kind sensomotorisch höchstwahrscheinlich auch normal entwickeln wird.
- **Von der Norm abweichende Reaktion:** Weichen bei den einzelnen Lagereaktionen die Haltungs- und Bewegungsmuster von den normalen Mustern ab, deutet dies auf eine zentrale Koordinationsstörung hin. Eine Lagereaktion wird bereits dann als abnorm gewertet, wenn Teile des zugehörigen Bewegungsmusters nicht normal gestaltet sind. Abhängig von der Anzahl der abnormen Lagereaktionen ergibt sich die folgende Einteilung einer zentralen Koordinationsstörung (ZKS):
  - Leichteste ZKS: 1–3 abnorme Lagereaktionen
  - Leichte ZKS: 4–5 abnorme Lagereaktionen
  - Mittelschwere ZKS: 6–7 abnorme Lagereaktionen
  - Schwere ZKS: 7 abnorme Lagereaktionen mit einer schweren Tonusstörung

MERKE
Jeder manifesten zerebralen Bewegungsstörung geht eine ZKS voraus, aber nicht jede ZKS hat eine manifeste zerebrale Bewegungsstörung zur Folge.

3.1.3 Primitivreflexe

Die Bezeichnung „primitiv" leitet sich von dem lateinischen Begriff primum, das Erste, Ursprüngliche, ab. Die Bezeichnung mag fälschlicherweise das komplexe Geschehen dieser Reflexe unterschätzen. Besser wäre die Bezeichnung **Reflexreaktionen.**

Primitivreflexe sind charakteristische, aus phylogenetisch älteren Organisationshierarchien des Nervensystems stammende Antworten auf bestimmte Reize, die dem ZNS zugeführt werden. Unter mehr als 100 bekannten derartigen Reflexen hat Vojta besonders aussagekräftige zusammengestellt. Die Primitivreflexe lassen sich zu bestimmten Zeiten (**Waltezeiten**) in der Entwicklung eines Säuglings auslösen. Bei normaler (physiologischer) Entwicklung müssen sie während dieser Zeit zuverlässig nachweisbar, dürfen danach jedoch nicht mehr auslösbar sein. ➢ Tab. 3.1 zeigt die wichtigsten Primitivreflexe mit ihren Waltezeiten.

Auch in den Primitivreflexen spiegeln sich – ähnlich wie bei den Lagereaktionen – nicht nur einzelne segmentale Antworten aus der Rückenmarksebene wider. Vielmehr finden sich umfassende Anteile eines Bewegungsmusters, das den gesamten Körper erfasst (Ganzkörpermuster), z. B. zeigt der Extensorstoß der Beine die Streckung der Beine und gleichzeitig die Beugung der Arme. Ebenso ist der Galant-Reflex ein komplexes Bewegungsmuster, das nicht nur die Inkurvation des Rumpfes nach der gereizten Seite, sondern auch Schreitbewegungen der Extremitäten in der Frontalebene – wie bei einem Lurch – umfasst.

Die Primitivreflexe unterliegen einer Dynamik, die mit den Entwicklungsphasen des Kindes korreliert. Sie klingen ab, wenn das Kind seine Körperhaltung steuern kann und sich aufzurichten beginnt. So ist z. B. der Handgreifreflex abgeklungen, wenn das Kind den Handstütz erreicht. Ebenso verschwindet der Fußgreifreflex, wenn das Kind die Füße zum Stehen benutzt.

MERKE

- Die Kombination einer ZKS mit Abweichungen von der regulären Dynamik der Primitivreflexe – Nichtvorhandensein während der Waltezeiten bzw. Persistenz jenseits der Waltezeiten – weist auf eine zerebralparetische Bedrohung hin.
- Das „Abklingen" ist hierbei als Ausdruck der Dominanz höherer motorischer Hierarchien, nicht als „Abbau" vorhandener neuronaler Strukturen zu verstehen; unter pathologischen Umständen können einzelne Primitivreflexe im späteren Leben erneut in Erscheinung treten (z. B. Babkin-Reflex bei Morbus Alzheimer).

Tab. 3.1 Waltezeiten der Primitivreflexe

Primitivreflexe	Waltezeiten
Babkin-Reflex	0–4 Wochen
Rooting-Reflex	0–3 Monate
Saug-Reflex	0–3 Monate
Puppenaugen-Phänomen	0–4 Wochen
Gehautomatismus	0–4 Wochen
Streck-Reflexe (SR)	
Extensorstoß der Arme	In der normalen Entwicklung nicht vorhanden, daher in jedem Alter pathologisch
Extensorstoß der Beine	0–4 Wochen
Suprapubischer Streckreflex	0–4 Wochen
Gekreuzter Streckreflex	0–6 Wochen
Fersenreflex	0–4 Wochen
Handwurzelreflex	In der normalen Entwicklung nicht vorhanden, daher jenseits der 40. Schwangerschaftswoche pathologisch
Liftreaktion	0–4 Wochen
Galantreflex	0–4 Monate
Greifreflexe (GR)	
Hand-Greifreflex	Bis zur Stütz- und Greiffunktion der Hand
Fuß-Greifreflex	Bis zur Stützfunktion des Fußes
Sonstige	
Reflex acustico-facialis (RAF)	Ab dem zehnten Tag bis zum Lebensende
Reflex optico-facialis (ROF)	Erscheint nach dem dritten Monat

3.1.4 Indikationen zur Vojta-Therapie

Nach den bisherigen Erfahrungen und Ergebnissen beschränkt sich der Einsatz der Lokomotionsmuster des Reflexkriechens und des Reflexumdrehens, die auf einem ganzheitlichen Verständnis des Menschen beruhen, nicht auf bestimmte Krankheits- und Behinderungsbilder. Die Einsatzbereiche erstrecken sich auf die meisten medizinischen Disziplinen.

Die ausschließliche Fokussierung auf eine Behandlung zerebralparetischer Krankheitsbilder ist nicht gerechtfertigt. Der erfolgreiche Einsatz bei älteren Kinder, Jugendlichen und erwachsenen Patienten z. B. in der Erwachsenenneurologie oder-orthopädie widerlegt die häufige Annahme, dass die Reflexlokomotion nur bei Säuglingen bzw. nur in den ersten Lebensjahren eingesetzt werden kann. Die Therapie lässt sich also bei Patienten jeden Alters anwenden, solange eine neuromuskuläre Verbindung vorhanden ist.

Nach den bisherigen Erfahrungen und Ergebnissen ist der Einsatz geboten in der

- Pädiatrie,
- Kinderneurologie,
- Kinderorthopädie,
- Erwachsenenneurologie,
- Erwachsenenorthopädie.

Auch bei nicht kausal zu behandelnden Krankheitsbildern können mithilfe der Reflexlokomotion die noch vorhandenen neuronalen Strukturen bestmöglich ausgeschöpft werden. Dies trägt dazu bei, die **Lebensqualität** des einzelnen Patienten dauerhaft zu optimieren. Beispiele dafür sind Multiple Sklerose oder kongenitale Muskelerkrankungen.

Frühtherapie im Säuglingsalter

Absolute Indikationen

- Mittelschwere und schwere zentrale Koordinationsstörungen (ZKS)
- Leichte asymmetrische ZKS, aus denen sich evtl. eine Zerebralparese entwickeln kann
- Periphere Paresen, z. B. die geburtstraumatische Armplexuslähmung (Erb/Klumpke)
- Muskulärer und neurogener Schiefhals
- Spina bifida und Hydrozephalus
- Querschnittslähmungen
- Schädel-Hirn-Traumata
- Kongenitale Fehlbildungen, z. B. Arthrogryposis, Wirbelsäulenskoliosen unterschiedlicher Genese, Muskelaplasien
- Kongenitale Myopathien

Relative Indikationen

- Hypotonie-Syndrome unterschiedlicher Ätiologie, z. B. Trisomie 21 (Morbus Down)
- Motorische Retardierung
- Haltungsstörungen und Aufrichtungsmängel
- Symmetriestörungen
- Hüftdysplasien
- Fußfehlstellungen, z. B. Klump- und Sichelfuß

Indikationen bei älteren Kindern und Erwachsenen

- Infantile Zerebralparesen (ICP)
- Erworbene zerebrale Syndrome
- Querschnittssyndrome
- Kongenitale und erworbene periphere Paresen
- Myopathien
- Skoliosen und Kyphosen
- Gelenkkontrakturen
- Funktionelle Einschränkungen des Bewegungsapparates
- Multiple Sklerose

Kontraindikationen

Kontraindikationen sind körperliche Verfassungen oder Umfeldbedingungen, die eine für das Kind sinnvolle Therapie nicht angezeigt erscheinen lassen oder eine phasenweise Unterbrechung der Therapie erfordern. Für die Vojta-Therapie gibt es folgende Kontraindikationen:

- Temperatur > 38,5 °C.
- Nach Impfungen mit Lebendimpfstoffen, hier sollte eine Therapiepause von 10 Tagen erfolgen (Absprache mit dem behandelnden Arzt).
- Bei metastasierenden Tumoren und bei diagnostisch noch nicht vollständig abgeklärten Tumoren.

- In der Akutphase nach Operationen, bis der Kreislauf stabil und die Narbe belastungsfähig ist und keine Blutungsgefahr mehr besteht (meistens sind dies die ersten Tage nach einem Eingriff).
- Akute entzündliche Prozesse.
- Zerebrale, epileptische Anfälle in der Phase der medikamentösen Einstellung, insbesondere bei West-Syndrom (BNS Anfälle), in der initialen Phase der Anwendung von Antikonvulsiva oder Steroiden bzw. ACTH.

Die Qualität der Anwendung der Vojta-Therapie hängt nicht zuletzt vom Verhältnis des Kindes zur Bezugsperson ab. Die Vojta-Therapie kann nicht empfohlen werden, wenn Anzeichen auf eine gravierende Störung dieser Beziehung bestehen.

Risiken

Nahezu jede Behandlungsform beinhaltet auch ein Risiko. Trotz aller Erfahrung mit dem Einsatz eines Medikaments oder einer Therapie können unerwünschte unvorhersehbare Wirkungen auftreten. Die Risiken solch unerwünschter Wirkungen sollten vor Beginn jeder Behandlung abgeschätzt werden.

Bei sorgfältiger und kompetenter Anwendung der für Mutter und Kind durchaus anstrengenden Vojta-Therapie überwiegen nach bisherigen Erfahrungen in aller Regel die mit einer erfolgreichen Behandlung verbundenen, verbesserten Entwicklungschancen des Kindes. Für die Vojta-Therapie bedeutet das Abschätzen von Risiken, dass besonders zu Beginn einer Behandlung die individuelle Reaktion des Kindes/Patienten aufmerksam verfolgt werden muss.

Vegetativ labiler Säugling

Beispielsweise muss ein vegetativ labiler Säugling während und nach der Therapie sehr genau beobachtet und auf folgendes geachtet werden:

- Farbe des Munddreiecks
- Hautkolorit
- Hauttemperatur
- Starkes Schwitzen
- Atmung und Puls als Ausdruck der Aktivierung des autonomen Nervensystems

Die **Dosierung** der Therapie sollte diesbezüglich angepasst werden. Bei einem vegetativ labilen Säugling ist eines der Therapieziele eine Stabilisierung der vegetativen Funktionen. Wie bei jeder Therapie sollten erwünschte und unerwünschte Wirkungen sorgfältig abgewogen werden.

Bestehende Grunderkrankungen

Bei folgenden Krankheitsbildern sei auf besondere Gefahren hingewiesen, die trotz einer regelgerechten Anwendung der Vojta-Therapie bestehen:

- Bei Glasknochen-Krankheit (Osteogenesis imperfecta) besteht die Gefahr von Frakturen.
- Bei hochgradiger Entkalkung des Skeletts (Osteoporose), z. B. infolge von (muskulärer) Inaktivität, können sich ebenfalls Frakturen entwickeln.
- Bei hämodynamisch wirksamen Herzfehlern bedarf es besonderer Sorgfalt in der Dosierung der Therapie, um das Risiko der kardialen Dekompensation zu vermeiden.
- Bei sorgfältiger und kompetenter Anwendung und Anleitung der Vojta-Therapie überwiegen nach bisherigen Erfahrungen auch bei diesen Krankheitsbildern in aller Regel die verbesserten Entwicklungschancen des Kindes.

3.2 Therapeutische Grundlagen

In einem strukturell gestörten ZNS ist der Zugriff auf das angeborene funktionelle Konzept, das der Bewegung zugrunde liegt, eingeschränkt. Solche Schädigungen können die Folge einer bereits intrauterin bestehenden Fehlbildung, eines Geburtstraumas, einer Hirnblutung, schwerer Infektionen oder auch angeborener Stoffwechselstörungen sein. In Folge eines Unfalls kann es zu Verletzungen von neuronalen, muskulären oder skelettalen Strukturen kommen, die ebenfalls zu gravierenden Störungen der Bewegungssteuerung führen.

Auch ein Säugling, der durch eine Lageanomalie konstant eine asymmetrische Haltung zeigt und sich vorwiegend zu einer Seite orientiert (Symmetriestörung), hat ebenfalls eine fehlgesteuerte Motorik. Er wird nicht nur einen „schiefen“ Kopf bekommen, sondern weiterreichende Störungen entwickeln, denn er vernachlässigt die Orientierung zur anderen Seite.

Im ersten Lebensjahr wirken sich **eingeschränkte Bewegungsmuster** besonders schwerwiegend auf die Entwicklung aus. Denn in dieser Zeit entsteht die Basis für höhere Positionen, wie Aufstehen, Stehen, Gehen und z. B. geschicktes Greifen oder für das Sprechen (Feinmotorik). Bereits in den ersten drei Monaten können sich Auswirkungen von weitreichender Bedeutung zeigen.

Vojta hat mit der **Reflexlokomotion** eine Therapie entwickelt, mit der der blockierte Zugang zu den angeborenen Bewegungsprogrammen überwunden werden kann. Eine wichtige Voraussetzung hierfür ist eine intakte oder zumindest teilweise intakte Verbindung zum peripheren und zentralen Nervensystem. Mit adäquaten Reizen (Propriozeption) wird das ZNS angesprochen und über diese Reizinformationen werden die entsprechenden Bewegungsmuster aktiviert. Um das Etablieren von Ersatzmustern zu verhindern, ist ein frühzeitiger Einsatz der Therapie möglichst in den ersten sechs Lebensmonaten entscheidend. Damit verbessern sich die motorischen Möglichkeiten des Kindes und es erfolgt eine kognitive Optimierung, die es dem Kind ermöglicht, sein mentales Potenzial vollständiger zu erschließen.

Die Vojta-Therapie kann gezielt zur erfolgreichen Behandlung von Kindern, Jugendlichen und Erwachsenen eingesetzt werden, je nach Alter und Störung mit unterschiedlicher Zielsetzung. Die Bewegungen werden aktiv durch den Patienten ausgeführt und sind sehr differenziert und variabel gestaltet. Dem bewegungsgestörten Kind/Patienten wird auf diese Weise ein breites Angebot an verschiedenen Zugangsmöglichkeiten zu den angeborenen Bewegungsprogrammen eröffnet. Durch das wiederholte Aktivieren wird ein Pool an Mustern etabliert, über den die spontane Motorik des Patienten verfügen kann. Andere Therapien, wie z. B. Logopädie, Heilpädagogik und Ergotherapie, können auf dieser sensomotorischen Grundlage aufbauen.

Die Reflexlokomotion bezieht mit ihren Bewegungsmustern immer den gesamten Körper ein („globales Muster“). Die Haltungssicherung ist dabei ein elementarer Baustein, damit sich das Kind gegen die Schwerkraft aufrichten kann und zielgerichtet greifen und Schrittbewegung machen kann. Diese sensomotorischen Muster werden vorwiegend in Bauch-, Rücken- und Seitenlage aktiviert, also in niedrigen Positionen des Körpers, die dann einem Kind oder erwachsenem Patienten auch für höhere Körperpositionen zur Verfügung stehen.

3.2.1 Verstehen der Therapie

Aus der Praxis

Für Eltern ist der Zusammenhang zwischen den aktivierten Bewegungsmustern in der Vojta-Therapie und den spontanen Bewegungen ihres Kindes zunächst nicht einleuchtend. Eltern sagen dann z. B. „Mein Kind kann doch nicht stehen und gehen, es hat Schwierigkeiten beim Essen. Warum üben wir diese Funktionen nicht und arbeiten stattdessen in Bauch-, Rücken- oder Seitenlage?“ Sie sind jedoch überrascht, wenn ihr Kind nach der Behandlung eine bessere Rumpf- und Kopfhaltung zeigt, das Füttern und Stillen leichter geht und das Kind bewegungs- und mitteilungsfreudiger wird.

Nach diesen Beobachtungen sind Eltern von der Therapie meistens überzeugt, denn sie konnten beobachten, dass ihr Kind nach der Behandlung ganz automatisch Haltungs- und Bewegungsmuster in seiner spontanen Motorik einsetzt, die soeben in der Therapie aktiviert wurden. Dennoch brauchen Eltern einige Zeit, um zu verstehen, warum das so ist, und um die vielfältigen Einwirkungsmöglichkeiten mit der Therapie zu erkennen. Auch die konsequente Anwendung der Therapie zuhause ist oft nicht einsichtig, denn man geht doch zu einer Therapeutin, damit das Kind kompetent behandelt wird.

Auch erwachsene Patienten sind erstaunt, welche Auswirkungen die aktivierten motorischen Muster der Reflexlokomotion für sie haben. Sie geben in der Regel sehr genau Rückmeldungen über ihre sensomotorischen Verbesserungen. Sie staunen jedoch, dass es möglich ist, diese Fähigkeiten aus dem niedrigen Aufrichtungsniveau der Bauch-, Rücken- oder Seitenlage ganz unwillkürlich in der höheren Aufrichtung, z. B. des Stehens, Gehens oder des verständlicheren Sprechens und besseren Schluckens, einzusetzen.

3.2.2 Merkmale und Ziele der Therapie

- **Merkmale der Therapie:**
  - Ein vom Alter und vom Krankheitsbild unabhängiger Einsatz
  - Ein gezielter Einsatz in der Frühtherapie, ab der Geburt
  - Definierte Ausgangslagen und definierte Auslösungszonen
  - Aktivieren von genetisch veranlagten Bewegungsmustern
  - Reproduzierbarkeit der Muster für eine verlässliche Anwendung
- **Therapieziele:**
  - Einen Zugang zu nicht verfügbaren, aber angelegten Bewegungsprogrammen zu schaffen
  - Aufrichtung, Fortbewegung und zielorientierte Bewegung zu ermöglichen
  - Eine differenzierte Wahrnehmung des Körpers zu eröffnen
  - Eine größtmögliche Selbstständigkeit des Kindes/Patienten und somit eine bessere Lebensqualität zu erreichen.
  - Beim erwachsenen Patienten den Rehabilitationsvorgang zu aktivieren und zu unterstützen

KAPITEL

4 Reflexlokomotion als zentrales Element der Vojta-Therapie

4.1 Einführung in die Reflexlokomotion

Zur Reflexlokomotion gehören, wie bereits aufgezeigt, im Wesentlichen drei den gesamten Körper erfassende sensomotorische Bewegungsmuster:

- **Reflexkriechen:** Das Reflexkriechen (➤ 5.1 bis 5.5, ➤ 6.1 bis 6.5) ist in seiner Gesamtheit nicht Teil der spontanen Entwicklung eines Kindes, wohl aber treten seine Teilmuster in verschiedenen Entwicklungsphasen als wichtige Elemente auf. Diese Teilmuster beinhalten die Bausteine für die Aufrichtung, die Fortbewegung und die Feinmotorik.
- **Reflexumdrehen:** Das Reflexumdrehen (➤ 7.1 bis 7.5) bildet sich in seiner Gesamtheit in der Fortbewegungs- und feinmotorischen Entwicklung eines Kindes aus der Rückenlage bis zum Laufen ab.
- **Erste Position:** Die Erste Position (➤ 8.1) ist eine Startposition zum Aufstehen.

Das Reflexkriechen und das Reflexumdrehen sind Lokomotionsmuster, die sich deutlich voneinander unterscheiden, jedoch gut ergänzen. Sie werden je nach Krankheitsbild individuell im jeweiligen Therapieprogramm eingesetzt. Weitere Bewegungsmuster, die ebenfalls der Reflexlokomotion zugeordnet werden könnten, werden in ➤ 8.2 aufgezeigt.

Bei der sogenannten Reflexlokomotion, handelt es sich um einen Bewegungsvorgang, den man zwischen **Reflexreaktion** und **rhythmischen Bewegungen** einordnen kann und der letzten Endes auch zu einer Lokomotion führt. Die Voraussetzungen zur Lokomotion sind genetisch angelegt und stehen zur Verfügung, wenn der Zugriff zu den Bewegungsprogrammen besteht. Für den Patienten bedeutet es, dass die Muster durch die therapeutische Aktivierung ohne seine willentliche Ausführung entstehen.

MERKE

Gelingt es in der Therapie, die Bewegungsmuster der Reflexlokomotion zu aktivieren, kann man davon ausgehen, dass der Zugang zu den angeborenen Bewegungsprogrammen erfolgt ist.

4.1.1 Neurologische Grundlagen

Das ZNS ist ein komplexes Netzwerk. Es integriert die verschiedenen Informationen, die ihm aus den einzelnen Sinnesorganen zufließen. Spezifische Reize sind erforderlich, die über die Rezeptoren (Nervenfühler) der Sinnesorgane aufgenommen und an das ZNS weitergeleitet werden. Beispielsweise erfordert

- das Sehen Lichtreize,
- das Hören akustische Reize,
- das Riechen Duftreize,
- das Tasten Druckreize.

Das ZNS verarbeitet in zugeordneten Regionen die Reize aus den Sinnesorganen. Zellverbände der Nachbarregionen beteiligen sich ebenfalls und ordnen und verarbeiten die Sinneseindrücke. So können z. B. die Augen einen Gegenstand erst durch den koordinierten Einsatz der Augenmuskulatur und der entsprechenden Körper- und Kopfhaltung fixieren.

In der Therapie kann man solche komplexen Vorgänge ebenfalls beobachten: Werden die motorischen Muster des Rumpfes und des Kopfes aktiviert, verändert sich auch, um bei dem Beispiel der Augen zu bleiben, das Fokussieren der Augen.

MERKE

Ein Reiz hat vier elementare Eigenschaften, die gegeben sein müssen, damit eine adäquate Auslösung der Zonen in der Therapie gewährleistet ist:
- Qualität
- Intensität
- Lokalisation
- Dauer

Der durch die Aktivierung des Bewegungsmusters der Reflexlokomotion gesetzte afferente Reiz **(Input)** und das efferente aktivierte Muster **(Output)** sind bekannt (➤ Abb. 1.1), doch bleiben die dazwischenliegenden Prozesse dem Betrachter verborgen. Das periphere und das zentrale Nervensystem sowie die neuronalen Verschaltungen (neuronales Netzwerk) stehen für diese Prozesse zur Verfügung (➤ 1.2).

Prinzipien der neuronalen Verschaltung

Die Informationsübermittlung und -verarbeitung beruht auf elektrischen und chemischen Prozessen.

Vereinfacht dargestellt lässt sich dieser Vorgang in folgende Teilprozesse gliedern:

- Rezeptoren in Sinnesorganen oder im Körperinneren werden durch adäquate Energieveränderungen gereizt und erzeugen Rezeptorpotenziale. Im Falle der Vojta-Therapie sind dies insbesondere die Rezeptoren in Muskeln, Sehnen und Faszien (propriozeptive Reize).
- In der Reflexlokomotion werden diese Rezeptoren gezielt über die Ausgangslage und die Auslösungszonen stimuliert.
- Rezeptorpotenziale führen zu einer Folge von Aktionspotenzialen und leiten diese zum Zentralnervensystem (Afferenzen).
- Die Informationen gelangen zu Schaltneuronen und werden vernetzt weitergeleitet. Für die Informationsübertragung sind Botenstoffe (Transmitter) erforderlich.
- Entscheidend für die Informationsverarbeitung ist das Verhalten spezialisierter Schaltstellen, der Synapsen.
- Am Ende des Verarbeitungsvorgangs steht eine Information, die im Falle motorischer **Prozesse an die Muskulatur übermittelt** wird.

MERKE

Propriozeptive Reize sind Wahrnehmungen über den Stellungs- und Lagesinn, sie ermüden kaum und stehen deshalb zur Aktivierung in der Vojta-Therapie ausreichend lange zur Verfügung.

Ein Teil der Informationsverarbeitung erfolgt bereits reflektorisch auf der Ebene des Rückenmarks. Weiterhin gelangen die zum ZNS hinführenden (afferenten) motorischen Informationen in die übrigen Abschnitte des ZNS, insbesondere auch ins Großhirn.

Auf die komplexen Vorgänge bei der Umschaltung und Verteilung der afferenten Information soll hier nicht eingegangen werden.

Die aus dem ZNS wegführenden (efferenten) motorischen Informationen gelangen zu den Motoneuronen in den Vorderhörnern des Rückenmarks und von dort in die jeweilige Zielmuskulatur. An der motorischen Endplatte der Muskulatur, das ist die Übertragungsstelle vom Nerv zum Muskel, werden die elektrischen Signale in Muskelkontraktion umgewandelt [13, 21].

Anpassungsvorgänge im Zentralnervensystem

Die Nervenzellen des ZNS können sich vielfältig anpassen (Plastizität). Sie stehen über Synapsen netzartig in Verbindung. Die Anpassungsvorgänge erfolgen über Kontaktstellen/Schaltstellen (Synapsen) zwischen Nervenfortsätzen, an denen nervöse Reize von einem Neuron auf ein anderes weitergeleitet werden. Kommt es durch mehrfache spezifische Aktivierung zu einem effizienteren Übertragungsverhalten, so spricht man in der Regel von **Bahnung** [3, 21]. Dieser Zustand kann Minuten, Stunden oder über mehrere Tage andauern, je nachdem, welche speziellen Anpassungsprozesse der Verstärkungsreaktion zugrunde liegen. Weitere Möglichkeiten der Anpassung sind z. B. Neubildungen von synaptischen Übertragungsstellen oder Reaktivierung stillliegender Synapsen.

Ergebnisse von in-vitro Experimenten deuten darauf hin, dass eine Förderung neuronaler synaptischer Aktivität für die Entstehung neuer Verbindungen zwischen Nervenzellen bedeutsam ist [7].

MERKE

In der Regel spricht man von Bahnung, wenn es durch mehrfache spezifische Aktivierung zu einem effizienten Übertragungsverhalten kommt.

Insgesamt kann man davon ausgehen, dass der Zustand der Synapsen, die Synapsenstärke, die Synapsendichte und die synaptischen Aktivitäten wesentlich von der Art und der Menge der afferenten Reizmuster abhängen. Bleiben z. B. die adäquaten Reize aus, so vermindern sich die Synapsenstärken und die entsprechenden Schaltverbindungen werden zurückgebildet.

Neuorganisation der sensomotorischen Muster

Damit eine erforderliche zentrale Neuorganisation erfolgen kann und der funktionelle Entwicklungsspielraum (Plastizität) genutzt werden kann, bedarf es der wiederholten Aktivierung des neuronalen Netzes. Bei Wiederholung sind die Reizinformationen, denen das ZNS ausgesetzt ist, und deren Verarbeitung wahrscheinlich nicht identisch, sondern nur ähnlich. Eine möglichst optimale Bewegung als Reizantwort erfordert die Neuorganisation derselben Bewegungsmuster in einer für den jeweiligen Reiz spezifischen Art und Weise. Um das zu erreichen und das Muster zu etablieren, sind sehr viele Wiederholungen erforderlich. Erkenntnisse aus der Sportwissenschaft deuten darauf hin, dass die gleichen sensomotorischen Muster, z.B. beim Weitspringen auch in der ständigen Wiederholung variieren [1].

MERKE

Werden die sensomotorischen Bewegungsmuster der Reflexlokomotion wiederholt aktiviert, so ist zu erwarten, dass sich das ZNS jedes Mal neu organisiert. Es variiert und modifiziert seine Steuerung. Die Bedingungen, wie Ausgangslage und Auslösungszonen, sind anscheinend gleich und trotzdem variieren die Antworten innerhalb des zu erwartenden Bewegungsmusters. Aber es kommt bei der wiederholten therapeutischen Auslösung zu neuronalen Lernvorgängen, die das aktuell verfügbare unvollkommene Bewegungsmuster schrittweise dem „idealen Muster" näher bringt.

4

4.1.2 Bedeutung der Reflexlokomotion als Therapie

Die Störung des Nervensystems durch eine zentrale oder eine periphere Schädigung beeinträchtigt die zuvor beschriebene Informationsübertragung in dem flexibel vernetzten ZNS. Dieses fehlgeschaltete ZNS gleicht sehr vereinfacht betrachtet einem Computer, der in einem Programm festhängt und dadurch weitere Programme, die er gespeichert hat, nicht nutzen kann. Die Arbeitsergebnisse werden entsprechend ungeordnet und unbefriedigend sein. Entsprechend treten beim bewegungsgestörten Kind, Jugendlichen oder Erwachsenen unbefriedigende Arbeitsergebnisse in Form einer gestörten Haltung sowie ungeordnete, weil unzureichend aktivierten Bewegungsmustern auf. Diese Bewegungsmuster werden allerdings an das ZNS zurückgemeldet (Reafferenz) und prägen sich ohne Behandlung im Körperschema als falsche Information ein.

Mit der Reflexlokomotion können die bestehenden Hemmnisse überwunden werden.

Therapeutische Einflussnahme

Mit der Vojta-Therapie kann man in die Organisation und somit Funktion des ZNS eingreifen. Einem Kind/Patient wird dadurch der Zugang zu **genetisch angelegten Bewegungsprogrammen** ermöglicht. Die Informationsverarbeitung kann gezielt beeinflusst werden, um vorhandene Ressourcen mittels der Plastizität des ZNS auszuschöpfen.

Eine Stimulation der neuronalen Strukturen erfolgt in vorgegebenen Ausgangslagen über definierte Reize (propriozeptive Reize) und Reizstellen (Auslösungszonen).

Bekannt ist derzeit die Beteiligung folgender Rezeptoren [8]:

- Dehnungsrezeptoren der Muskulatur, der Faszien und der Sehnen (Muskelspindeln, Golgi-Sehnenorgane) sowie der Rezeptoren der inneren Organe (Interozeptoren) z. B. Dehnungsrezeptoren der Lunge: Jede kleinste Veränderung der Körperposition wird im Wesentlichen von diesen Dehnungsrezeptoren als Meldeorgane einer Lageveränderung an das Rückenmark und das Gehirn weitergeleitet. Dort werden Bewegungsmuster koordiniert, die die Haltungssicherung gewährleisten und somit die Voraussetzung schaffen für gezielte Bewegungen.
- In geringem Maß sind auch die Gelenkrezeptoren beteiligt.

In der Therapie ergibt die **Kombination** aus **Lagereizen, Druckreizen und** der **Anwendungsdauer** der Stimulierung den Input für das ZNS, die in der Regel zur Aktivierung des gewünschten Bewegungsprogramms führt. Mit den Kombinationsmöglichkeiten in verschiedenen Ausgangspositionen stehen unterschiedliche Eingangstüren mit individuell unterschiedlichen Sensibilitäten zur Verfügung. Die zuvor beschriebenen Reizangebote sind bildlich gesprochen Schlüssel zu den Bewegungsprogrammen und somit zur koordinierten Aktivierung von Bewegungsmustern.

Je vollständiger und zuverlässiger die Muster aktiviert werden können und je länger sie nach der Behandlung zur Verfügung stehen, desto stabiler scheinen die Schaltverbindungen zu sein. Dafür ist eine auf den Patienten abgestimmte Dosierung der Therapie erforderlich. Durch das wiederholte Angebot etabliert sich in der Regel der Einsatz der Muster auch in der spontanen Motorik.

MERKE

- Bei der Aktivierung von Bewegungsmustern mit der Reflexlokomotion bleibt in der Regel der gebahnte Zugang über entsprechend lange Zeiträume bestehen.
- Mit dem wiederholten Angebot etablieren sich diese in der Regel in der spontanen Motorik.

Formbarkeit (Plastizität) des Nervensystems

Man stellt sich vor, dass mit der Therapie das Netzwerk an Schaltverbindungen erweitert und immer wieder durch verändernde Anforderungen in Anspruch genommen wird. Das ZNS bekommt auf diese Weise eine Möglichkeit, sein vorhandenes neuronales Potenzial zu aktivieren und den ungenutzten Entwicklungsspielraum **(Plastizität)** auszuschöpfen. Dies wird besonders verständlich, wenn man bedenkt, dass bei einer Schädigung des ZNS nicht grundsätzlich vom Ausmaß des **anatomischen** Schadens auf den entsprechenden **funktionellen** Ausfall geschlossen werden darf. Man weiß, dass es durchaus bei großen anatomischen Schädigungen nur geringe funktionelle Einschränkungen gibt, andererseits sind geringe anatomische Schäden oft mit großen funktionellen Ausfällen verbunden. Der anatomische Schaden lässt demnach keine verlässliche Aussage über einen evtl. ungenutzten Entwicklungsspielraum des ZNS zu.

Bei erwachsenen Patienten liegt hier eine Chance zur **Rehabilitation,** in der man streng genommen ein Wiedererlangen von verloren gegangenen Funktionen erwartet. In der Frühbehandlung beim Säugling hingegen werden jedoch nicht verlorengegangene Funktionen wiedererlangt, sondern es wird der Entwicklung eine Richtung hin zum Idealen gegeben, die spontan nicht eingeschlagen werden kann. Man könnte von einer **entwicklungsbedingten „Rehabilitation“** eines sich schnell verändernden Individuums sprechen. Die Therapie mit der Reflexlokomotion eignet sich durch ihre klaren Vorgaben besonders gut, den vorhandenen Spielraum der Funktionen (zentral und peripher) für die Rehabilitation möglichst umfassend auszuloten und auszunutzen.

MERKE

- Durch Variieren der Ausgangslage, Kombinieren der Auslösungszonen und Verändern des Auslösungsdrucks können die Reize nahezu unbegrenzt vervielfältigt werden.
- Das ZNS muss sich bei jeder Anwendung der Reflexlokomotion neu auf diese Anforderung einstellen und die synaptischen Verbindungen neu organisieren, erweitern und modifizieren.

Phase der Neustrukturierung als idealer Therapiebeginn

Besonders sinnvoll und erfolgversprechend wirkt sich dieses vorher angesprochene Ausloten der Plastizität mit der Reflexlokomotion aus, wenn es in die Phase der **körpereigenen Reparaturversuche** fällt. Das ZNS versucht in dieser Phase, einen erlittenen Gewebeschaden durch eine Neustrukturierung der Synapsenverbindungen der unverletzten Neuronen zu ordnen und zu kompensieren. Um eine Fehlsteuerung der Motorik möglichst gering zu halten und um einer Entgleisung der Motorik vorzubeugen, ist es wichtig, die Therapie in dieser Phase der Neustrukturierung einzusetzen, z. B. nach einem Schlaganfall. Eine Behandlung mit der Reflexlokomotion ist dann besonders aussichtsreich, wenn sich noch keine „falschen“ Bewegungsmuster etabliert haben. Mit den Bewegungsmustern der Reflexlokomotion kann man dem ZNS einen Plan für diese Reparatur anbieten bzw. den Rehabilitationsvorgang aktivieren und unterstützen.

Aus der Praxis

Das Beispiel eines Kindes mit einer geburtstraumatischen Armplexuslähmung zeigt, warum der rechtzeitige Beginn der Therapie wichtig ist. Ein Kind nimmt seinen Körper von Anfang an durch seine Bewegung wahr und dafür braucht es beide Körperseiten. Durch die Armplexuslähmung steht der betroffene Arm jedoch nur eingeschränkt oder für eine längere Zeit gar nicht für eine spontane Bewegung zur Verfügung. Wird nicht, wie vorgesehen, mit etwa zehn Lebenstagen mit der Therapie begonnen, verfestigt sich die eingeschränkte Bewegungsmöglichkeit. Das

Kind nimmt seinen Arm nicht oder bestenfalls eingeschränkt wahr, demzufolge wendet es sich dieser Körperseite nicht zu. Die Folgen sind nicht nur die fehlende sensomotorische Wahrnehmung, sondern auch eine Körperasymmetrie, die zu erheblichen Folgeschäden führt. Werden die Nervenverbindungen nicht ständig aktiviert, werden sie nur in geringerem Umfang und vergleichsweise langsam remyelinisiert (Wiederaufbau des Myelinmantels), der zur schnelleren Reizweiterleitung benötigt wird, d. h. dass die Bewegungen automatisiert werden können.

PRAXISTIPP

Formulieren Sie realistische Teilziele, die Sie in einer Therapiesitzung erreichen können. Auf diese Weise ermutigen Sie Eltern, Kinder und erwachsene Patienten auf ein konkretes Ziel hinzuarbeiten. Wird das gesteckte Ziel erreicht, sind Eltern/Patienten motiviert, weiter zu arbeiten.

Der Weg ist das Ziel: Die Therapie mit der Reflexlokomotion ist der Arbeitsprozess, der erforderlich ist, um das Ziel der Behandlung zu erreichen. Das Ziel ist die Programmsuche, Programmfindung, die erforderliche Informationsübermittlung und -verarbeitung. Das Ergebnis sind die gewünschten Bewegungsmuster. Auf diesem Weg kommt man häufig mit „trial and error“ voran. Somit ergibt sich eine individuell unterschiedlich lange Zeit, um an das Ziel zu gelangen und den Zustand zu stabilisieren.

Solange die Bewegungsmuster der Reflexlokomotion nur teilweise aktiviert werden können, stehen die angeborenen, also optional vorhandenen Bewegungsprogramme noch nicht voll zur Verfügung. Sind die Muster jedoch in ihrer Gesamtheit aktiviert, so ist das Ziel in der Regel erreicht. Abhängig vom Schweregrad der Bewegungsstörung kann dieses Ziel nur eingeschränkt oder erst nach einem längeren Zeitraum mit einem angepassten täglichen Angebot (Dosierung) erreicht werden.

Gelingt während der Therapie die Aktivierung, so hält erfahrungsgemäß dieser Zustand individuell unterschiedlich lange an. Diese Zeitspanne kann von einer halben Stunde bis zu einigen Stunden oder auch Tagen andauern. In der Regel richten sich die Zeitabstände der Therapieanwendung nach der Verfügbarkeit der Muster in der Spontanmotorik.

Dosierung: Anwendungshäufigkeit und Anwendungsdauer

Die Dosierung im Hinblick auf die Häufigkeit und Dauer der Therapiesitzungen ist ein entscheidender Faktor für die Stabilisierung der zentralen Schaltverbindungen und die Etablierung der motorischen Muster.

Anwendungshäufigkeit

- **Anwendungshäufigkeit:** Beim Säugling sind in der Regel vier Therapieeinheiten pro Tag erforderlich. Damit diese Dosierung eingehalten werden kann, werden die Eltern oder eine Bezugsperson sehr sorgfältig für ihr Kind zur eigenständigen Durchführung der Therapie angeleitet. Auf diese Weise ist es möglich, die Therapie in den Wachzeiten regelmäßig und gleichmäßig über den Tag zu verteilen.
- **Frequenz:** Die Abstände zwischen den Therapieeinheiten sollten mindestens zwei Stunden betragen. Berücksichtigt man den Tagesablauf eines Säuglings mit Essen, Wickeln und Schlafen, so hat sich ein Abstand von dreieinhalb bis vier Stunden als optimal erwiesen. Ein Kind sollte nicht für die Therapie geweckt werden.

In der therapiefreien Zeit braucht das Kind unbedingt freie Bewegungsmöglichkeiten, damit sich der Therapieeffekt auch in seiner Spontanmotorik auswirken kann (After discharge). Nach der vierten Therapieeinheit sollte vor dem Zubettgehen dem Kind noch genügend Zeit zur freien Bewegung bleiben; ca. eine Stunde ist dafür ausreichend. Die Möglichkeit der spontanen Bewegung nach der Behandlung ist auch für größere Kinder sowie Jugendliche und erwachsene Patienten aus vorher genannten Gründen wichtig.

PRAXISTIPP

- Nutzen Sie die Wachzeiten für die Therapie Ihres Kindes.
- Lassen Sie Ihr Kind nach der Therapie sich frei bewegen. Dies gilt auch für die letzte Anwendung abends.
- Sie werden feststellen, dass die erste Behandlung am Tage meist mühsamer ist als die folgenden. Die am

Vorabend schon so gut abrufbaren Bewegungsmuster auf deren Aktivierung Sie so stolz gewesen sind, scheinen wieder „eingerostet" zu sein. Es scheint, als müssten Sie nach der langen Nachtruhe die Programmsuche neu beginnen.
- Lassen Sie sich nicht entmutigen, denn schon in der zweiten Behandlung erreichen Sie die Lokomotionsmuster wieder schneller und vollständiger.

Anwendungsdauer

Die Dauer einer Therapieeinheit ist abhängig,
- vom Alter der zu behandelnden Person,
- von ihrer Grunderkrankung,
- von der individuellen Sensibilität und Belastbarkeit.

Es ist zu erwarten, dass sich die Belastbarkeit bei regelmäßiger Anwendung steigert. Der Allgemeinzustand, das Befinden und die Tagesform des Patienten sollten immer berücksichtigt werden. Dies gilt besonders für Säuglinge und speziell für Frühgeborene. Ein Zuviel, also ein zu langes Aktivieren mit der Reflexlokomotion, sollte vermieden werden, denn bei einem übertrieben gebahnten System kann es passieren, dass irreguläre motorische Muster und sensorische Fehleinschätzungen entstehen können.

MERKE

Die individuelle Dosierung ist wichtig, sie erfolgt unter Anleitung und Beratung durch die Therapeutin. Für eine Anwendung sollten nachfolgende Zeiten – aufgeführt sind die reinen Behandlungszeiten – nicht überschritten werden:
- Bei Neugeborenen und Frühgeborenen können schon 1–2 Minuten ausreichend sein.
- Beim Säugling bis 4 Wochen: 5–6 Minuten.
- Beim Säugling nach 4 Wochen: 10–12 Minuten.
- Beim Kleinkind: 15–20 Minuten.
- Beim Schulkind, Jugendlichen und Erwachsenen: 20–30 Minuten.

Zu den Zeitangaben sind Zeiten für das An- und Ausziehen und für Pausen hinzuzurechnen.

Es sollte vor allem im ersten Lebensjahr die optimale tägliche Dosierung eingehalten werden. Wenn die optimale Anzahl der Therapieanwendungen aufgrund z. B. der Berufstätigkeit nicht möglich ist, muss notgedrungen die Anzahl auf das machbare tägliche Maß reduziert werden, diese Anzahl sollte aber dann regelmäßig durchgeführt werden: Beispielweise in der Woche täglich mindestens einmal, besser zwei oder drei Mal und am Wochenende die volle Dosierung.

Bei regelmäßiger Durchführung gelingt es zunehmend leichter und schneller die Bewegungsmuster zu aktivieren. Ein Informationstechniker würde sagen, die Leitung für die Übertragung steht und, wenn die Leitung nicht abgebaut wird, so steht sie für weitere Übertragungen zur Verfügung. In der Therapie eines Kindes/Patienten wird die „stehende Leitung" durch das mehrmalige Aktivieren aufrechterhalten und sie bleibt mit der Zeit bei günstigen Voraussetzungen auch bei evtl. reduziertem Therapieangebot etabliert.

In der Regel kann das Kind/Patient in der therapiefreien Zeit allmählich selbstverständlicher in seiner Spontanmotorik auf die Bewegungsprogramme zugreifen. Dies zeigt sich z. B. beim Säugling in einem stabileren Rumpf (Wirbelsäulenaufrichtung), dem Mundschluss, einer besseren Nahrungsaufnahme sowie einem differenzierteren Lautieren. Und beim erwachsenen Patienten ebenfalls in der Rumpfaufrichtung, in einer klareren Sprache, einem zielgenaueren Greifen oder sichererem Gehen.

Zum Erhalt von erreichten Therapieergebnissen können die zeitlichen Abstände individuell angepasst werden. Diese Abstände können z. B. zwischen einmal täglich und einmal wöchentlich liegen, je nachdem wie lange die Bewegungsmuster in der spontanen Motorik zur Verfügung stehen.

4.2 Grundsätzliches zu Ausgangslagen und Auslösungszonen

4.2.1 Ausgangslagen

Die Anwendung der Reflexlokomotion erfordert bestimmte Ausgangslagen. Diese Ausgangslagen sind gewissermaßen die notwendigen Vorinformationen für das ZNS, um die angelegten Bewegungsprogramme zu finden. Sie sind aber auch eine Art fixierter Bewegungsphase aus diesem Muster. In dieser „Bewegungs"-Phase haben dann, wie Untersuchungen zur Bewegungsphysiologie zeigen, Muskeln und

Sehnen eine besonders niedrige Reizschwelle für die Einleitung einer phasenbezogenen Muskelaktivität Die Ausgangslagen ermöglichen physiologische Vordehnungen der myofaszialen Strukturen [19].

- Muskeln reagieren auf Vordehnung mit einer Kontraktion (elastische Strukturen).
- Faszien reagieren mit Formveränderungen (plastische Strukturen).
- Die Vordehnung von Muskelketten und Faszien unterstützt die Aktivierung des Lokomotionsmusters.

MERKE
Das Reflexkriechen wird aus der Bauchlage und das Reflexumdrehen aus der Rücken- und Seitenlage aktiviert.

Durch die Ausgangslage ergibt sich im Reflexkriechen (Bauchlage) eine vorgegebene Stellung des Schulter- und Beckengürtels, definierte Winkelstellungen der Schulter- und Hüftgelenke sowie der weiteren Extremitätengelenke. Die vorgegebene Kopfdrehung von ca. 30° von der Körpermitte aus zur Seite verbunden mit der Beckenstellung, lässt eine gewünschte Vordehnung für die kurze Wirbelsäulenmuskulatur vermuten. Die Ausgangslage des Reflexumdrehens (Rückenlage) mit einer Kopfdrehung von 30° wirkt ebenfalls entsprechend auf die Rotation der Hals- und oberen Brustwirbelsäule ein. Durch die Kopfdrehung wird ferner eine Zuordnung der Körperseiten möglich: in eine dem Gesicht zugewandte Seite **(Gesichtsseite)** und eine dem Hinterhaupt zugewandte Seite **(Hinterhauptsseite).**

In der Seitenlage des Reflexumdrehens ist keine definierte Kopfdrehung vorgegeben, da sich der Kopf über die aktivierten Bewegungsmuster des übrigen Körpers einstellt. Somit spricht man in dieser Lage von einer oben und einer unten liegenden Körperseite.

4.2.2 Auslösungszonen

Die Auslösungszonen sind besonders empfindliche Regionen am Rumpf und an den Extremitäten. Mit ihrer Hilfe, insbesondere mit den Zonen an den Extremitäten, kann aus vorgegebenen Ausgangslagen das Lokomotionsprogramm aktiviert werden. Jede Auslösung einer Zone hat sowohl eine direkte Antwort wie auch entfernte Antworten; die Summe aller Antworten ergibt dann das Bewegungsmuster (Ganzkörpermuster). Die Reize selbst sind meist eine Kombination aus Druckreizen, Dehnungsreizen von Muskeln, Faszien und Sehnen sowie Periostreizen.

Mit der Verknüpfung der Reize und der Veränderung von Gelenkstellungen bedeutet das Auslösen der Zonen ein mittelbares und **gezieltes Stimulieren neuronaler Strukturen.** Der Auslösungsdruck sollte in einer individuell auf den Patienten abgestimmten Intensität erfolgen und in eine gezielte Richtung gegeben werden, beides kann und muss je nach Bewegungsantwort angepasst und verändert werden. Einzelheiten zur Auslösung der Zonen werden bei der Beschreibung des Reflexkriechens (➤ 5.1 bis 5.5, ➤ 6.1 bis 6.8), des Reflexumdrehens und der **Ersten Position** (➤ 8.1) aufgezeigt (➤ 7.1 bis 7.5).

MERKE
Schmerzen sind bei der Auslösung kontraindiziert. Sie stören den Anpassungsvorgang im ZNS und die Wahrnehmung des sensomotorischen Musters sowie dessen positives Feedback zum ZNS.

Bedenken Sie, dass bewegungsgestörte Patienten, auch schon Säuglinge und Kinder, häufig zu gering durchblutetes und dadurch ungenügend ernährtes Haut- und Bindegewebe haben. Ein solches Gewebe reagiert besonders empfindlich auf jegliche Art der Beanspruchung. Die Wahrnehmung der Reize und die Schmerzempfindung sind meist verändert. Die Folge ist entweder eine Überempfindlichkeit oder zunächst eine unangemessene Unempfindlichkeit. Zudem kann sich die Unempfindlichkeit in eine Überempfindlichkeit umkehren. Im Laufe der Behandlung ist jedoch eine Regulierung zu erwarten. Es sind eine gute Durchblutung der Haut und warme, trockene Hände und Füße zu beobachten.

MERKE
In der Anleitung sollten Eltern/Behandler über die evtl. veränderte Schmerzempfindlichkeit informiert werden, damit sie ihr Kind/Patienten entsprechend aufmerksam beobachten. Größere Kinder und erwachsene Patienten kann man nach ihrem Empfinden befragen. Rückmeldungen an die Therapeutin erleichtern, die Druck- und Dehnungsreize dosiert einzusetzen.

4.2.3 Richtung des Auslösungsdrucks

Der Auslösedruck wird zunächst zu dem Gelenk, das der Zone am nächsten liegt, gerichtet, hat aber letztendlich das nächstgelegene Schulter- oder Hüftgelenk (Schlüsselgelenk) oder die Wirbelsäule zum Ziel.

MERKE

Die Druckrichtung und die Druckintensität kann während der Aktivierung variiert werden; auf diese Weise kann die Reizinformation (Afferenz) erweitert oder verstärkt werden.

Da die Aufrichtung und Bewegung des Körpers in allen drei Bewegungsebenen (frontal, sagittal, transversal) erfolgt und somit **dreidimensional** ist, muss die eingesetzte Kraft bei der Auslösung der Zonen räumlich betrachtet werden. Diese auf den Körper bezogenen Richtungen haben den Vorteil, dass sie für die Beschreibung der Bewegung von der jeweiligen Position des Körpers im Raum unabhängig sind.

Das Reizen der Auslösungszonen bewirkt motorische Antworten sowohl im Bereich des Teilmusters (direkte Antwort), in dem die Zone ausgelöst wird, als auch in entfernteren Teilmustern des Körpers (indirekte Antwort). Wird z. B. die Auslösungszone an der Ferse des Fußes stimuliert, so ist die Bewegungsantwort im Fuß und evtl. im Becken, dem Rumpf oder z. B. dem gegenüberliegenden Arm zu sehen.

Die motorischen Antworten verstärken sich, wenn der aktivierten Bewegung ein Widerstand entgegengesetzt wird, denn durch den Widerstand erhöht sich die Impulsrate aus der Muskulatur [13]. Das aktivierte Lokomotionsmuster kann somit länger aufrechterhalten werden und auf diese Weise die Anpassungsvorgänge im ZNS verstärken.

PRAXISTIPP

- Sie können den Bewegungsablauf durch Widerstand verlangsamen oder anhalten und damit die Aktivierung der Lokomotionsmuster optimieren. Sie verstärken damit die Auslösungsreize.
- Von allen Widerständen, die Sie in den Teilmustern geben können, bedarf der Widerstand am Kopf einer besonders sorgfältigen Vorgehensweise, denn Sie arbeiten in einer sensiblen Region im Übergang von der HWS zum Kopf.
- Achten Sie deshalb besonders auf einen dosierten Widerstand gegen die Kopfdrehung.
- Denken Sie an die zum Gehirn führenden Gefäße!
- Achten Sie darauf, dass der Kopf nicht in eine Seitneigung abweicht.
- Ist zu Beginn der Aktivierung eine Seitneigung vorhanden, führen Sie ggf. den Kopf während der Aktivierung bis er sich in die Körperlängsachse eingestellt hat und setzen erst dann den Widerstand ein.

4.2.4 Führung und Widerstand am Kopf

Die Aktivierung der Lokomotionsmuster lässt sich mit den Widerständen am Kopf entscheidend beeinflussen.

- Die Führung des Kopfes und der Widerstand gegen seine Drehung sind besonders wirksam, wenn sie über die Knochenleiste (Linea nuchae) des Hinterhauptsbeines (Os occipitale) erfolgen. Auf diese Weise kann sehr gut auf den Übergang von der Halswirbelsäule zum Kopf eingewirkt und die kurze Nackenmuskulatur angesprochen werden, die mit einer hohen Dichte an Meldeorganen (propriozeptiven Rezeptoren) ausgestattet ist und erheblich an der Regulierung der Körperhaltung (Stellungssinn) beteiligt ist.
- Besonders hervorzuheben ist der **Haltungshintergrund** aus dieser Region für die Mund- und Augenmotorik **(orofaziale Funktionen).** Weicht der Kopf in eine Überstreckung oder eine Seitneigung aus, so fehlen die entsprechenden Haltungsvoraussetzungen für diese feinmotorischen Funktionen. Der Übergang von der Halswirbelsäule zum Kopf sollte deshalb sorgfältig einbezogen werden.

PRAXISTIPP

Falls es zu Ausweichbewegungen kommt, helfen folgende Maßnahmen:

- Den Auslösungsdruck an der Zone reduzieren oder verstärken.
- Die Zonenkombination variieren, proximale und distale Zonen verbinden.
- Die Auslösungsreize zeitlich und räumlich summieren (mehrere Zonen und die Dauer der Reizsetzung nutzen).
- Einen gezielten Widerstand gegen die Bewegung geben.

4

II Praxis

KAPITEL

5 Reflexkriechen: ein Lokomotionsmuster aus der Bauchlage

5.1 Bewegungsmuster für Aufrichtung und Fortbewegung

Das Reflexkriechen zeigt ein Lokomotionsmuster (Fortbewegungsmuster), das den gesamten Körper erfasst (Ganzkörpermuster) und nur reflektorisch ausgelöst werden kann. Dieses sensomotorische Muster (➤ 1.2.1) kommt als Fortbewegung in der normalen Entwicklung eines Kindes nicht vor, allerdings zeigt es vergleichbare **Teilmuster aus verschiedenen Entwicklungsstadien** von den ersten drei Monaten nach der Geburt bis zum Abschluss der Entwicklung des Ganges, die im Alter von ca. sechs bis sieben Jahren erfolgt ist [7].

Das Reflexkriechen bietet also ein Lokomotionsmuster, dessen Teilmuster in der spontanen Aufrichtung in höhere Körperpositionen (Stehen, Gehen) zur Verfügung stehen.

5.1.1 Abstützen und Aufrichten

MERKE

Im Reflexkriechen wird der Rumpf aus der Bauchlage von der Unterlage leicht abgehoben, auf die stützenden Extremitäten aufgerichtet und nach kranial vorwärts bewegt.

Im Reflexkriechen übernehmen die Extremitäten wechselweise abstützende und schreitende Funktionen im Muster des Kreuzganges (➤ Abb. 5.1, ➤ Abb. 6.19). Die Wirbelsäule ist dabei die funktionell in jedem Detail unverzichtbare Achse für diese Bewegungen. Die kleinen Wirbelsäulengelenke mit der autochthonen (ursprünglichen) Muskulatur ermöglichen die erforderlichen Streck- und Rotationsbewegungen. Stimuliert man die Auslösungszonen in vorgegebener Ausgangslage, können die angelegten Bewegungsprogramme im ZNS aktiviert werden. Diese Bewegungsprogramme bestehen aus verschiedenen Bewegungstypen mit relativ gut abgrenzbaren Teilkomponenten. Die Vielfalt der Verknüpfungsmöglichkeiten ergibt eine nahezu unerschöpfliche Variationsbreite in der Therapie (➤ 1.2).

Mit dem Reflexkriechen wird das gesamte Bewegungssystem in seiner sehr unterschiedlichen und auch sehr fein abgestimmten Funktion angesprochen. Besondere Aufmerksamkeit wird auf die haltende Funktion der Muskulatur gerichtet, denn diese ist in der Regel bei bewegungsgestörten Patienten unzureichend. Haltung und Bewegung sind jedoch aufeinander angewiesen (➤ 1.2.5). Erst der Haltungshintergrund in der Wirbelsäule und im Rumpf ermöglichen, dass die Schrittbewegungen in den Extremitäten gezielt ausgeführt werden können. Dieses Zusammenwirken von Haltung und Bewegung zeigt sich besonders in den feinmotorischen Funktionen, z. B. im orofazialen Bereich, der gezielten Augenbewegung und den Mundfunktionen oder beim gezielten Greifen der Hände.

5.1.2 Kreuzgang

MERKE

Das Reflexkriechen zeigt ein Lokomotionsmuster im Kreuzgang.

Bei der Fortbewegung auf vier Extremitäten bilden diese, vereinfacht dargestellt, die Hebel, über die sich der Rumpf aufrichtet, abstützt und vorwärts bewegt. Es entstehen Schrittbewegungen, die sich in einer bestimmten Folge abwechseln.

- Während der Körper vorwärts bewegt wird, wechseln sich Stützen und Schreiten an den Extremitäten ab.
  - Die bewegende Muskulatur muss einerseits den Rumpf zum Punktum Fixum in dem jeweils stützenden Arm oder Bein hin bewegen.
  - Und andererseits muss der Rumpf, insbesondere die Wirbelsäule, zum Punktum Fixum für den schreitenden Arm oder das Bein werden.
- Im gesamten Ablauf wird das Ende der Schrittbewegung zum Anfang des Abstützens und ebenso das Ende des Abstützens zum Beginn des Schrittes.

Das Bewegungsmuster, das dabei meistens benutzt wird, nennt man Kreuzgang. Der Kreuzgang ist eine vierbeinige (quadrupede) Form der Fortbewegung der Landwirbeltiere.

- Die Extremitäten werden abwechselnd vorwärts bewegt. Das rechte Vorderbein und das linke Hinterbein bewegen sich fast gleichzeitig vorwärts.

- Die anderen beiden Extremitäten tragen den Körper.
- Das Hinterbein sorgt wesentlich für das Abstoßen und den Schub nach vorn.

Im Reflexkriechen sind alle vier Extremitäten an diesem Vorgang beteiligt.

5.1.3 Schrittzyklus

Bei der Beschreibung der Schrittphasen hat sich Vojta an Grillner et al. orientiert [10]. Dieser beschreibt vier im ständigen Wechsel wiederkehrende Phasen des Schrittes. Man nennt diesen Ablauf Schrittzyklus. Die Phasen der Schritte wechseln nicht abrupt. Sie gehen fließend ineinander über, wodurch das gesamte Bewegungsbild ausgewogen erscheint. Einen Beitrag zu dem geschmeidigen Ablauf leisten die kleinen rotierenden und streckenden Bewegungen der Wirbelsäule.

Die vier charakteristischen Schrittphasen werden in der Reihenfolge von 1 bis 4 zugeordnet. In der Regel beginnt man in der Beschreibung mit der Beugephase (➢ Abb. 5.1).

- **1. Beugephase:** Mit ihr beginnt ein Schritt.
- **2. Relaxationsphase:** In ihr schaltet die Muskulatur in die nächste Phase um.
- **3. Standphase:** In dieser Phase wird der Rumpf auf die Extremitäten aufgerichtet.
- **4. Stoßphase:** Sie bewirkt die Vorwärtsbewegung.

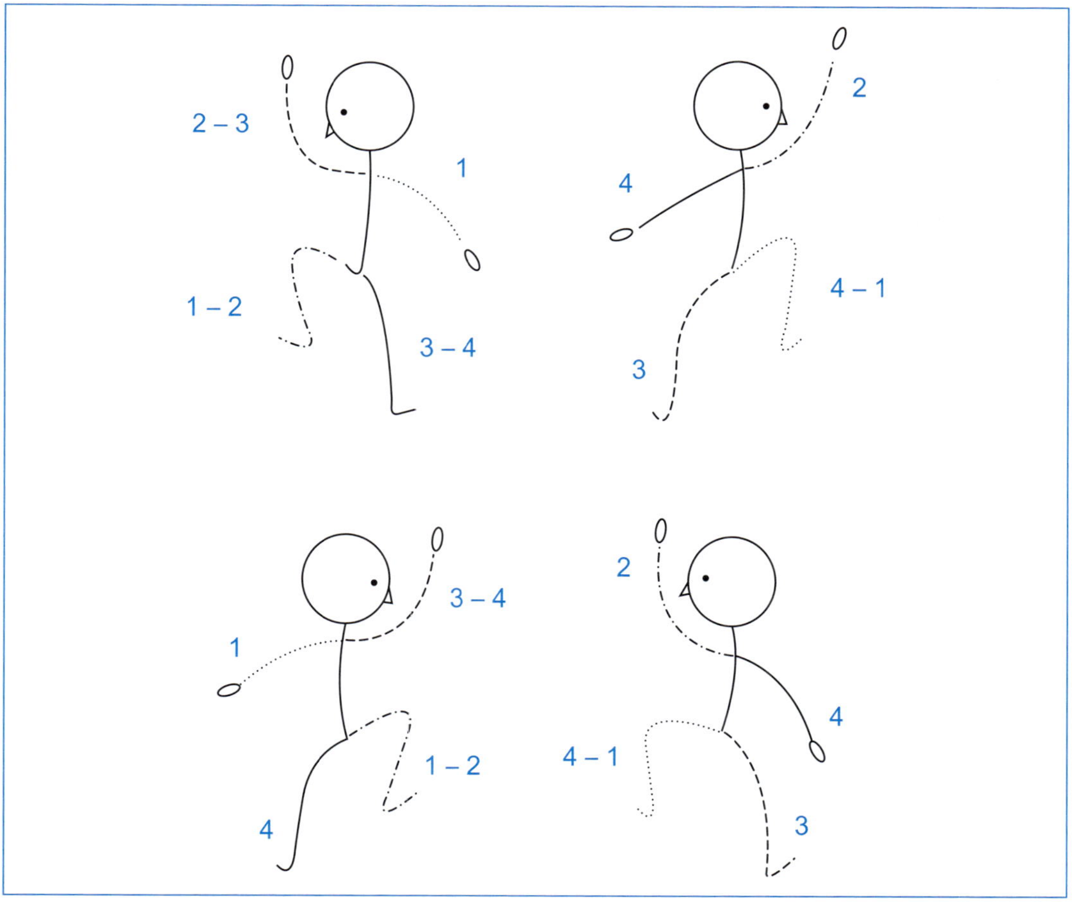

Abb. 5.1 Schrittzyklus im Kreuzgang, schematisch [L286]
1 .... Beugephase
2 -.-.-.-.- Relaxationsphase
3 - - - - - Standphase
4 ______ Stoßphase

MERKE
Schrittzyklus in den Ausgangslagen: Die vorgegebenen Ausgangslagen werden als Einstieg für die Aktivierung des gesamten Zyklus genutzt.

Der Übergang von einer Phase zur anderen erfolgt in der Regel während der Stand- und Stoßphase mit dem hinterhauptsseitigen Bein, in der Relaxations- und Standphase mit dem Arm auf der Gesichtsseite und während der Beuge- und Relaxationsphase mit dem Bein der Gesichtsseite. Das aktivierte Bewegungsmuster des Reflexkriechens zeigt außer den Schritten der Extremitäten die Aufrichtung des Rumpfes auf die jeweils stützenden Extremitäten. Damit verbunden ist die Richtung der Muskelfunktion zum jeweiligen Fixpunkt in der stützenden Extremität oder im Rumpf bei der sich bewegenden Extremität. Eine Streckung und Rotation der Wirbelsäule in und um die Körperlängsachse sind Bestandteil des Musters. Gezielte feinmotorische Funktionen, z. B. im orofazialen Bereich der Augen und des Mundes, gehören ebenfalls dazu. Die Bewegungsantworten beider Körperseiten sind dabei verschieden, denn beide Seiten werden wechselseitig (reziprok) eingesetzt.

Beim **aufrechten Gang des Menschen** findet man vergleichbare Schrittphasen in den Beinen wieder. In Abwandlung zu der Fortbewegung auf vier Extremitäten übernehmen beim Menschen die Beine die tragende und fortbewegende Funktion. Man kann diese Art der Fortbewegung als Weiterentwicklung des Vierfüßlergangs sehen, da die Hände für andere Funktionen gebraucht wurden (➤ 1.2.1). Der aufrechte menschliche Gang unterscheidet sich vom Vierfüßler besonders im Rumpf durch die komplizierte Regulation der zweibeinigen Körperhaltung.

Der **therapeutische Nutzen** des Reflexkriechens liegt in der Aktivierung angeborener Bewegungsprogramme für die Lokomotion. Gelingt es, die Verfügbarkeit dieser Programme zu stabilisieren, so ist zu beobachten, dass sich die Gestaltungsmöglichkeit in der Spontanmotorik des behandelten Kindes oder Erwachsenen vergrößert. Es entsteht bei entsprechender Dosierung ein Pool an sensomotorischen Mustern. Ob das Kind oder der Erwachsene die zur Verfügung stehenden Bewegungsmuster spontan einsetzt, hängt jedoch von weiteren Faktoren ab, z. B. dem Antrieb, der Neugierde oder der geistigen Entwicklung.

5.2 Ausgangslage

Die Ausgangslage des Reflexkriechens bietet im Vergleich zum aufrecht gehenden Menschen ein tieferes Aufrichtungsniveau in der Bauchlage. Eine bestimmte Kopfdrehung und die Winkelstellungen in den großen Gelenken werden vorgegeben. In der vorgegebenen Position können eine Vielzahl angemessener Reizinformationen an das ZNS gegeben werden, die nur auf diese Weise möglich sind (➤ 4.1).

5.2.1 Definition der Ausgangslage und Bezeichnung der Körperseiten

Die Ausgangslage ist asymmetrisch, denn die beiden Körperseiten werden unterschiedlich eingestellt. Die angegebenen Winkelgrade gehen jeweils von einer Nullstellung in den Gelenken aus. Diese Nullstellung ist allgemein bei einem stehenden Menschen mit herabhängenden Armen definiert. Man legt diese Nullstellung eines Gelenkes für alle Körperlagen zugrunde, denn dann muss nicht bei jeder Veränderung der Körperposition die Bezugsgröße neu definiert werden.

Die Bezeichnung der Körperseiten wird der **Drehung des Kopfes** zugeordnet:

- Die dem Gesicht zugewandte Seite ist die **Gesichtsseite.**
- Die dem Hinterhaupt zugewandte Seite ist die **Hinterhauptsseite.**
- Für Arme und Hände sowie Beine und Füße ergibt sich demzufolge die entsprechende Unterscheidung in gesichtsseitige Extremitäten und hinterhauptsseitige Extremitäten (➤ Abb. 5.2).

5.2.2 Lage des Kopfes

In einer optimalen Ausgangslage liegt der Kopf seitlich auf der Stirn (Tuber frontale) und ist ca. 30° um die Körperlängsachse gedreht. Bei dieser Kopfeinstellung sind die Nase und der Mund des Kindes frei, sodass die Atmung nicht behindert wird (➤ Abb. 5.3). Ist diese Ausgangslage bei einem bewegungsgestörten Kind nicht sofort zu erreichen, so führt man den Kopf langsam während der Aktivierung in diese Position.

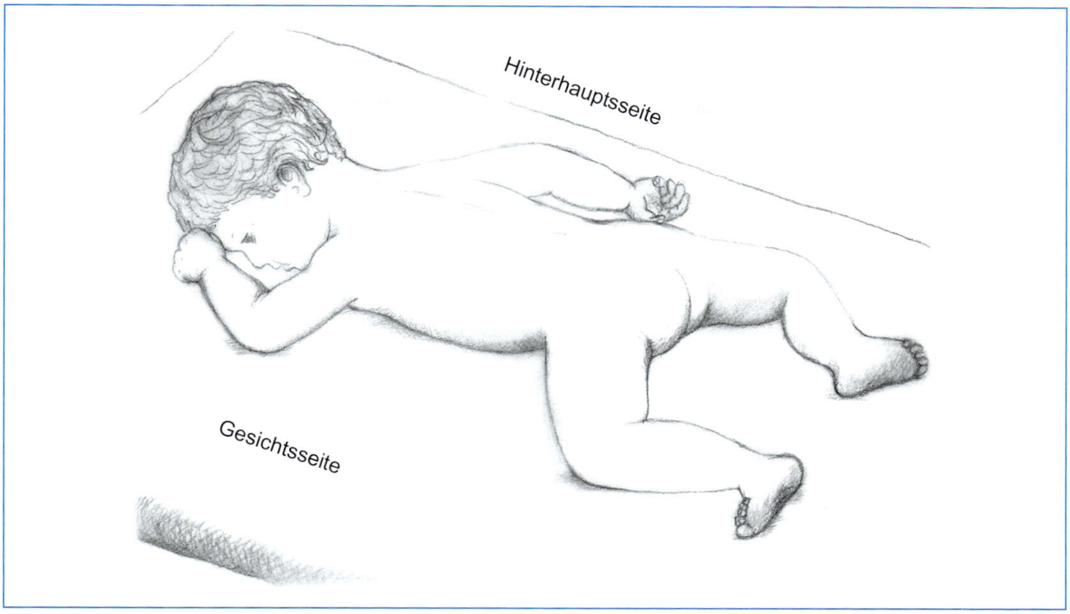

Abb. 5.2 Die Körperseiten werden entsprechend der Kopfdrehung als Gesichtsseite und Hinterhauptsseite bezeichnet. [L286]

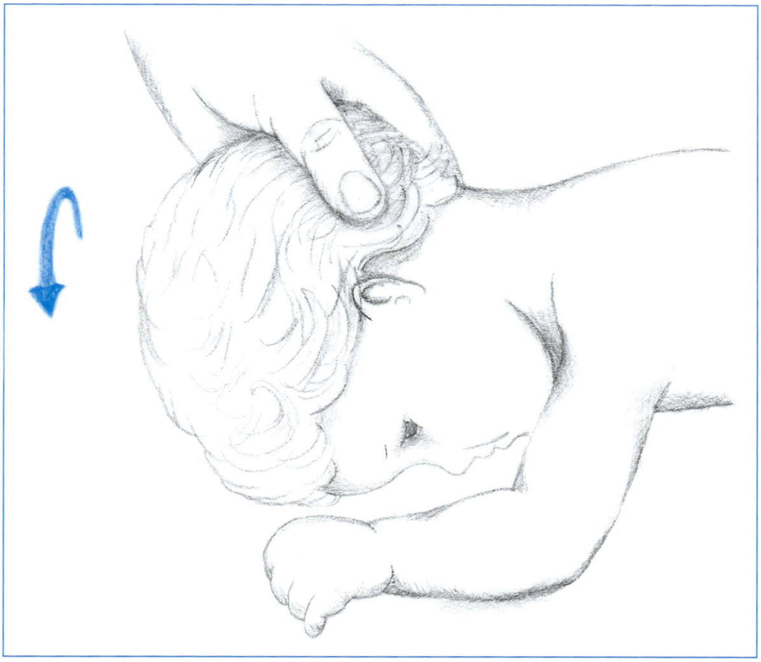

Abb. 5.3 Ausgangslage des Kopfes seitlich auf der Stirn (Tuber frontale): Die Hand zeigt die Führung des Kopfes über das Hinterhaupt (Linea nuchae) an. Der gesichtsseitige Arm zeigt seine Ausgangslage mit dem Ellbogen in Mund/Nasenhöhe. Der Pfeil zeigt die Richtung der zu erwartenden Kopfdrehung von der Gesichts- zur Hinterhauptsseite an. [L286]

MERKE

- Die Ausgangslage des Reflexkriechens ist die Bauchlage. Der Kopf wird vom Behandler in die Körperlängsachse gelegt und um etwa 30° zur Seite gedreht. Er liegt auf dem Tuber frontale.
- Eine überstreckte Halswirbelsäule mit rückwärts geneigtem (rekliniertem) oder auch seitlich geneigtem Kopf wird bei der beschriebenen Ausgangslage vermieden. Die korrekte Lage ist wichtig, damit die Gefäße, die zum Gehirn führen, nicht komprimiert werden.

Die Lage des Kopfes bedarf einer ständigen visuellen Kontrolle durch die Therapeutin oder die Mutter. Es ist gerade bei einem Säugling wichtig, die Ausgangsbedingungen der Kopfeinstellung zu erhalten, da der Kopf im Verhältnis zu den Proportionen des übrigen Körpers relativ groß ist und eine nicht regelrechte Einstellung ungünstige Auswirkungen auf die Halswirbelsäule haben kann. Der Kopf muss während der gesamten Stimulierung sorgfältig geführt werden. Seine Stellung beeinflusst das gesamte Bewegungsmuster. Wird die Drehung des Kopfes durch den Führungswiderstand verzögert, so hält man das Ganzkörpermuster länger aufrecht.

Das Lokomotionsmuster des Reflexkriechens zeigt reziproke Bewegungsabläufe, die jeweils für die Gesichts- und Hinterhauptsseite typisch sind. Deshalb ist es in der Therapiesitzung wichtig, beide Seiten im Vorgehen auf diese Weise zu bedenken.

- Wird der Kopf von der ursprünglichen Ausgangslage zur anderen Seite gedreht, müssen auch die Extremitäten neu eingestellt werden.
- Es wird dann die ehemalige Gesichtsseite zur Hinterhauptsseite und die ehemalige Hinterhauptsseite wird zur Gesichtsseite.

Diese Vorgehensweise bedeutet für die Koordination im ZNS eine neue Herausforderung, um das reziproke Muster des Reflexkriechens im Rumpf und in den Extremitäten auf der Gesichts- und Hinterhauptsseite neu koordinieren.

PRAXISTIPP

- Kontrollieren Sie immer wieder, ob die Nase des Kindes frei ist und ob der Kopf während der gesamten Aktivierung möglichst seine Position beibehält.
- Führen Sie den Kopf korrigierend und bremsen Sie ggf. seine Drehung, um das Lokomotionsmuster vollständiger zu aktivieren.

5.2.3 Gelenkstellungen in der Ausgangslage (> Abb. 5.4)

MERKE

- Eine bestimmte Reihenfolge, wie Sie ein Kind/Patienten in die Ausgangslage bringen, richtet sich im Einzelfall nach den Möglichkeiten des Behandlers und des Kindes/Patienten.
- Wichtig ist jedoch, dass die wesentlichen Einstellungen, wie Kopf, Arm auf der Gesichtsseite und des Beines auf der Hinterhauptsseite in der vorgegebenen Ausgangslage gehalten werden, damit die Aktivierung erfolgreich wird.

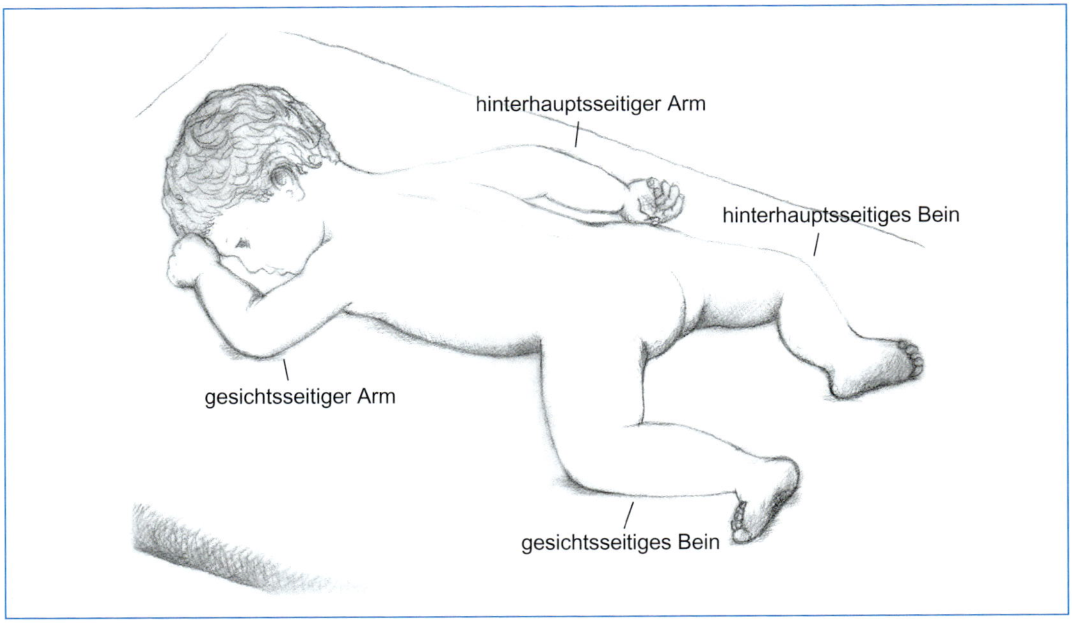

Abb. 5.4 Ausgangslage im Reflexkriechen mit der Bezeichnung der dem Gesicht und dem Hinterhaupt zugewandten Extremitäten [L286]

Obere Extremitäten und Schultergürtel

Arm und Hand auf der Gesichtsseite

MERKE

Die Position für den Arm auf der Gesichtsseite bewirkt eine Vordehnung der beteiligten Arm- und Rumpfmuskulatur sowie der Faszien; dies wirkt sich auf die Aktivierung des Bewegungsmusters günstig aus.

- **Arm auf der Gesichtsseite:** Um den Arm in die Ausgangslage zu bringen, kann man wie folgt vorgehen:
  - Man führt den Arm über die Seite kopfwärts (kranial), bis das Handgelenk in einer gedachten Linie durch das Schulter- und Hüftgelenk liegt.
  - Das Ellenbogengelenk liegt seitlich von dieser Linie und der Arm wird auf den Ellenbogen (Epicondylus humeri medialis) eingestellt.
  - Der gesamte Arm befindet sich deutlich über der Schultergürtellinie. Bei einem Säugling ist somit der Ellenbogen etwa in Höhe von Mund und Nase, beim größeren Kind in Höhe der Augen und beim Erwachsenen in Höhe der Stirn.
  - Aus dieser Vorgehensweise ergeben sich ungefähr folgende Winkelstellungen: Eine Beugung im Schultergelenk von bis zu 135° mit einer Abspreizung (Abduktion) von ca. 30° und einer Beugung (Flexion) des Ellenbogengelenkes von ca. 45°. (Diese Angaben können nur eine Richtschnur sein, individuelle Proportionen sind immer zu berücksichtigen.)

PRAXISTIPP

- Umfassen Sie den Ellenbogen und bewegen Sie den Arm über die Seite kopfwärts (kranial) und stellen Sie ihn dann beim Säugling und größerem Kind in Mund/Nasenhöhe auf dem Ellenbogen (Epikondylus) ein, beim erwachsenen Patienten etwa in Stirnhöhe.
- Zur optischen Orientierung denken Sie sich eine Linie durch das Schulter- und Hüftgelenk. Der Ellenbogen liegt seitlich von dieser Linie. Das Handgelenk liegt in dieser Linie.

- **Hand auf der Gesichtsseite:** Die gesichtsseitige Hand wird, soweit möglich, in die Unterarmlängsachse gelegt oder sie stellt sich in der erwarteten Antwort in diese Linie ein.

Arm auf der Hinterhauptsseite

Der hinterhauptsseitige Arm wird möglichst locker gestreckt neben den Körper gelegt. Im Schultergelenk ist er innenrotiert, die Handinnenfläche zeigt im Raum nach oben. Besondere Winkelstellungen der Gelenke sind in diesem Arm nicht zu beachten.

Schultergürtel und Schultergelenk

- **Schultergürtel:** Die Schultergürtelachse steht infolge der Ausgangsposition der Arme schräg.
- **Schultergelenk:** Das Schultergelenk auf der Gesichtsseite steht rückenwärts (dorsal) und kopfwärts (kranial) höher als das auf der Hinterhauptsseite.

Untere Extremitäten

Bein und Fuß auf der Hinterhauptsseite

- **Bein:** Das Bein auf der Hinterhauptsseite wird im Hüftgelenk so eingestellt, dass es auf der Innenseite des Kniegelenkes (Condylus medialis femoris) liegt. Diese Einstellung sollte über den Oberschenkel erfolgen, damit eine unangemessene Drehung im Kniegelenk vermieden wird. Es ergeben sich folgende Winkelstellungen in Hüfte und Knie: im Hüftgelenk von ca. 30–45° Beugung (Flexion) und ca. 60° Abspreizung (Abduktion) sowie 40° Auswärtsdrehung (Außenrotation) und im Kniegelenk ca. 40–45° Beugung.
  - Zur Einstellung des Beines umfassen Sie den Oberschenkel oberhalb des Knies. Auf diese Weise vermeiden Sie eine unerwünschte Drehung im Kniegelenk.
  - Beugen Sie dann den Unterschenkel im Kniegelenk, bis die Ferse in einer gedachten Linie durch das Hüft- und Schultergelenk liegt.
- **Fuß:** Der Fuß wird für das Auslösen der Fersenzone im oberen Sprunggelenk möglichst in eine Mittelstellung zwischen Beugung und Streckung und im unteren Sprunggelenk in eine Mittelstellung zwischen Innendrehung (Inversion) und Außendrehung (Eversion) des Fersenbeines (Kalkaneus) eingestellt.

5

- Die Einstellung des Fußes in die Ausgangslage können Sie über eine Innendrehung des Fersenbeins (Os calcaneus) erreichen, denn oftmals steht der Kalkaneus zu Beginn in einer Außendrehung.
- Das obere Sprunggelenk sollte in einer Mittelstellung zwischen Beugung und Streckung sein.

PRAXISTIPP

Gelingt Ihnen die Einstellung des Fußes nicht sofort, so korrigieren Sie den Fuß während der Aktivierung.

- Der Fuß soll während des Auslösens der Zone in dieser Position bleiben, zunächst passiv und dann, während die motorische Antwort erfolgt, soll die Einstellung aktiv vom Kind/Patienten übernommen werden. Die Einstellung des Fußes sollte während der gesamten Dauer der Aktivierung sorgfältig beachtet werden. Ist diese optimale Vorgabe der Ausgangslage nicht sofort möglich, sollte sie während der Auslösung nachkorrigiert werden.
- Es ist mit der Einstellung der Fußgelenke ein Einwirken auf den Dehnungszustand der Wadenmuskulatur gegeben. Der Dehnungsreiz bewirkt zusammen mit dem Druckreiz an der Ferse im Wesentlichen die Bewegungsantwort des Beines.

PRAXISTIPP

- Achten Sie darauf, dass das Bein auf der Hinterhauptsseite nach Möglichkeit nicht von der beschriebenen Ausgangsposition abweicht, denn die Auslösung der Fersenzone ist wichtig für die Aufrichtung des Beckens auf das Bein und die Vorwärtsbewegung auf den gesichtsseitigen Arm.
- Kann der Patient die Ausgangslange nicht einnehmen, so verändern Sie die Abduktion/Adduktion oder die Innenrotation/Außenrotation des gesichtsseitigen Beines soweit, dass der Freiraum für die Ausganslage des Beines auf der Hinterhauptseite entsteht.

Bein auf der Gesichtsseite

- Das Bein auf der Gesichtsseite kann, wenn möglich und für die Aktivierung erforderlich, in die gleiche Position wie das hinterhauptsseitige Bein gebracht werden.
- Die gedachte Linie geht dann durch das Hüft- und das Schultergelenk der Gesichtsseite. Der Fuß wird in diesem Bein nicht eingestellt, da er sich in der motorischen Antwort der Schreitbewegung des Beines bewegt und nicht, wie der hinterhauptsseitige Fuß, zum Stehen und Abstoßen eingesetzt wird.

Meistens kann eine Ausgangslage, wie sie auf der Hinterhauptsseite gefordert wird, in diesem Bein zu Beginn der Therapie nicht vorgegeben werden, da Kontrakturen der Weichteile, die durch die eingeschränkte spontane Beweglichkeit zustande gekommen sind, dies nicht zulassen. Dann sollte das gesichtsseitige Bein so liegen bleiben, wie es möglich ist. Es liegt dann ggf. bei Vorliegen von pathologischen Bewegungsmustern in einer Innendrehung des Hüftgelenkes. Erst im Laufe der Aktivierung wird das Bein allmählich diese Stellung verlassen und sich in eine Außendrehung (Außenrotation) und Abspreizung (Abduktion) im Hüftgelenk umstellen.

PRAXISTIPP

- Das Bein auf der Gesichtsseite kann, im Gegensatz zu dem Bein auf der Hinterhauptsseite, je nach Bewegungsmöglichkeit oder Bewegungseinschränkung des Hüftgelenkes liegen bleiben, wie es dem Patienten möglich ist. Dies kann eine Bewegungsspanne von Innenrotation bis wenig oder mehr Außenrotation bedeuten.
- Gegebenenfalls kann das Bein auch frei über den Rand der Behandlungsbank hängen, um im Hüftgelenk Freiraum für die Beugebewegung zu erhalten. Achten Sie jedoch darauf, dass der Rand gepolstert ist und das Hüftgelenk Bewegungsfreiheit hat.

Beckengürtel

- Die **Beckengürtelachse** steht – bedingt durch die Ausgangslage des hinterhauptsseitigen Beines entgegengesetzt zur Schultergürtelachse – schräg.
- Das **Hüftgelenk** auf der Hinterhauptsseite steht rückenwärts (dorsal) und kopfwärts (kranial) höher als auf der Gesichtsseite.

5.3 Lage der Auslösungszonen und ihre Aktivierung

Die Aktivierung des Reflexkriechens erfolgt über Rezeptoren, die die Stellung des Körpers im Raum registrieren (Stellungs- oder Lagesinn). Diese propriozeptiven Empfindungen werden vorwiegend über Rezeptoren der Muskulatur, der Sehnen und Faszien sowie des Periosts wahrgenommen und in wahrscheinlich geringem Maße über die Gelenkrezeptoren. **Neun Auslösungszonen** sind z. Zt. bekannt. Sie ermöglichen eine besonders effektive Aktivierung des Lokomotionsmusters (➤ Abb. 5.5).

- Die Zonen sind der Hinterhaupts- und Gesichtsseite zugeordnet.
- An jeder Extremität gibt es eine Auslösungszone.
- Am Becken und am Schultergürtel liegen jeweils zwei Zonen.
- Eine Zone befindet sich auf dem Rücken der Hinterhauptsseite.

Die verschiedenen Zonen können untereinander kombiniert werden. Wie sie am günstigsten in der Therapie einzusetzen sind, muss in der jeweiligen Behandlung beim Patienten erarbeitet werden (➤ 4.1).

MERKE

Mit den neun Auslösungszonen werden propriozeptive Reize des Stellungs- und Lagesinns genutzt, die nur langsam adaptieren und entsprechend lange für die Aktivierung zur Verfügung stehen.

Bei der Aktivierung des Lokomotionsmusters werden **Druck**- und **Dehnungsreize** eingesetzt; dabei wird durch konstanten wie auch durch wechselnden Druck stimuliert. Dies geschieht im Wesentlichen über die Auslösungszonen. Wie bereits beschrieben, adaptieren diese Reize nur langsam und stehen deshalb für die Aktivierung entsprechend lange zur Verfügung [8, 5].

PRAXISTIPP

Achten Sie bei der Aktivierung der Auslösezonen auf Folgendes:

- Sie können den Auslösungsdruck reduzieren oder verstärken.
- Die Zonenkombination lässt sich variieren.
- Die Auslösungsreize summieren sich zeitlich durch die Dauer der Reizung und räumlich durch die Kombination mehrerer Zonen.
- Überprüfen Sie die Ausgangslage und nehmen Sie ggf. Korrekturen vor.
- Setzen Sie Widerstände am Kopf und oder an den Extremitäten gezielt ein.
- Vermeiden Sie Schmerzen bei der Zonenreizung, denn sie sind kontraindiziert

5

5.4 Auslösungszonen der Gesichtsseite

Auf der Gesichtsseite liegen die Auslösungszonen an den Extremitäten und am Rumpf. Jede Auslösung einer Zone hat sowohl eine direkte Antwort wie auch

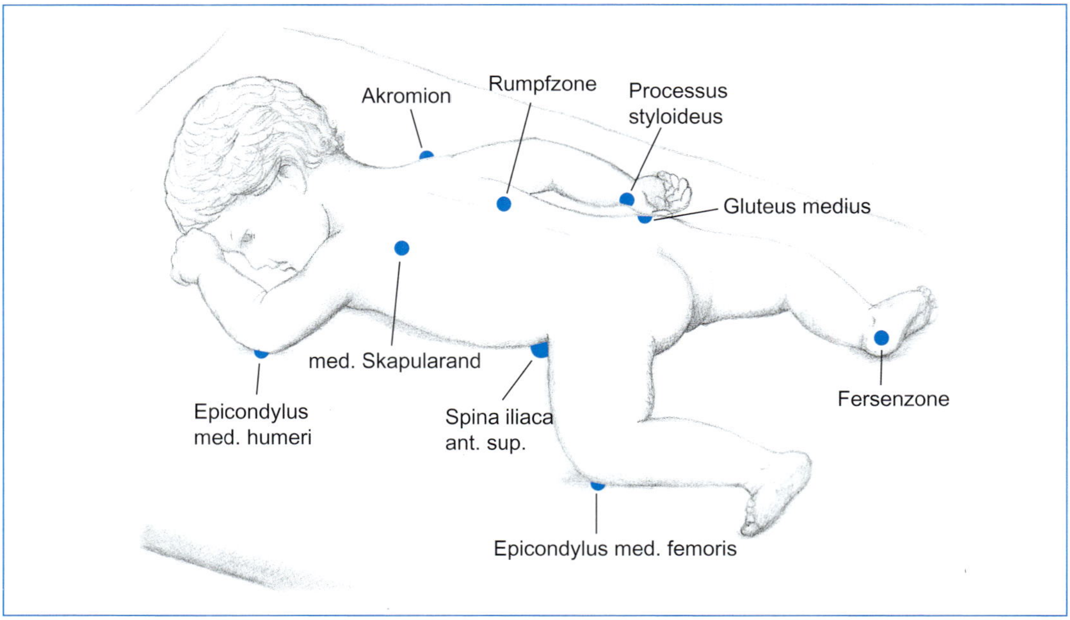

Abb. 5.5 Neun Auslösungszonen zur Aktivierung des Reflexkriechens [L286]

entfernte Antworten; die Summe aller Antworten ergibt dann das Bewegungsmuster (Ganzkörpermuster).

5.4.1 Auslösungszone und Auslösungsdruck am Ellenbogen

- **Auslösungszone:** Sie befindet sich am Ende des Oberarmknochens (Humerus) auf der Innenseite, die zum Körper zeigt, im Bereich des Epicondylus medialis humeri.
- **Auslösungsdruck:**
  - Der Auslösungsdruck wird senkrecht auf die Hautoberfläche zum Epikondylus angesetzt und während der Aktivierung in Richtung zum Schultergelenk verändert. Er kann mit konstanter oder variabler Intensität gegeben werden.
    - Dabei ist es in der Regel hilfreich, den Ellenbogen von außen zu umfassen und mit dem Zeige- oder Mittelfingen die Zone zu stimulieren.
    - Durch einen Druck in das Schultergelenk können Sie die Gelenkrezeptoren zusätzlich zur Zonenauslösung stimulieren.
  - Es kann zudem über den Ellenbogen eine Führung des gesichtsseitigen Armes erfolgen. Bei dieser Führung wird die Gelenkstellung des Schultergelenkes je nach Bewegungsantwort leicht verändert und somit ein veränderter Dehnungsreiz auf die Schulter- und Armmuskulatur sowie die Rumpfmuskulatur und die Faszien gesetzt. Auf diese Weise kann die Reizung verstärkt werden.

PRAXISTIPP

Achten Sie bei dem Auslösedruck am Epicondylus humeri darauf, dass Sie mit Ihrem Finger nicht in den Nervenkanal rutschen.

5.4.2 Auslösungszone und Auslösungsdruck am Schulterblatt

- **Auslösungszone:** Die Zone befindet sich an dem inneren Rand des Schulterblatts, der zur Wirbelsäule zeigt (Margo medialis), und zwar im Übergang zum unteren Drittel. Mit dieser Zone gelingt eine Reizung der Ursprünge der Außenrotatoren des Armes und der muskulären Verbindung des Schulterblattes und der Wirbelsäule.
- **Auslösungsdruck:**
  - Der Auslösungsdruck wird senkrecht auf die Hautoberfläche (nach ventral) in die Tiefe angesetzt und während der Aktivierung zum gesichtsseitigen Schultergelenk bzw. Ellenbogen verändert. Er kann mit konstanter oder variabler Intensität eingesetzt werden.
  - Bei der Aufrichtung des Schultergürtels auf den Arm kann eine Führung oder ein Widerstand über diese Zone gegeben werden, der je nach Stellung des Schulterblatts bei der Bewegung von Oberarmkopf (Caput humeri) und der Schultergelenkspfanne (Fossa glenoidale) angepasst wird.

5.4.3 Auslösungszone und Auslösungsdruck am Becken

- **Auslösungszone:** Diese Auslösungszone befindet sich auf der Bauchseite des Beckens (ventral) am oberen Vorsprung der Beckenschaufel (Spina iliaca anterior superior). Mit dieser Zone stimuliert man das Periost der Beckenschaufel, den Ursprung des M. tensor fasciae latae, den Tractus iliotibialis und den M. sartorius, die an dieser Stelle ihren Ursprung haben. Außerdem wird ein Dehnungsreiz auf die schräge Bauchmuskulatur und die Bauchfaszie gesetzt.
- **Auslösungsdruck:**
  - Der Auslösungsdruck wird senkrecht zur Hautoberfläche angesetzt und während der Aktivierung zum Hüftgelenk der Hinterhauptsseite verändert. Er kann mit konstanter oder variabler Intensität eingesetzt werden.
  - Über diese Zone bietet sich ein Widerstand gegen die Beckenbewegung nach kranial an. In der Regel geschieht dies in Abhängigkeit von der Aufrichtung des Beckens auf das hinterhauptsseitige Bein.

PRAXISTIPP

Achten Sie darauf, dass Sie nicht in die Beckenschaufel fassen, sondern auf dem Knochenvorsprung (Spina iliaca anterior superior) bleiben. Dies ist oft eine Herausforderung, da man leicht abrutscht.

5.4.4 Auslösungszone und Auslösungsdruck am Knie

- **Auslösungszone:** Die Auslösungszone befindet sich auf der Innenseite des Knies am Ende des Oberschenkelknochens (Epicondylus medialis femoris).
- **Auslösungsdruck:**
  - Der Auslösungsdruck wird senkrecht auf die Hautoberfläche angesetzt und wird während der Aktivierung zum Hüftgelenk der Gesichtsseite verändert. Er kann mit konstanter oder variabler Intensität gegeben werden.
  - Die aktivierte Schrittbewegung kann über die Zone mit einem gezielten Widerstand geführt oder angehalten werden. Es ist eine Möglichkeit, das gesamte Bewegungsmuster zu intensivieren.

PRAXISTIPP

Sie können mit leichtem Zug oder Druck auf das Hüftgelenk einwirken, indem Sie das Knie von lateral (außen) am Ende des Oberschenkels umfassen und mit dem Mittelfinger oder dem Zeigefinger die Zone stimulieren.

5.5 Auslösungszonen der Hinterhauptsseite

Auf der Hinterhauptsseite liegen die Auslösungszonen an den Extremitäten, dem Becken- und Schultergürtel sowie am Brustkorb. Jede Auslösung einer Zone hat sowohl eine direkte Antwort wie auch entfernte Antworten; die Summe aller Antworten ergibt dann das Bewegungsmuster (Ganzkörpermuster).

5.5.1 Auslösungszone und Auslösungsdruck am Arm

- **Auslösungszone:** Die Zone des hinterhauptsseitigen Armes befindet sich an der Speiche (Radius) nahe dem Handgelenk (Processus styloideus radii).
- **Auslösungsdruck:**
  - Der Auslösungsdruck wird senkrecht zur Hautoberfläche angesetzt und während der Aktivierung zum Ellenbogengelenk bzw. Schultergelenk verändert. Er kann mit konstanter und variabler Intensität gegeben werden.
  - Mit gezieltem Widerstand gegen die Außenrotation und Abduktion kann die aktivierte Muskelfunktion des Armes während der Schrittbewegung geführt und verstärkt werden.

PRAXISTIPP

Achten Sie darauf,
- dass Sie beim Reizen an der Zone bleiben und nicht abrutschen,
- dass der Schultergürtel auf dem gesichtsseitigen Arm aufgerichtet bleibt, wenn die Schrittbewegung des hinterhauptsseitigen Armes beginnt und sich die Schulter von der Unterlage abhebt,
- dass sich der Abstand zwischen Kopf und Schultergelenk vergrößert.

5

5.5.2 Auslösungszone und Auslösungsdruck an der Schulter

- **Auslösungszone:** Diese Zone liegt an der vorderen Seite (ventral) des Schulterblatts, dort wo sich die Knochenleiste des Schulterblatts (Spina scapulae) das Gelenkdach bildet und sich zum Schultergelenk verbreitert (Akromion).
- **Auslösungsdruck:** Der Auslösungsdruck wird senkrecht zur Hautoberfläche nach dorsal (rückenwärts) angesetzt und zur mittleren Brustwirbelsäule gerichtet. Der Druck kann mit konstanter oder variabler Intensität gegeben werden.

5.5.3 Auslösungszone und Auslösungsdruck am Brustkorb

- **Auslösungszone:** Die Rumpfzone liegt auf der Hinterhauptsseite des Brustkorbs im sechsten bis achten Interkostalraum (Zwischenrippenraum) am Rand des M. erector trunci etwa in Höhe des unteren Skapulawinkels.
- **Auslösungsdruck:**
  - Der Druck wird entweder zur Wirbelsäule, zum Brustbein oder zum gesichtsseitigen Ellenbogen gegeben. Dies geschieht je nachdem

was man ansprechen möchte. Hat das Bein der Gesichtsseite das Ende seiner Beugephase erreicht (darauf wird später bei der Beschreibung des Bewegungsmusters eingegangen), so kann die Druckrichtung auch zum Knie der Gesichtsseite eingesetzt werden. Der Druck kann mit konstanter und variabler Intensität gegeben werden.
- Die Stimulierung erfolgt über die Dehnung der Zwischenrippenmuskulatur, dabei werden auch die Rippen bewegt und mit ihnen die Gelenke, die die Rippen und die Wirbelsäule verbinden (Kostovertebralgelenke). Die Bewegung dieser Gelenke bewirkt wiederum eine Dehnung der Muskeln, die Rippen und Wirbelsäule verbinden, sowie der dazu gehörenden Faszien.

MERKE

Mit der Rumpfzone haben Sie einen direkten Zugriff zur autochthoner Rücken-/Wirbelsäulen Muskulatur.

5.5.4 Auslösungszone und Auslösungsdruck am Becken

- **Auslösungszone:** Die Zone liegt unterhalb des Beckenkamms, wo der dachartige Muskel (M. gluteus medius), der das Hüftgelenk überspannt, in seinen sehnigen Ursprung übergeht (mittlerer Teil der Aponeurose des M. gluteus medius).
- **Auslösungsdruck:** Der Druck erfolgt senkrecht zur Hautoberfläche in die Tiefe. Diese Richtung verändert sich mit der Aufrichtung des Beckens auf das Bein der Hinterhauptsseite und der Bewegungsantwort des Beines auf der Gesichtsseite.
  - Befindet sich das Bein der Gesichtsseite noch in seiner Ausgangslage, kann die Richtung des Drucks zum Gelenk der gesichtsseitigen Hüfte gegeben werden.
  - Hat das Bein jedoch das Ende der Beugephase erreicht und das Knie beginnt den Körper abzustützen, kann der Druck zum Knie auf der Gesichtsseite gerichtet und mit konstanter und variabler Intensität eingesetzt werden.

PRAXISTIPP

- Dosieren Sie die Kraft des Drucks bei der Auslösung der Zone des M. gluteus medius, sodass das Becken die Möglichkeit hat, sich auf das Bein aufzurichten.
- Denken Sie daran, dass Sie für die Beckenaufrichtung auf das gesichtsseitige Knie, die Fersenzone des hinterhauptsseitigen Beines brauchen.
- Beachten Sie dabei, dass das hinterhauptsseitige Bein von der Stand- in die Stoßphase wechselt.
- Unterstützen Sie am Ende der Beugephase des gesichtsseitigen Beines das Abstützen des Knies, indem Sie z. B. die Epikondyluszone am Knie verstärkt zum Hüftgelenk der Gesichtsseite reizen.

5.5.5 Auslösungszone und Auslösungsdruck am Bein

Das Fersenbein (Calcaneus ➤ Abb. 5.6) ist umspannt mit einer starken faszialen Kontinuität. Die Faszie umgurtet die Ferse wie ein Zaumzeug und kontrolliert das Fersenbein. Die gesamte Plantarfas-

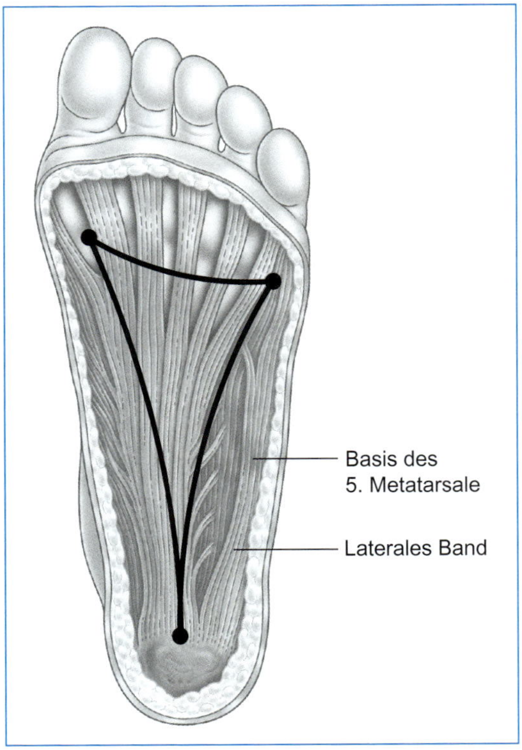

Abb. 5.6 Fersenbein mit seinen faszialen Gegebenheiten [G324]

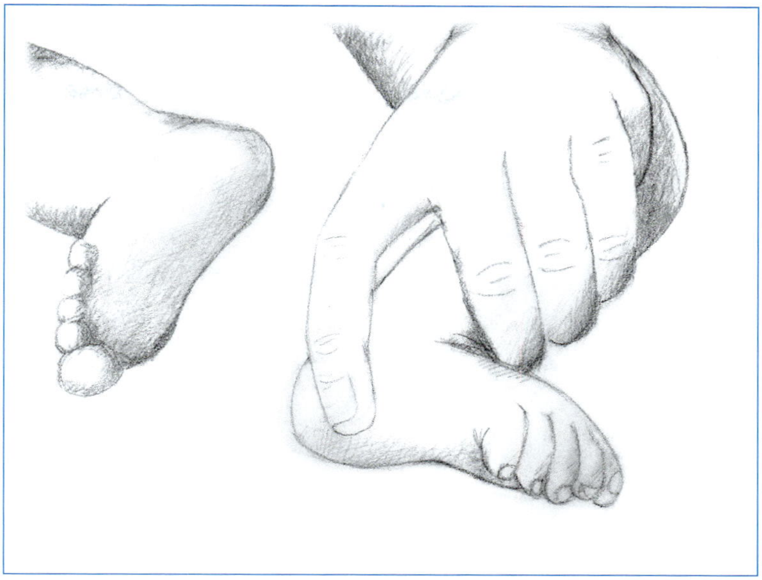

Abb. 5.7 Auslösung der Fersenzone am Processus calcanei [L286]

zie formt das Fußgewölbe und fungiert in einer federnden Verstrebung (Aponeurosis plantaris) wie ein Trampolin zwischen Ferse und dem Kopf des Metatarsale I und dem Metatarsale V. Die Fersenzone liegt im Bereich des lateralen Bandes der Faszie.

- **Auslösungszone:** Die Zone befindet sich am unteren äußeren Rand des Fersenbeins (➤ Abb. 5.7). Es ist diejenige Stelle, die beim Stehen und Gehen in der Regel mit belastet wird. Beim Erwachsenen ist diese Stelle als Erhebung gut zu tasten, beim Säugling oder bei Kindern, die nicht gehen, ist sie allerdings nicht sehr deutlich ausgebildet, sie ist dann eher rund. Hier orientiert man sich an der Verlängerung des Außenknöchels, wobei man von einer Mittelstellung des Fußes im oberen Sprunggelenk ausgeht.
- **Auslösungsdruck:**
  - Der Druck wird nach korrekter Einstellung des unteren Sprunggelenkes in die Ausgangsstellung zu diesem gegeben, die Intensität kann konstant und variabel sein. Je nach Einstellung des unteren und oberen Sprunggelenkes sowie der Stand- oder Stoßphase wird über die Zone Widerstand gegen die Streckung des Beines gegeben. Die Richtung geht dann zum Knie oder zum Hüftgelenk der Hinterhauptsseite.
  - Der Auslösedruck erzeugt eine Dehnung der Faszie und eine Reizung des Periosts. Er wirkt sich auch auf das untere und obere Sprunggelenk aus. Für alle Bereiche handelt es sich um propriozeptive Empfindungen, somit um spezialisierte Nervenfasern, die über den Stellungs- und Lagesinn die Position des Körpers im Raum beeinflussen.
  - Die Druckreize bei der Aktivierung sind vergleichbar mit dem Druck beim Stehen und Gehen.
  - Das Fußgewölbe entwickelt sich mit zunehmender Aufrichtung und Belastung der Füße.

PRAXISTIPP

- Gelingt es Ihnen nicht sofort, die optimale Einstellung des oberen und des unteren Sprunggelenkes einzunehmen, justieren Sie die Gelenkstellungen während der Aktivierung nach.
- Aktivieren Sie das Reflexkriechen von beiden Seiten gleich häufig, damit das ZNS aus beiden Körperseiten die erforderliche Reizinformation bekommt.

KAPITEL

6 Reflexkriechen: Beschreibung des Bewegungsmusters

6.1 Vorbemerkungen

Wie eingangs aufgezeigt, kommt das Reflexkriechen in seiner Gesamtheit nicht als Fortbewegung beim Menschen vor. Vergleicht man jedoch die einzelnen Teilmuster mit Teilmustern in der spontanen Aufrichtungsentwicklung eines Kindes von der Geburt bis zur Ausreifung des Ganges mit ca. sieben Jahren, so zeigen sich Analogien in Teilmustern der Grob- und Feinmotorik.

Das Reflexkriechen wird aus der Bauchlage aktiviert. Bei der therapeutischen Anwendung gelingt in der Regel in der vorgegebenen Ausgangslage mit den propriozeptiven Reizen der Auslösungszonen ein Zugriff auf angeborene, also optional vorhandene Bewegungsprogramme für die Aufrichtungs- und Fortbewegungsentwicklung.

Zur leichteren Zuordnung und Orientierung wird das gesamte Bewegungsmuster in einzelnen Teilmustern beschrieben. Es wird die Abhängigkeit der beschriebenen Teilbereiche voneinander aufgezeigt. Für die anatomischen Bezeichnungen werden bewusst überwiegend deutsche Begriffe verwendet, die lateinischen Namen sind meist in Klammern dahinter gesetzt. Mit der hier gewählten Vorgehensweise in der Beschreibung und der Fokussierung auf die wesentlichen Zusammenhänge sollen die Anwendung und das Verstehen erleichtert werden. Auf die Beschreibung der Muskelspiele wird bewusst verzichtet; diese können in der Literatur nachgelesen werden [23]. Nur in wenigen Ausnahmen werden Muskeln benannt.

Es werden Beobachtungsmerkmale für die Bewegungsantworten aufgezeigt, die ein Beurteilen des Verlaufs der Aktivierung ermöglichen. Zudem werden Analogien des Reflexkriechens zu Bewegungsmustern in der spontanen, motorischen Entwicklung dargestellt. Im Anschluss daran folgen Hinweise auf mögliche Ausweichbewegungen während der Aktivierung; dabei wird bewusst eine Beschreibung gewählt, die sich in der Anleitung von Eltern und Patienten als sinnvoll erwiesen hat.

Das Lokomotionsmuster des Reflexkriechens erfasst den gesamten Körper (globales Muster). Es läuft in einem Zyklus, rhythmisch in typischen Schrittphasen des Kreuzganges mit einer jeweils angepassten Rumpfhaltung, ab (➤ Abb. 5.1). Man kann demzufolge mit der Beschreibung dieses wiederkehrenden Kreislaufs an einer beliebigen Stelle beginnen. Für das leichtere Verstehen und Nachvollziehen wird aus folgenden Gründen mit der Bewegungsantwort des Arms auf der Gesichtsseite begonnen:

- Über den Arm der Gesichtsseite erfolgt die entscheidende Aufrichtung und Vorwärtsbewegung. Er bildet den Stützpunkt und den Hebel, über den sich der Schultergürtel und der Rumpf aufrichten.
- Das heißt aber nicht, dass in der Behandlung eines Patienten immer mit der Reizung der Zone des Ellenbogens begonnen werden muss. Wichtig ist nur, dass der Ellenbogen in der angegebenen Winkelstellung auf der Unterlage bleibt oder dorthin geführt wird, um diesen Stützpunkt zu gewährleisten, auch wenn über andere Zonen stimuliert wird.

6.1.1 Optimieren der Bewegungsantworten

Das gesamte Lokomotionsmuster wird durch **gezielte Widerstände** optimiert.

- Ein Widerstand gegen die **einsetzende Kopfdrehung** während der Zonenauslösung verstärkt und verlängert die Bewegungsantworten (➤ Abb. 5.3).
- Mit Widerständen am **gesichtsseitigen Bein** oder dem **Arm der Hinterhauptsseite** werden die Muskelkontraktionen intensiviert (Isometrie) und die Standphase des Armes aktiviert. Ebenso werden die orofazialen Funktionen verstärkt.
- **Zeitliches Summieren** der Reize durch gezielte Widerstände gegen die Bewegungsantworten des Kopfes oder der Schrittbewegungen der Extremitäten verstärkt (Isometrie) und optimiert die Bewegungsantworten.
- **Räumliches Summieren** der Reize durch das Kombinieren mehrerer Auslösungszonen verstärkt und optimiert ebenfalls die Bewegungsantworten.

Durch das zeitliche und räumliche Summieren wird der Input in das neuronale Netzwerk verstärkt.

PRAXISTIPP

- Es ist ratsam, zunächst den Fokus auf ein Teilmuster des gesamten Lokomotionsmusters zu legen und dort die Bewegungsantworten auf die jeweilige Zonenkombination und Zonenauslösung zu beobachten und einzuschätzen. Auf diese Weise gelingt in der Aktivierung des gesamten Lokomotionsmusters ein übersichtliches Vorgehen.
- Verzweifeln Sie nicht, wenn es Ihnen nicht sofort gelingt, die Aktivierung des gesamten Lokomotionsmusters im Blick zu haben, denn es ist ein sehr komplexes und differenziertes Muster.
- Es lassen sich in der Regel nicht in jeder Therapiesituation alle motorischen Antworten optimal erreichen.
- Bei Säuglingen erfolgen die Bewegungsantworten auf den Auslösungsreiz schnell und es ist ein schnelles Handeln erforderlich, um die Antworten zu optimieren oder Entgleisungen zu vermeiden.
- Es ist sinnvoll, gleichzeitig Zonen auf der Gesichts- und der Hinterhauptsseite einzusetzen.
- Kombinieren Sie mehrere Zonen und variieren Sie ihre Auswahl.
- Vergessen Sie nicht, immer wieder „stumme" Zonen (Zonen, die nicht sofort zu aktivieren sind) zu wecken.

6

6.1.2 Arm und Schulter auf der Gesichtsseite

MERKE

Die Bewegungsantwort des Armes ist das Abstützen des Schultergürtels und des Brustkorbes bei der Vorwärtsbewegung des Körpers vom Bein der Hinterhauptsseite zum Arm der Gesichtsseite.

Das Bewegungsmuster ist in der **spontanen Entwicklung eines Kindes** mit dem Abstützen auf einen Ellenbogen (Einzelellenbogenstütz) mit ca. viereinhalb Monaten vergleichbar.

6.1.3 Bewegungen aus der Ausgangslage

Reizt man die innere knöcherne Region des **Ellenbogens** (Epicondylus medialis humeri), so erwartet man als direkte Antwort eine Bewegung des Ellenbogens zur Unterlage. Diese Bewegung kann mit der Relaxationsphase des Schrittzyklus verglichen werden. Das anschließende Aufstützen auf den Ellenbogen entspricht der Standphase. Meistens sind diese beiden Phasen so eng zusammengezogen, dass nur die Standphase beobachtet wird.

MERKE

- In der Regel fühlen Sie als Reaktion auf die Stimulierung der Epikondyluszone die Bewegung des Ellenbogens zur Unterlage.
- Wenn Sie die Behandlung auf einer Wickelauflage oder einem gepolsterten Tisch durchführen, sinkt der Ellenbogen bei der Gewichtsübernahme in die Unterlage ein (➤ Abb. 6.1).

Der Ellenbogen ist nun zum Stützpunkt geworden, deshalb bewegt die Arm- und Schultermuskulatur den Schultergürtel zu diesem Stützpunkt, sodass die Schultergelenkspfanne (Fossa glenoidale) über den „festgestellten" Oberarmkopf gleitet und der Schultergürtel sich auf den Arm aufrichtet (➤ Abb. 6.1). Dieser Vorgang ist eine sehr anspruchsvolle motorische Leistung, denn die muskuläre Zügelung des Schulterblattes während der Aufrichtung des Schultergürtels auf den Arm bedarf einer ständigen Anpassung (➤ Abb. 6.2).

Die **Rumpfmuskulatur,** insbesondere die **Bauchmuskulatur** zusammen mit dem M. pectoralis major, ist entscheidend an der vorher beschriebenen Vorwärtsbewegung und Aufrichtung des Körpers auf den Arm beteiligt. Sie richtet den Rumpf zusammen mit dem M. pectoralis major von der Bauchseite (ventral) gegen die Schwerkraft auf und bewegt ihn zum Arm.

PRAXISTIPP

- Behalten Sie bei der Aufrichtung des Rumpfes auf den gesichtsseitigen Arm die Bauchmuskulatur im Blick.
- Ist sie aktiviert, strafft sich die seitliche Bauchwand, die Taille wird dabei weder eingezogen noch seitlich ausgebeult.
- Ein bestehendes Hohlkreuz nimmt ab oder wird ausgeglichen. Der Bauch hebt sich minimal von der Unterlage ab und scheint über ihr zu „schweben".

Während sich der Schultergürtel auf den gesichtsseitigen Ellenbogen aufrichtet, wird das **Schultergelenk zentriert.** Dies geschieht über die Muskulatur, die den Oberarm, das Schulterblatt und den Rumpf während des Stützens auf den Ellenbogen hin bewegt (➤ Abb. 6.2, Abb. 6.9).

Der **Oberarm** (Humerus) vollzieht im Schultergelenk eine Außenrotation und die **Schultergelenk-**

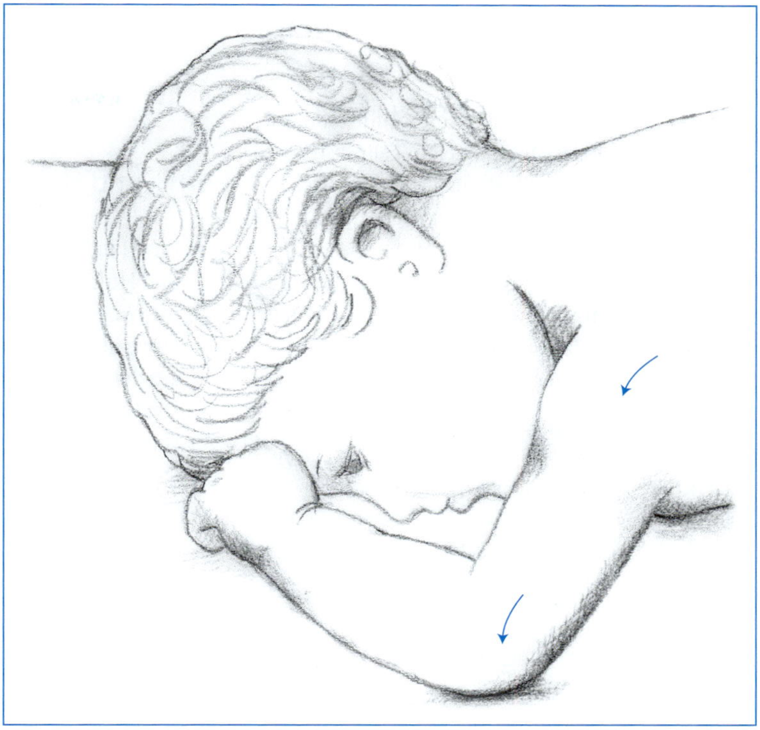

Abb. 6.1 Stützender Arm (Standphase) auf der Gesichtsseite mit Kontakt des Epikondylus auf der Unterlage. Der Schatten deutet das leichte Einsinken in die Unterlage an. [L286]

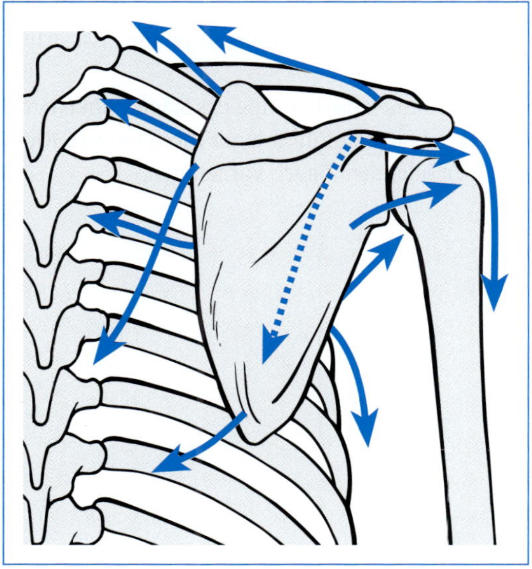

Abb. 6.2 Zügelung des Schulterblatts, schematisch. Die Skapula ist eine Rangierscheibe mit vielen konkurrierenden Zugkraftvektoren. [G461]

pfanne (Fossa glenoidale) bewegt sich über den Oberarmkopf (Caput humeri). Diese Einstellung erfolgt in einer Gegenbewegung der beiden Gelenkpartner zueinander, was eine Zentrierung des Gelenkes bedeutet. Der Brustkorb wird bei dieser Aufrichtung auf den Arm zum Schulterblatt bewegt.

Dem **Schulterblatt** kommt bei dieser Aufrichtung des Schultergürtels auf den Arm eine wichtige Bedeutung zu. Seine Stellung und Gleitbewegung wird von der aktivierten Arm-, Schulter- und Rumpfmuskulatur bestimmt. In seiner verbindenden Funktion zwischen Oberarm und Brustkorb hat das Schulterblatt eine labile Stellung, die einer permanenten Regulierung bedarf. Bedenkt man die hierfür erforderliche zügelnde Funktion der **Schulterblattmuskulatur** (➤ Abb. 6.2), so wird verständlich, warum häufig die Aufrichtung des Schultergürtels auf den stützenden Ellenbogen so viele Probleme bereitet. Außerdem bedarf es der Koordination der Schulterblattmuskulatur mit der Brust- und der Bauchmuskulatur, denn von der Brust und vor allem von der Bauchmuskulatur wird der Rumpf auf den stützenden Arm aufgerichtet.

PRAXISTIPP

Können Sie die Ausgangslage zu Beginn der Therapie nicht sofort optimal einnehmen, so erarbeiten Sie diese, indem Sie den Reiz am Epikondylus konstant beibehalten und Schritt für Schritt weitere Zone dazu nehmen.

6.1.4 Beobachtungsmerkmale für die Bewegungsantworten

Anmerkung: Das gesamte Bewegungsmuster des Reflexkriechens setzt sich aus vielen Teilmustern zusammen. Bei diesem Teilmuster richtet sich der Schultergürtel auf den Arm der Gesichtsseite auf; entscheidend ist, wie das geschieht.
Die hier beschriebenen Beobachtungsmerkmale für den Arm und den Schultergürtel sollen Ihnen helfen, sich im gesamten Bewegungsmuster auf diesen Teilbereich zu konzentrieren.

PRAXISTIPP

- Wählen Sie ein oder zwei Merkmale aus, die Sie als Ziel für die jeweilige Therapiesitzung erreichen möchten, und behalten Sie diese während der Behandlung im Blick.
- Es ist hilfreich, den eigenen „Standort" zum/am Kind/Patienten so zu wählen, dass ein guter Blick auf das Teilmuster und die gewählten Beobachtungsmerkmale möglich ist.
- Vergessen Sie jedoch trotz Beschränkung auf Teilbereiche das gesamte Muster nicht

Ellenbogen und Schulter

- Der Ellenbogen verstärkt den Kontakt zur Unterlage, das ist zu fühlen und zu sehen (➤ Abb. 6.1).
- Die äußeren Gewebsstrukturen des Schultergelenkes werden rund, Falten glätten sich. Einziehungen um das Gelenk füllen sich.

Arm und Hand

- Das Handgelenk bleibt in der Linie des Schulter- und Hüftgelenkes, es stellt sich aktiv in diese Linie ein.
- Der Unterarm liegt mit der gesamten Innenfläche auf der Unterlage auf.
- Die Hand schließt sich zur Faust extendiert im Handgelenk und macht eine radiale Abduktion. Die Mittelhand einschließlich des Daumens wird weit (Abduktion der Mittelhandknochen ➤ Abb. 6.3).

Hals, Kopf und Schulter

- Der Hals streckt sich in der Körperlängsachse, er wird sichtbar länger.
- Der Kopf nimmt aktiv die Ausgangslage seitlich auf der Stirn (Tuber frontale) ein und lässt sich leichter führen.
  - Sie können die Führung des Kopfes mit einer Hand oder einfühlsam mit Ihren unteren Rippen oder dem Bauch vornehmen.

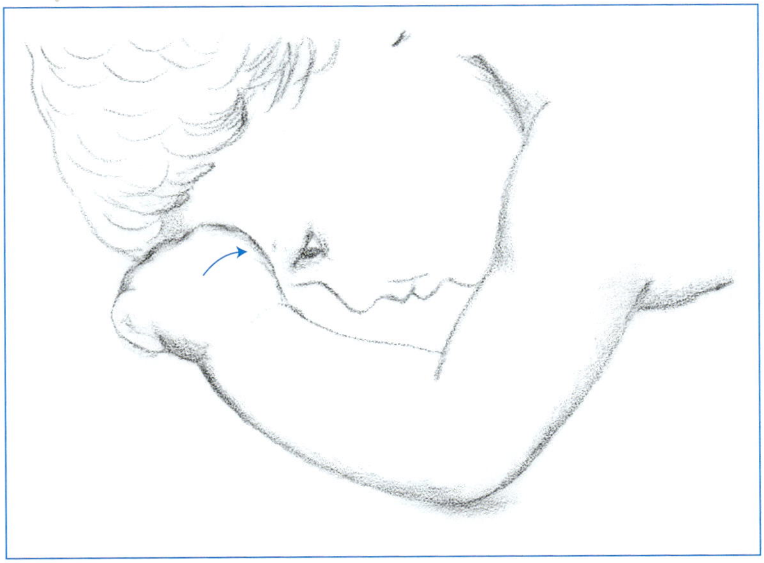

Abb. 6.3 Beobachtungsmerkmal: Die Hand schließt sich zur Faust, der Pfeil zeigt die radiale Abduktion an. [L286]

   - Zu empfehlen ist es, einen gezielten, jedoch dosierten Widerstand gegen die Kopfdrehung einzusetzen. Auf diese Weise können Sie das gesamte Muster oder z. B. die orofazialen Funktionen optimieren. Führen Sie den Kopf dabei über die Linea nuchea des Hinterhauptes.
- Die Schulter auf der Hinterhauptsseite liegt zu Beginn noch auf der Unterlage auf. Sie hebt sich von der Unterlage ab, zuerst wenig, dann deutlich.
- Die Muskeln der seitlichen und vorderen Brustkorbseite als Teil der zügelnden Muskulatur des Schulterblatts können an ihrer Spannung und ihrem Profil beurteilt werden.
- Der große Brustmuskel (M. pectoralis major) und der M. serratus anterior eignen sich gut für die Beurteilung. Der M. pectoralis fühlt sich weiter und ausgebreiteter an. Der Abstand zum Oberarm wird größer (deutlich sicht- und tastbar bei größeren Kindern und erwachsenen Patienten). Der Raum zwischen Brustbein und den Schultergelenken weitet sich.
- Das Schulterblatt (Skapula) gleitet über den Brustkorb, sodass der zur Wirbelsäule zeigende Rand und der untere Winkel an den Rippen anliegt. Einen entscheidenden Anteil bei dieser Einstellung haben die Mm. rhomboidea – sie verbinden das Schulterblatt mit der Wirbelsäule – und der M. serratus anterior (➤ Abb. 6.4).

PRAXISTIPP

- Sollten nicht alle Merkmale sofort zu sehen sein, können Sie z. B. eine Zone länger stimulieren (zeitliches Summieren der Reize) und mit zusätzlichen Zonen ergänzen (räumliches Summieren).
- Probieren Sie aus, welche Zonenkombination am effektivsten ist. Doch bedenken Sie auch, dass es eine gewisse Zeit dauern kann, bevor eine Zone aktiviert ist. Dies ist individuell verschieden und kann auch von Zone zu Zone unterschiedlich sein.
- Ein Seitenwechsel bietet sich ebenfalls an, bei der Rückkehr zur vorherigen Seite ist häufig die Zone leichter zu aktivieren.
- Lösen Sie die Zone am unteren Drittel des medialen Randes des Schulterblattes (der Rand der zur WS zeigt) aus, wenn Sie die gewünschte Stellung des Schulterblattes unterstützen wollen. Probieren Sie dies auch in Kombination mit der Zone am Epikondylus.
- Oder kombinieren Sie die Zone am Epikondylus mit der Zone des Akromions oder der Rumpfzone. Versuchen Sie weitere Kombinationsmöglichkeiten.

6.1.5 Häufige Ausweichbewegungen

Ausweichbewegungen kommen fast in jeder Therapiesituation vor. Das Kind ist gewohnt, sich in seinen, durch die Bewegungsstörung bedingten, „Ersatzmustern" zu halten und zu bewegen. Sein ZNS stellt diese Muster solange zur Verfügung, bis es einen Zugang zu den angeborenen Bewegungsprogrammen und somit zu den präformierten Mustern erlangt. Die folgenden Ausweichbewegungen sollen helfen, das Therapieziel zu formulieren und diesen Zugang zu erschließen.

Im Schultergelenk

- Der Ellenbogen schiebt den Schultergürtel auf die Schulter der Hinterhauptsseite und diese Schulter drückt auf die Unterlage.
- Das Schultergelenk der Gesichtsseite wird dem Ohr angenähert. Dies passiert häufig, wenn der Kopf festgehalten wird und der Ellenbogen den Kontakt zur Unterlage verliert.
- Der Kopf wird zwischen die Schultern gezogen oder die Schultern werden zum Kopf gezogen, in beiden Fällen wird der Abstand zwischen Kopf und Schultern klein.

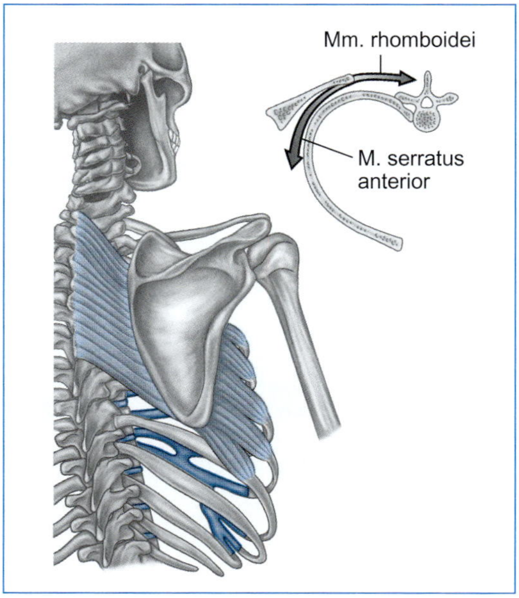

Abb. 6.4 M. serratus anterior, reziproke Anordnung mit den Mm. rhomboidea [G461]

6

- Der Arm wird nach vorn geschoben oder der Rumpf rutscht nach hinten, es nähert sich das Schultergelenk der Unterlage an. Dies ist mit Einziehungen des Gewebes und Hautfalten auf der Oberseite des Schultergelenkes verbunden (➤ Abb. 6.5).
- Wird der Schultergürtel nicht aufgerichtet, sondern nur über den Ellenbogen nach vorn geschoben, so verringert sich der Abstand zwischen dem Rumpf und dem Oberarm und es entsteht eine tiefe Falte zwischen der seitlichen Rumpfwand und dem Oberarm.

Im Ellenbogen und Unterarm

- Der Ellenbogen verliert seine Ausgangsposition und wird gestreckt. Das Schultergelenk nähert sich der Unterlage an und der Arm wird nach vorne geschoben, sodass das Handgelenk und die Handwurzel belastet werden (➤ Abb. 6.5).
- Der Ellenbogen wird vermehrt gebeugt, dabei wird die Schulter hochgezogen.
- Die Innenseite des Ellenbogens (Epicondylus humeri) hat keinen Kontakt mehr zur Unterlage.
- Der Unterarm wird nach außen gedreht und liegt auf der Elle auf oder wird gebeugt und ganz abgehoben.

6

In der Hand

- Der Daumen wird in die Handfläche eingeschlagen, es kommt zur Faust mit gebeugtem Handgelenk und ulnarer Abduktion (zur Kleinfingerseite).
- Die Mittelhand wird eng, der Abstand zwischen Daumenballen und Kleinfingerballen verringert sich.

PRAXISTIPP

Bei Ausweichbewegungen können folgende Maßnahmen durchgeführt werden.

- Den Auslösungsdruck an der Epikondyluszone reduzieren oder verstärken.
- Die Zonenkombination variieren, proximale und distale Zonen verbinden.
- Die Auslösungsreize zeitlich und räumlich summieren, mehrere Zonen und die Dauer der Reizsetzung nutzen.
- Gezielten Widerstand gegen aktivierte Bewegungen in anderen Teilmustern geben.
- Zur Entfaltung der Mittelhand kann eine harte Rolle in die Hand gegeben werden. Der Durchmesser sollte so bemessen sein, dass sich Daumen und Zeigefinger in einem geringen Abstand gegenüber stehen. Die Handinnenfläche sollte einen gleichmäßigen Kontakt mit der Rolle haben.

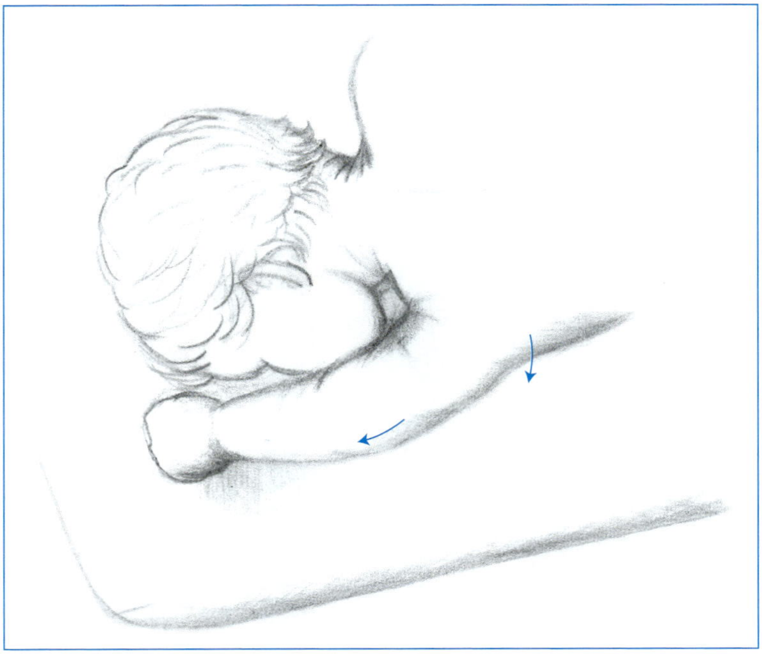

Abb. 6.5 Beispiel einer Ausweichbewegung des gesichtsseitigen Armes. Die Pfeile weisen auf die Streckung des innenrotierten Armes, der gefausteten Hand und die Bewegung des Schultergelenkes zur Unterlage hin. [L286]

6.2 Halswirbelsäule und Kopf

MERKE

In einer optimalen Ausgangslage liegt der Kopf seitlich auf dem Tuber frontale und ist ca. 30° um die Längsachse der Wirbelsäule gedreht. Dabei sind die Nase und der Mund des Kindes frei, sodass die Atmung nicht behindert wird (➤ Abb. 5.3). Die Bewegung des Kopfes startet demzufolge in einer asymmetrischen Ausgangslage.

Vergleichbare Bewegungsmuster sind in der **spontanen motorischen Entwicklung** für den Hals und den Kopf die folgenden:

- Bereits mit acht Wochen kann ein Kind den Kopf in der Bauchlage ohne Reklination in die Körperlängsachse einstellen.
- In der Regel kann ein Kind bereits am Ende des dritten Monats seinen Kopf ca. 30° unabhängig vom Körper nach rechts und links ohne seitliche Neigung im oberen Kopfgelenk drehen. Die Blickwendung im Reflexkriechen von etwa 30° zu beiden Seiten entspricht der spontanen Augenbewegung am Ende des dritten Lebensmonats.
- Die seitliche Bewegung des Unterkiefers ist vergleichbar mit der Mahlbewegung beim Kauen, die im sechsten Lebensmonat beginnt.

6.2.1 Bewegungen aus der Ausgangslage

Mit der Lage des Kopfes auf dem **Tuber frontale** entsteht eine gute Voraussetzung für die zu erwartende Drehung des Kopfes von der Gesichts- zur Hinterhauptsseite. Durch die Aktivierung streckt sich die Halswirbelsäule, insbesondere auch im Bereich des Übergangs zum Kopf. Und der Kopf wird frei zur Drehung.

6.2.2 Beobachtungsmerkmale für die Bewegungsantworten

Anmerkung: Das gesamte Bewegungsmuster des Reflexkriechens setzt sich aus vielen Teilmustern zusammen. Bei diesem Teilmuster stellen sich die Halswirbelsäule und der Kopf aktiv in die Ausgangslage ein, der Kopf dreht von der Gesichts- zur Hinterhauptsseite; entscheidend ist, wie das geschieht.

Die hier beschriebenen Beobachtungsmerkmale für die Halswirbelsäule sollen Ihnen helfen, sich im gesamten Bewegungsmuster auf diesen Teilbereich zu konzentrieren.

PRAXISTIPP

- Wählen Sie ein oder zwei Merkmale aus, die Sie als Ziel für die jeweilige Therapiesitzung erreichen möchten, und behalten Sie diese während der Behandlung im Blick.
- Es ist hilfreich, den eigenen „Standort" zum Kind/Patienten so zu wählen, dass ein guter Blick auf das Teilmuster und die gewählten Beobachtungsmerkmale möglich ist.
- Vergessen Sie jedoch trotz Beschränkung auf Teilbereiche das gesamte Muster nicht.

- Der Hals streckt sich, gemeint ist damit das optisch wahrnehmbare Längerwerden, das sich auch auf den seitlichen Halsbereich erstreckt.
- Der Kopf bleibt mit dem Tuber frontale der Hinterhauptsseite in Kontakt mit der Unterlage. Zu sehen ist dies nach der Therapie an einer leichten Rötung.
- Die ventrale (vordere) Halsregion strafft sich, wenn die Aufrichtung des Schultergürtels auf den Arm der Gesichtsseite erfolgt, der Abstand zwischen Kinn und Zungenbein vergrößert sich.
- Auf der dorsalen Seite werden die Übergänge von der Halswirbelsäule zum Kopf und von der Brust- zur Halswirbelsäule ohne Überstreckung oder Buckeln gestreckt.
- Das Kind schließt den Mund und schluckt. Das kann man hören. Der Säugling hört dann kurzzeitig auf zu schreien.
- Der Unterkiefer bewegt sich leicht zur Hinterhauptsseite. Dies kann man tasten. Diese seitliche Bewegung des Unterkiefers ist der Mechanik des Kiefergelenkes entsprechend von geringem Ausmaß, etwa wie beim Kauen.
- Während der Aktivierung stellt sich der Kopf aktiv in die Körperlängsachse ein. Die Streckung der Halswirbelsäule erfolgt auf dem Weg der Kopfdrehung von der Gesichtsseite über die Körpermitte zur Hinterhauptsseite (➤ Abb. 5.4).
- Zu den Antworten im orofazialen Bereich gehört, dass die Augen zur Hinterhauptsseite bewegt

werden. Der Mund schließt sich, der Unterkiefer wird geringfügig zur Hinterhauptsseite bewegt und das Kind schluckt. Dieses **orofaziale Bewegungsmuster** scheint abhängig von der aktivierten Antwort des Armes auf der Gesichtsseite zu sein, denn es zeigt sich am intensivsten bei optimalem Stützen des gesichtsseitigen Armes am Ende der Standphase, wenn die Hand greift und die Drehung des Kopfes zur Hinterhauptsseite durch den gezielten Führungswiderstand verzögert wird (eigene Beobachtung).

PRAXISTIPP

- Soll sich der Kopf aktiv zur Hinterhauptsseite drehen, setzten Sie einen Führungswiderstand und achten Sie darauf, dass die Drehung über die Stirn erfolgt.
- Achten Sie darauf, ob das Kind schluckt, das ist bei Säuglingen gut zu beobachten. Sie können es hören, denn der Säugling hört auf zu schreien. Außerdem können Sie sehen, wenn die Unterlage nach der Therapie trocken ist.

6.2.3 Häufige Ausweichbewegungen

MERKE

Nicht nur Eltern fällt die Kopfeinstellung des Kindes während der Therapie schwer. Auch für Therapeuten ist es häufig eine Herausforderung. Zeigt das Kind in seinem spontanen Verhalten eine Seitneigung oder Reklination des Kopfes, wird es diese ihm bekannte Haltung auch im Reflexkriechen versuchen einzunehmen.

Ausweichbewegungen kommen fast in jeder Therapiesituation vor. Das Kind ist gewohnt, sich in seinen, durch die Bewegungsstörung bedingten, „Ersatzmustern" zu halten und zu bewegen. Sein ZNS stellt diese Muster solange zur Verfügung, bis die angeborenen Programme und präformierten Muster verfügbar sind. Die folgenden Ausweichbewegungen sollen helfen, das Therapieziel zu formulieren und diesen Zugang zu erschließen.

- Die Halswirbelsäule (HWS) und der Kopf bewegen sich in eine Überstreckung, dabei wird der Kopf in den Nacken gedrückt (rekliniert), es bilden sich Hautfalten im Übergang zwischen HWS und Kopf (➤ Abb. 6.6).
- Der Kopf liegt auf der Hinterhauptsseite auf der Wange und nicht seitlich auf dem Tuber frontale auf der Unterlage auf.
- Der Kopf neigt sich zur Seite und weicht aus der Körperlängsachse ab. Spätestens nach der Therapie ist die nicht korrekte Auflage des Kopfes an der Rötung der Haut im Bereich der Wange zu erkennen (➤ Abb. 6.7).
- Eine verstärkte Seitneigung der Halswirbelsäule zeigt sich an den Falten oder Einziehungen im seitlichen Übergang von Hals und Schulter (➤ Abb. 6.7).
- Der Kopf stützt sich auf der Unterlage ab und wird vermehrt gebeugt; das Kinn wird dabei zur Brust gezogen. Dies ist an dem Übergang von der Hals- zur Brustwirbelsäule zu sehen. Die Wirbelsäule buckelt in diesem Abschnitt.

PRAXISTIPP

Bei Ausweichbewegungen können folgende Maßnahmen durchgeführt werden.

- Achten Sie darauf, dass der Kopf auf dem Tuber frontale liegen bleibt.
- Halten Sie möglichst diese labile Position des Kopfes während der Behandlung aufrecht.
- Führen Sie den Kopf mit dosiertem Widerstand, denn Sie nehmen auf diese Weise Einfluss auf die Optimierung der Mund-, Augen- und Schluckmotorik.
- Mit dem Widerstand gegen die Kopfdrehung verstärken Sie über die zeitliche Summierung der Reize die Bewegungsqualität des gesamten Lokomotionsmusters.
- Überprüfen Sie während der gesamten Therapie die Position des Kopfes und die Einstellung der HWS

6.3 Wirbelsäule und Rumpf

MERKE

- Die Bewegungen von Hals- und Brustwirbelsäule, Kopf, Becken und den übrigen Extremitäten stehen in engem Zusammenhang mit der Aufrichtung im Schultergürtelbereich.
- Beim Ellenbogenstütz erfolgt die Aufrichtung auf den stützenden Arm mit dem Ziel der Fortbewegung des Rumpfes zum Stützpunkt Ellenbogen.

Dem Rumpf und insbesondere der Wirbelsäule kommt im Lokomotionsmuster des Reflexkriechens eine entscheidende Bedeutung zu, denn bei Bewe-

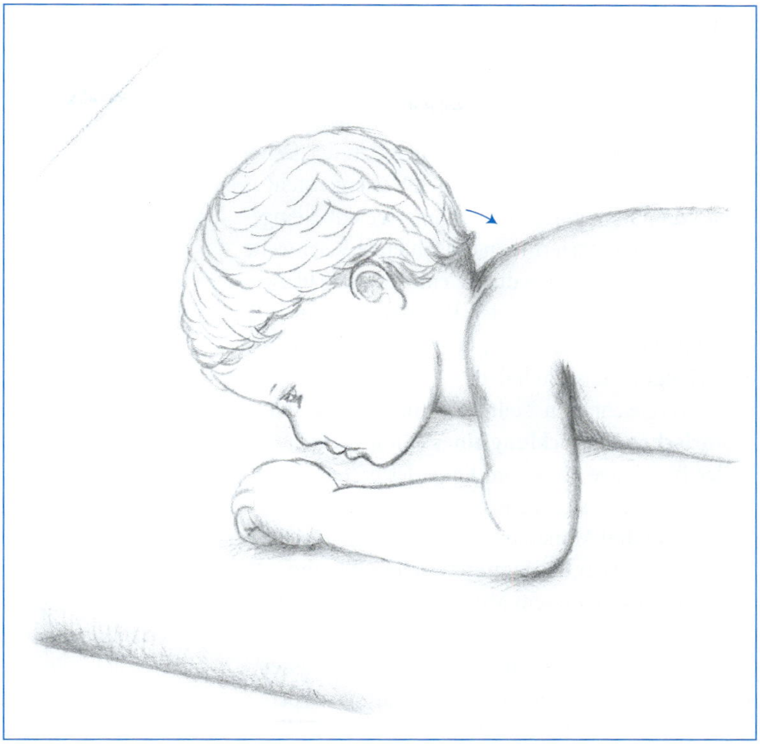

Abb. 6.6 Beispiel einer Ausweichbewegung des Kopfes. Der Pfeil zeigt die Richtung der Kopfbewegung an. Der Kopf liegt im Bereich der Wange und des Unterkiefers auf der Unterlage auf. [L286]

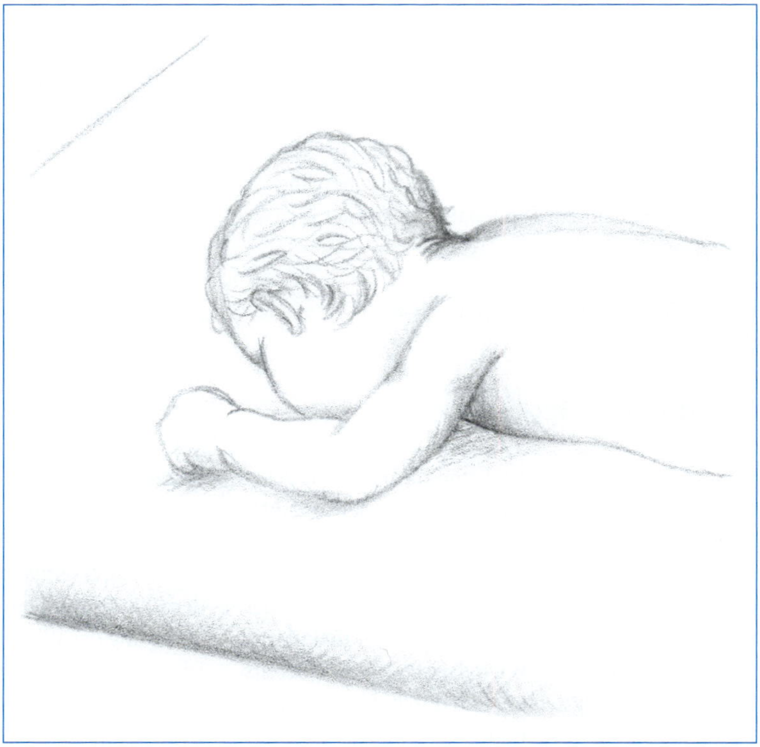

Abb. 6.7 Beispiel einer Ausweichbewegung des Halses. An den Falten auf der Hinterhauptsseite ist die Seitneigung des Kopfes zu erkennen. [L286]

gungen der Extremitäten und des Kopfes sowie bei zielgenauen feinmotorischen Funktionen ist die Haltung im Rumpf eine unverzichtbare Voraussetzung. Ebenso ist zu bedenken, dass die freie Beweglichkeit der Wirbelsäule in direkter Beziehung zu der freien Beweglichkeit der Schulter- und Hüftgelenke steht.

Ist die Bewegung im Schultergelenk eingeschränkt, kompensiert man die fehlende Reichweite des Armes nach oben durch eine Ausweichbewegung des Rumpfes und der Wirbelsäule, um z. B. sich die Haare zu kämmen oder eine Tasse aus einem Hängeschrank zu holen.

Die vergleichbaren Teilmuster in der **spontanen motorischen Entwicklung eines Kindes** zeigen sich in der Bauchlage etwa vom Ende des ersten Trimenons bis in die ersten Lebensjahre.

- Mit etwa drei Monaten benutzt ein Kind das Bewegungsmuster des **Symmetrischen Ellenbogenstützes.** In diesem Muster wird die Wirbelsäule gestreckt und aufgerichtet. Das Becken hat zu diesem Zeitpunkt die Beugehaltung verlassen.
- Die Drehung von Oberkörper und Unterkörper erscheint in der Regel erstmals mit viereinhalb Lebensmonaten im Bewegungsmuster des **Einzelellenbogenstützes.**
- Die **Umstellung der Atmung** bei muskulär gehaltenem unterem Brustkorb und mit Abspreizung (Abduktion) der Rippen bei der Einatmung wird in der Regel erst mit Abschluss der differenzierten **Funktion des Zwerchfells** mit drei bis sieben Jahren spontan eingesetzt, wenn der Übergang von der Bauch- zur Rippenatmung erfolgt [2].

6.3.1 Bewegungen aus der Ausgangslage

Schulter- und Beckengürtel

Schulter- und Beckengürtel sind durch die vorgegebenen Winkelstellungen des Armes auf der Gesichtsseite und des Beines auf der Hinterhauptsseite schräggestellt. Diese **Schrägstellung** der **beiden Gliedergürtel** erfolgt in der frontalen und in der transversalen Ebene gegensinnig. Die **Muskulatur** und die **Faszien der Wirbelsäule** werden bereits durch diese Schrägstellung und durch die vorgegebene Kopfdrehung **vorgedehnt** und in eine günstige Funktionsbereitschaft gebracht (➤ Abb. 5.4). Es kommt bereits durch die Ausgangslage zu einer unterschiedlichen Drehung und seitlichen Neigung in den einzelnen Wirbelsäulenabschnitten.

Wirbelsäule

- Durch die Drehung des Kopfes ist die **Halswirbelsäule** zur Gesichtsseite geneigt. Damit der Kopf in der Körperlängsachse eingestellt bleiben kann, erfolgt die Ausgleichsbewegung vorwiegend in den Gelenken zwischen dem ersten Halswirbel (Atlas) und dem Hinterhaupt (Os occipitale) [14].
- Die **Lendenwirbelsäule** ist durch die Ausgangslage des hinterhauptsseitigen Beines zur Hinterhauptsseite geneigt. In der Brustwirbelsäule erfolgt der Ausgleich dieser gegensinnig geneigten Wirbelsäulenabschnitte.

Die Wirbelsäule ist demzufolge in ihrer Gesamtheit um die Körperlängsachse gegenläufig gedreht, und man kann davon ausgehen, dass ihre Muskeln und Faszien auf diese Weise einem Dehnungsreiz ausgesetzt sind.

6.3.2 Verstärken der Bewegungsantwort am Rumpf

Während der Aktivierung des Lokomotionsmusters wird die Vordehnung erhöht. Dies geschieht im Wesentlichen durch die gegenläufige Bewegungsantwort von Kopf und Becken. Der Drehung des Kopfes zur Hinterhauptsseite wird Widerstand entgegengesetzt und damit eine Reizverstärkung, ein zeitliches Summieren der Reize, hervorgerufen.

Becken

Das Becken wird extendiert und richtet sich auf das hinterhauptsseitige Bein auf. Insbesondere während der Stand-/Stoßphase des Beines verstärkt sich die Streckung der Wirbelsäule auf der Hinterhauptsseite. Die Hals- und die Lendenwirbelsäule sind die beweglichsten Abschnitte, deshalb ist hier auch die Bewegung am deutlichsten sichtbar (➤ Abb. 6.8).

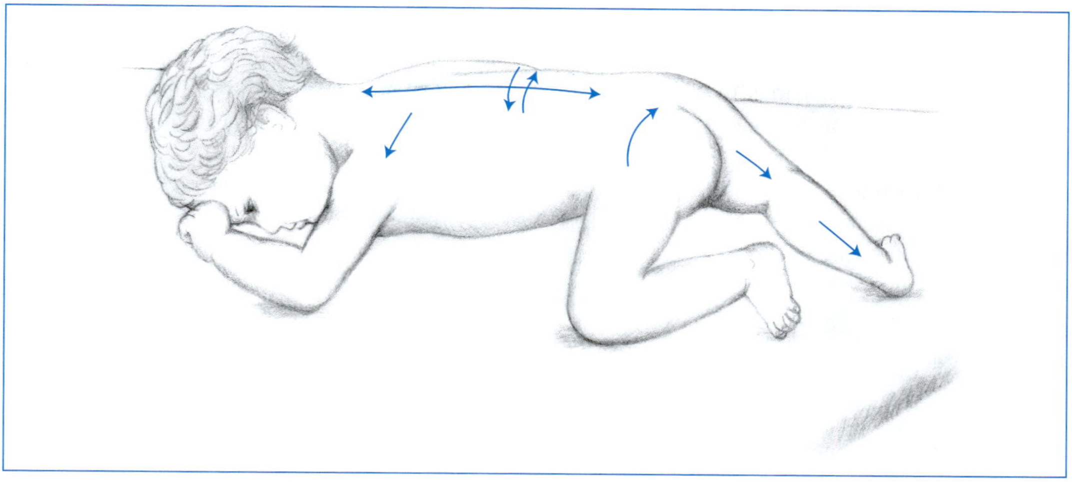

Abb. 6.8 Dreh-Streckbewegung der Wirbelsäule bei Aufrichtung des Beckens auf das Bein der Hinterhauptsseite und Aufrichtung des Schultergürtels auf den Arm der Gesichtsseite. Im Übergang von der Brust- zur Lendenwirbelsäule wird eine Gegenbewegung ausgeführt. [L286]

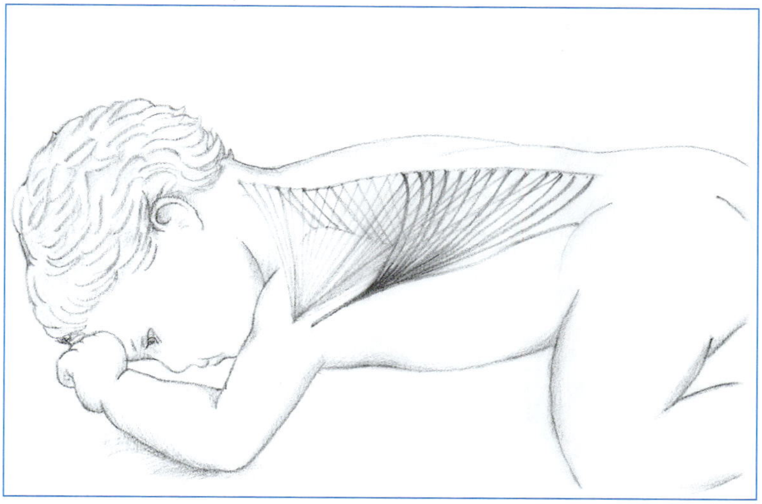

Abb. 6.9 Verlauf und Zugrichtung der Schulter- und Rückenmuskulatur bei der Aufrichtung auf den Arm der Gesichtsseite (Punktum fixum) [L286]

Ohne die vorgegebene Ausgangslage des gesichtsseitigen Ellenbogens und des aktivierten Bewegungsmusters des Armes würde sich der Brustkorb bei einer Seitneigung der Wirbelsäule zu der geneigten Seite fußwärts (kaudal) bewegen. Diese Bewegung kommt jedoch im Reflexkriechen nicht zustande, denn es wird, wie bereits bei der Beschreibung des Armmusters auf der Gesichtsseite deutlich wurde, der Ellenbogen in der Standphase zum Stützpunkt (Punktum fixum), sodass sich der Schultergürtel und der Brustkorb auf den Arm aufrichten und somit zum beweglichen Teil (Punktum mobile) werden (➤ Abb. 6.9).

Eine optimale Aufrichtung kann nur zustande kommen, wenn der Arm während der gesamten Aufrichtung Stützpunkt bleibt. Erst dann kann die ventrale Muskulatur ihre Aufgabe übernehmen, den Rumpf gegen die Schwerkraft aufzurichten und ihn in der Koordination mit der Schulterblatt-/Rumpfmuskulatur auf den Arm zu bewegen. Dabei kommt es zur vertieften Atmung mit der Erweiterung der Zwischenrippenräume und zur Vergrößerung des sagittalen Durchmessers des Brustkorbes (Abstand zwischen dem Brustbein und Brustwirbelsäule).

Kam es bereits durch die Ausgangslage zur gespannten Funktionsbereitschaft des myofaszialen Systems in der Wirbelsäule und im Rumpf, so wird durch die weitere gezielte Stimulierung diese Spannung erhöht. Stellt man sich den dreidimensionalen Verlauf der Wirbelsäulenmuskulatur und der Faszienzüge vor (➤ Abb. 6.10), so besteht dieser gespannte Bogen aus vielen kleinen Energieträgern, die wie gespannte Federn bei der Streckung in die Körperlängsachse mit Komponenten der Drehung und Seitneigung einen kräftigen Impuls geben. Die vielen kleinen Einzelbewegungen können von außen nicht unterschieden werden. In der Praxis muss man sich auf die Beurteilung einzelner Abschnitte der Wirbelsäule beschränken. Die Summe aller Bewegungen kann allerdings in der Streckung/Bewegung/Haltung der Wirbelsäule beurteilt werden. Das Wissen über die Funktionszusammenhänge ermöglicht Rückschlüsse auf die Qualität der Einzelbewegungen.

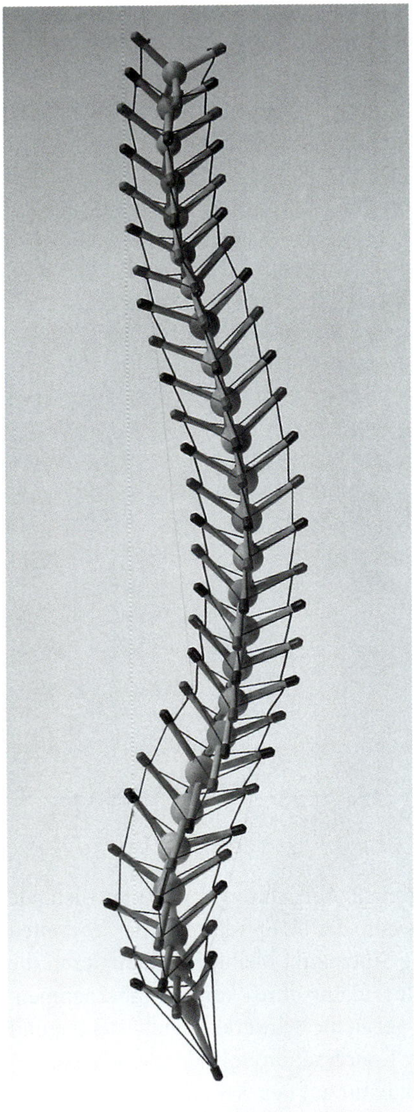

Abb. 6.10 Modell der Wirbelsäule mit vereinfachter Mechanik: Struktur reagiert auf kleinste Veränderung der Spannung entlang der elastischen Bänder (entsprechen der autochthonen Muskulatur) mit einer Deformation der gesamten Struktur. [G461]

Das Aktivieren der Wirbelsäulenfunktion ist für die Lokomotion und die Reflexlokomotion wichtig (spinaler Lokomotionsgenerator) [16].

MERKE

Die Wirbelsäule gibt mit ihren myofaszialen Strukturen, die einem gespannten Bogen gleichen, einen kräftigen Impuls bei der Streckung in die Körperlängsachse.

Übergang von der Brust- zur Lendenwirbelsäule

Der dritte Lenden- und der zwölfte Brustwirbel sind wesentlich im oben genanntem Ablauf beteiligt.

- Der dritte Lendenwirbel bildet den **Scheitelpunkt** der Lendenlordose. Im Gegensatz zum vierten und fünften Lendenwirbel, die eher statisch mit dem Becken verbunden sind, bildet der dritte Lendenwirbel das Punktum mobile für die vom Kreuzbein und vom Darmbein aufsteigenden Muskeln. Ferner stellt er das Punktum fixum für die vom Bereich der Brustwirbelsäule abwärts ziehenden Muskeln dar. Er wird sozusagen zur Schaltstelle in der Wirbelsäulenbewegung. Auf der ventralen Seite setzt das Zwerchfell mit seinen absteigenden Fasern (erster bis dritter Lendenwirbel) an.
- Der zwölfte Brustwirbel markiert den **Grenzpunkt** zwischen der Kyphose der Brustwirbelsäule und der Lordose der Lendenwirbelsäule und wird in der Literatur als vergleichsweise bewegliches Element beschrieben [14]. Er hat dorsal keine nennenswerten Muskelansätze. Die Muskeln ziehen dorsal am Bogen vorbei. Auf der ventralen Seite gehört er zum Ursprungsgebiet des M.

psoas major (zwölfter Brustwirbel bis dritter Lendenwirbel).

MERKE

Die unterschiedliche Seitneigung und Drehung von Brust- und Lendenwirbelsäule, die durch die Ausgangslage bedingt sind, verstärkt die Aktivierung der Segmente des thorakolumbalen Übergangs (➤ Abb. 6.8).

6.3.3 Beobachtungsmerkmale für die Bewegungsantworten des Brustkorbes

Anmerkung: Das gesamte Bewegungsmuster des Reflexkriechens setzt sich aus vielen Teilmustern zusammen. Bei diesem Teilmuster streckt sich die Brustwirbelsäule in die Körperlängsachse; entscheidend ist, wie das geschieht.
Die hier beschriebenen Beobachtungsmerkmale für die Brustwirbelsäule sollen Ihnen helfen, sich im gesamten Bewegungsmuster auf diesen Teilbereich zu konzentrieren.

PRAXISTIPP

- Wählen Sie ein oder zwei Merkmale aus, die Sie als Ziel für die jeweilige Therapiesitzung erreichen möchten, und behalten Sie diese während der Behandlung im Blick.
- Es ist hilfreich, den eigenen „Standort" zum Kind/Patienten so zu wählen, dass ein guter Blick auf das Teilmuster und die gewählten Beobachtungsmerkmale möglich ist.
- Vergessen Sie jedoch trotz Beschränkung auf Teilbereiche das gesamte Muster nicht.

- Infolge des Verlaufs der Wirbelsäulenmuskulatur streckt sich bei der Aktivierung dieser Wirbelsäulenabschnitt mit den Komponenten der Rotation und Seitneigung in die Körperlängsachse.
- Die Streckung ist in der Veränderung der Seitneigung der Lenden- und Brustwirbelsäule zu sehen.
- Die Dornfortsätze stellen sich dabei zur Mitte ein. Der sagittale Durchmesser zwischen Brustbein und Wirbelsäule vergrößert sich.
- Es kommt zur vertieften Atmung, das Atemvolumen vergrößert sich.

6.3.4 Verstärken der Bewegungsantwort durch gezielte Widerstände

Die Kopfführung und der gezielte Widerstand gegen die Kopfdrehung sind ein Teil der Aktivierung der Wirbelsäule. Der kurzen Nackenmuskulatur im Übergang der Halswirbelsäule zum Kopf kommt dabei eine besondere Bedeutung zu, denn diese Muskulatur reagiert schon auf eine geringfügige Dehnung und ist für die Regulierung der Körperhaltung mitverantwortlich.

Mit der **Kopf- und Beckenführung** sowie den **Widerständen** gegen die Schrittbewegungen, z. B. des Beines auf der Gesichtsseite oder des Armes auf der Hinterhauptsseite, kann die vorher beschriebene Bewegung der Wirbelsäule stimuliert und verstärkt werden. Die auf der Vorderseite der Wirbelsäule (ventral) gelegenen Muskeln der Halswirbelsäule und der Lendenwirbelsäule übernehmen bei der Streckung der Wirbelsäule im Lokomotionsmuster des Reflexkriechens die Funktion der Aufrichtung gegen die Schwerkraft.

Die Aufrichtung des Schultergürtels auf den Arm der Gesichtsseite und des Beckens auf das Bein der Hinterhauptsseite verstärken durch die **entgegengesetzten Stützpunkte** die Streckung der Wirbelsäule (➤ Abb. 6.8).

MERKE

- Mit dem Widerstand gegen die Kopfdrehung wirken Sie verstärkend auf die Aktivierung der Wirbelsäule ein, denn der Übergang von der HWS zum Kopf ist für die Regulierung der Körperhaltung mit verantwortlich.
- Der myofasziale Bereich des Übergangs reagiert schon auf geringfügige Dehnung.

6.3.5 Schulterblatt als Bindeglied zwischen Wirbelsäule, Brustkorb und Arm

Das Schulterblatt der Gesichtsseite ist in der vorher beschriebenen streckenden Bewegung der Wirbelsäule ein wichtiges Bindeglied zwischen der Wirbelsäule, dem Brustkorb und dem Arm auf der Gesichtsseite. Es bildet einerseits mit der Gelenkpfanne, die über den Oberarmkopf des stützenden Armes gleitet, den beweglichen Teil des Schultergelenkes und andererseits wird es für den Brustkorb und die Wirbelsäule zum Fixpunkt bei der Bewegung zum Arm. Für die Muskulatur des Schulterblatts ergibt sich daraus eine erhebliche Anforderung zwischen Halten und Bewegen (➤ Abb. 6.2).

Die Funktionseinheit zwischen stützendem Arm und Brustkorb wird im Wesentlichen durch das Schulterblatt aufrechterhalten. In der Dynamik der Aufrichtung auf den Arm leistet das Schulterblatt (Skapula) einen entscheidenden Beitrag zum Erhalt des posturalen Gleichgewichts. Es hat bei dieser Aufrichtung eine Schlüsselfunktion, denn der Brustkorb gleitet an der postural gesicherten Skapula in Richtung Arm.

MERKE

- Die Bewegungsfreiheit und die gleichzeitige posturale Stabilität der Skapula sind ausschlaggebend für die Vielfalt, die unsere Arme und Hände ausführen.
- Gelingt es, das posturale Gleichgewicht in der Einstellung der Skapula im Reflexkriechen zu optimieren, ist eine Voraussetzung geschaffen für die Bewegungsfreiheit des Schultergelenkes.
- Daraus resultiert die Funktionsfreiheit der Arme und Hände auch in aufgerichteter Körperposition

Die Bauchmuskulatur ist zusammen mit dem M. pectoralis bei der Gewichtsverlagerung des Rumpfes zum stützenden Arm stark gefordert, denn die gerade und die schräge Bauchmuskulatur halten gegen die Schwerkraft und bewegen den Rumpf zum Arm.

Der sagittale Durchmesser zwischen Brustbein und Wirbelsäule vergrößert sich und die Zwischenrippenräume weiten sich. Die vertiefte Atmung lässt auf eine Veränderung der Zwerchfellfunktion schließen, denn durch die aktivierte gerade und schräge Bauchmuskulatur sowie durch die Muskulatur, die den thorakolumbalen Übergang absichert, entsteht für das Zwerchfell die erforderliche Abstützmöglichkeit zur vertieften Atmung. Die physiologische Funktion des Zwerchfells wirkt auch auf die **Längsspannung des Ösophagus** (Speiseröhre) ein und unterstützt die Schließmuskulatur besonders beim Übergang zum Magen. Ist die Funktionseinheit zwischen Zwerchfell und Bauchmuskulatur ungenügend ausgeprägt, kann es zum Zurückfließen der Nahrung kommen, dem **Reflux.**

MERKE

- Besteht ein Reflux, bietet sich das Lokomotionsmuster des Reflexkriechens an, um die Funktionseinheit zwischen Zwerchfell und Bauchmuskulatur zu aktivieren.
- Die Erfahrung zeigt, dass auf diese Weise der Verschlussmechanismus zum Mageneingang günstig zu beeinflussen ist.

6.3.6 Beobachtungsmerkmale für die Bewegungsantworten des Rumpfes

Anmerkung: Das gesamte Bewegungsmuster des Reflexkriechens setzt sich aus vielen Teilmustern zusammen. Bei diesem Teilmuster streckt sich der Rumpf, er hebt sich leicht von der Unterlage ab und wird zum Arm der Gesichtsseite bewegt; entscheidend ist, wie das geschieht.

Die hier beschriebenen Beobachtungsmerkmale für den Rumpf sollen Ihnen helfen, sich im gesamten Bewegungsmuster auf diesen Teilbereich zu konzentrieren.

PRAXISTIPP

- Wählen Sie ein oder zwei Merkmale aus, die Sie als Ziel für die jeweilige Therapiesitzung erreichen möchten, und behalten Sie diese während der Behandlung im Blick.
- Es ist hilfreich, den eigenen „Standort" zum/am Kind/Patienten so zu wählen, dass ein guter Blick auf das Teilmuster und die gewählten Beobachtungsmerkmale möglich ist.
- Vergessen Sie jedoch trotz Beschränkung auf Teilbereiche das gesamte Muster nicht.

- Die Brustwirbelsäule und der Rumpf strecken sich, dabei flacht sich eine verstärkte Kyphose der Brustwirbelsäule ab. Becken und Kopf bewegen sich dabei geringfügig in entgegengesetzte Richtung.
- Die Interkostalräume weiten sich, dies ist deutlich auf der Hinterhauptsseite im unteren Abschnitt des Brustkorbes zu sehen.
- Der sagittale Durchmesser zwischen Brustbein und Wirbelsäule vergrößert sich. Die Ein- und besonders die Ausatmung vertiefen sich. Die Atembewegung wird bis zum Unterbauch und dem Übergang der Lendenwirbelsäule zum Becken sichtbar.

6

- Die vordere und seitliche Bauchmuskulatur spannt sich, jedoch wird dabei die Taille nicht eingezogen. Der Abstand zwischen dem unteren Brustkorbrand und dem Beckenkamm wird größer.
- Infolge des Verlaufs der Wirbelsäulenmuskulatur streckt sich bei der Aktivierung dieser Wirbelsäulenabschnitt in die Körperlängsachse bei gleichzeitiger Rotation und Seitneigung.
- Die Streckung ist in der Veränderung der Seitneigung der Lenden- und Brustwirbelsäule zu sehen.
- Die Dornfortsätze stellen sich dabei zur Mitte ein. Der sagittale Durchmesser zwischen Brustbein und Wirbelsäule vergrößert sich.
- Es kommt zur vertieften Atmung, das Atemvolumen vergrößert sich.

6.3.7 Häufige Ausweichbewegungen

Ausweichbewegungen kommen fast in jeder Therapiesituation vor. Das Kind ist gewohnt, sich in seinen, durch die Bewegungsstörung bedingten, „Ersatzmustern“ zu halten und zu bewegen. Sein ZNS stellt diese Muster solange zur Verfügung, bis es einen Zugang zu den angeborenen Bewegungsprogrammen und somit zu den präformierten Mustern erlangt. Die folgenden Ausweichbewegungen sollen helfen, das Therapieziel zu formulieren und diesen Zugang zu erschließen.

- Die Brustwirbelsäule kyphosiert und wird rund. Besonders häufig weicht die Wirbelsäule auch nur in den Übergängen von der Brustwirbelsäule zur Halswirbelsäule und der Brustwirbelsäule zur Lendenwirbelsäule aus. Es treten dann die Dornfortsätze deutlich hervor (➤ Abb. 6.11).
- In den Übergängen der Brust- zur Hals- und Lendenwirbelsäule kann es zu einer Überstreckung kommen. Diese zeigt sich an Einziehungen in den genannten Bereichen und einem tiefen Absinken der Dornfortsätze (➤ Abb. 6.11).
- Häufig kommt es in der mittleren Brustwirbelsäule zwischen den Schulterblättern zu einer Überstreckung, die ein Absinken dieses Wirbelsäulenabschnitts zur Folge hat. Die Auswirkungen sind auf der ventralen Seite zu sehen, denn der Brustkorb wird im Bereich des Brustbeines zur Unterlage geschoben. Deutlich wird dabei die nicht koordinierte Bauchmuskulatur sichtbar, denn auch der Bauch liegt platt auf der Unterlage und beult seitlich aus.
- Die Wirbelsäule weicht seitlich aus der Längsachse ab.

PRAXISTIPP

Bei Ausweichbewegungen können folgende Maßnahmen durchgeführt werden.

- Reduzieren Sie oder verstärken Sie den Auslösedruck, z. B. am Epikondylus des Gesichtsarmes oder an anderen Zonen.

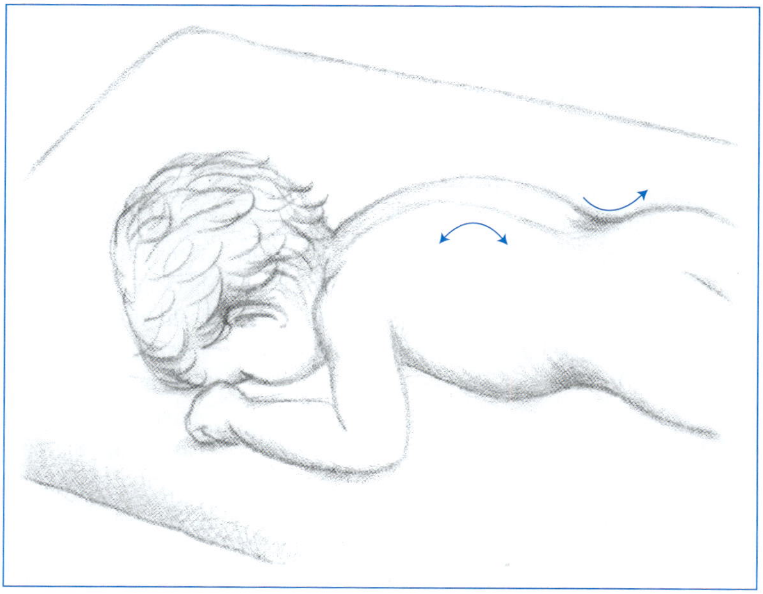

Abb. 6.11 Ausweichbewegung: Die Brustwirbelsäule zeigt eine starke Kyphose und die Lendenwirbelsäule eine vermehrte Lordose. [L286]

- Probieren Sie weitere Zonen aus und variieren Sie ihre Kombination.
- Nutzen Sie die Rumpfzone und damit eine direkte Einwirkung auf die autochthone Wirbelsäulenmuskulatur.
- Korrigieren Sie ggf. die Ausgangslage und die Kopfeinstellung.

6.4 Lendenbereich und Becken

MERKE

Die Aufrichtung des Beckens auf das Bein der Hinterhauptsseite und seine Bewegung auf der Gesichtsseite in Richtung des stützenden Armes erfolgt in allen drei Bewegungsebenen. Der Arm auf der Gesichtsseite und das Bein auf der Hinterhauptsseite übernehmen eine stützende Funktion und gewährleisten die Aufrichtung. Die Fortbewegung erfolgt vom hinterhauptsseitigen Bein zum gesichtsseitigen Arm.

Halten und Bewegen fein abgestimmt zuzulassen, kennzeichnet die Muskelfunktionen dieses Körperabschnitts. Diese differenzierten Funktionen sind abhängig von dem stützenden Arm auf der Gesichtsseite und dem stützenden Bein auf der Hinterhauptsseite, denn zwischen diesen beiden Polen erfolgt die Aufrichtung und die Fortbewegung des Körpers (➤ Abb. 6.15). Die muskuläre Verbindung von Brustkorb und Becken kann sich in ihrer haltenden und bewegenden Funktion jedoch nur dann voll entfalten, wenn das Bein auf der Hinterhauptsseite die Stand-/Stoßphase übernimmt und der Arm auf der Gesichtsseite die Relaxations-/Standphase erreicht.

In der **spontanen Entwicklung des Kindes** kann die Beckenaufrichtung auf das Bein der Hinterhauptsseite verglichen werden mit der Aufrichtung des extendierten Beckens auf das Bein im ausgereiften Gang. Dieses Gangmuster ist ungefähr mit sieben Jahren abgeschlossen. Die Schrägstellung des Beckens erfolgt z. B., wenn ein Kind beginnt, eine Treppe hinauf zu gehen oder auf einen Stuhl zu klettern. Das aufsteigende Bein wird dabei deutlich über 90° gebeugt (➤ 2.2).

6.4.1 Bewegungen aus der Ausgangslage

Die bereits beschriebene Wirbelsäuleneinstellung, die durch die Ausgangslage bedingt ist, und das dadurch schräggestellte Becken bringen die Muskulatur und die Faszien dieses Körperabschnitts in einen **seitenunterschiedlichen Dehnungszustand.** Auf der Hinterhauptsseite sind durch die Ausgangslage zunächst der Brustkorb und das Becken angenähert und auf der Gesichtsseite sind beide Körperabschnitte voneinander entfernt.

Die Aktivierung aus dieser Startposition bedeutet eine **Aufrichtung des Beckens** auf das Bein der Hinterhauptsseite und seine Bewegung auf der Gesichtsseite in Richtung des stützenden Armes (➤ Abb. 6.12). Diese Beckenbewegung erfolgt in allen drei Bewegungsebenen. Die vorher schräggestellte Beckenachse, bei der das Hüftgelenk auf der Hinterhauptsseite dorsal und kranial höher als auf der Gesichtsseite steht, stellt sich erst waagerecht ein und nimmt dann, wenn das Bein auf der Gesichtsseite seine Endposition der Beugung erreicht hat, eine Schrägstellung ein, die genau umgekehrt zur Ausgangslage ist. Das Hüftgelenk auf der Gesichtsseite steht dann kranial höher als das auf der Hinterhauptsseite.

Während das hinterhauptsseitige Bein die Stand-/Stoßphase übernimmt, stellt sich die Lendenwirbelsäule aus ihrer seitlichen Neigung zur Hinterhauptsseite in eine seitliche Neigung zur Gesichtsseite um. Diese Umstellung ist abhängig von dem Ausmaß der Beugebewegung des Beines auf der Gesichtsseite.

Bei der im vorigen Abschnitt beschriebenen Umstellung der Lendenwirbelsäule und des Beckens ist die tiefe Muskelschicht dieses Körperabschnitts, die den Brustkorb, die Wirbelsäule und das Becken verbindet (M. quadratus lumborum und M. transversus abdominis), ausschlaggebend. Ist sie aktiviert, strafft sich die hintere und seitliche Bauchwand. Die genannten Muskeln tragen zur **Sicherung der Haltung** und zur **Bewegung** in diesem Körperabschnitt bei. Sie reagieren auf den gezielten Dehnungsreiz während der Aktivierung besonders sensibel. Der breitflächige transversal verlaufende seitliche Bauchmuskel, M. transversus abdominis, der an den unteren Rippen, dem Beckenkamm sowie in der Faszie der Bauchwand und des Rückens ansetzt, spannt und strafft die Faszie der Bauchwand wie ein Netz, das die Bauchorgane trägt (➤ Abb. 6.13). Eltern sagen dann oft anerkennend: „Jetzt bekommt mein Kind aber eine gute Figur."

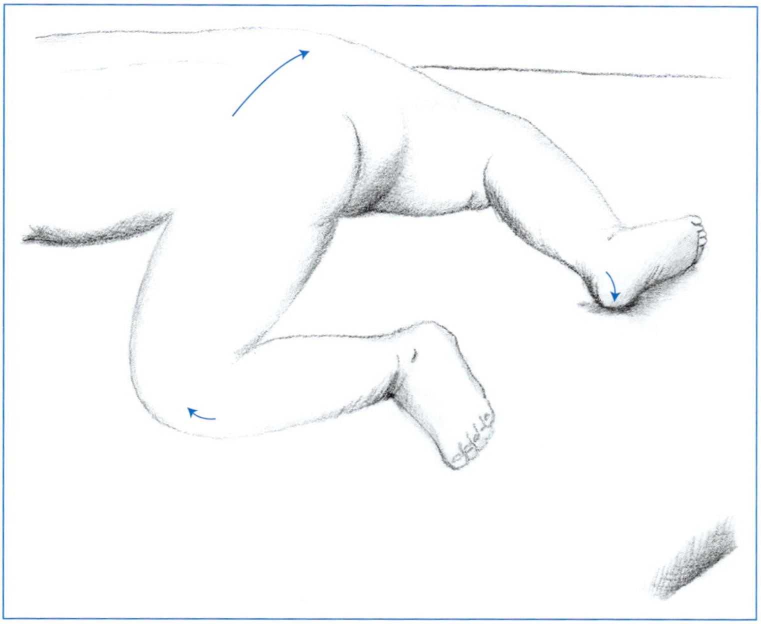

Abb. 6.12 Aufrichtung des Beckens auf das Bein der Hinterhauptsseite (Standphase). Das Bein auf der Gesichtsseite zeigt die Schrittbewegung (Beugephase). [L286]

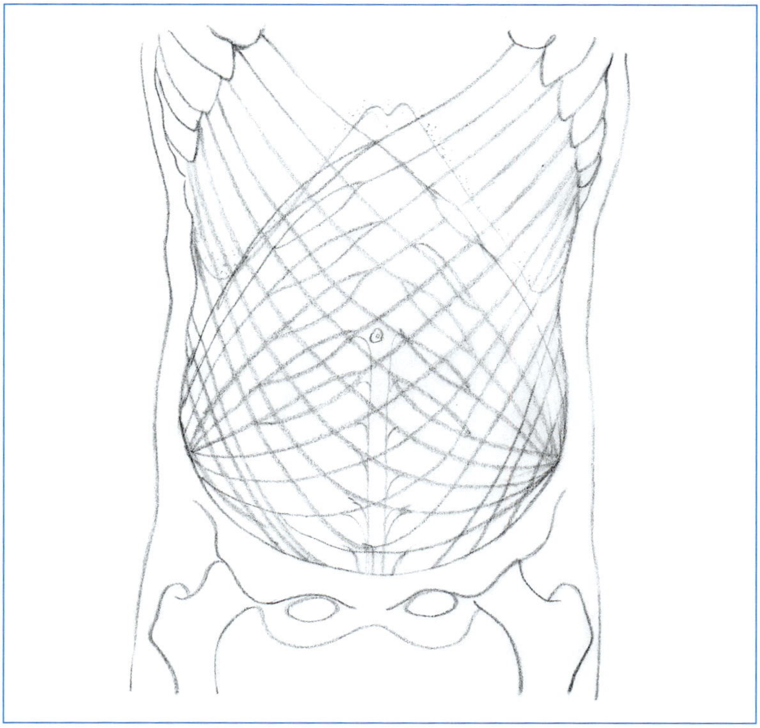

Abb. 6.13 Bauchwand (schematisch) – eine myofasziale Gurtung der Körpermitte. Sie hält bei der Aufrichtung des Körpers im Reflexkriechen gegen die Schwerkraft. [L286]

Die beschriebene Funktionseinheit der Bauchmuskulatur und der Lendenmuskulatur ist z. B. bei der infantilen Zerebralparese erheblich gestört. Sie ist jedoch ebenfalls bei Kindern mit einer Haltungsschwäche oder einem Haltungsschaden in unterschiedlicher Ausprägung ungenügend entwickelt. Die Folgen sind ein Hohlkreuz, ein gebeugtes Becken und ein schlaffer Bauch sowie eine Fehlbelastung der Wirbelsäule und der Hüften. Im Erwachsenenalter weisen viele Patienten mit Rückenproblemen diese Defizite ebenfalls auf.

Wird die genannte Muskulatur aktiviert, ist bei Säuglingen in der Regel eine Entleerung der Blase und des Darmes zu beobachten.

MERKE

Eine Haltungsschwäche und ein Haltungsschaden auf Grund ungenügend gespannter Faszien bei einer unkoordinierten Bauch- und Lendenmuskulatur sind gekennzeichnet durch einen schlaffen Bauch, ein verstärktes Hohlkreuz und ein gebeugtes Becken mit gebeugten Hüftgelenken. Folgen sind Fehlbelastungen der Wirbelsäule und der Hüftgelenke.

6.4.2 Beobachtungsmerkmale für die Bewegungsantworten

Anmerkung: Das gesamte Bewegungsmuster des Reflexkriechens setzt sich aus vielen Teilmustern zusammen. Bei diesem Teilmuster richtet sich das Becken auf das Bein der Hinterhauptsseite auf; entscheidend ist, wie das geschieht.
Die hier beschriebenen Beobachtungsmerkmale für dieses Teilmuster sollen Ihnen helfen, sich im gesamten Bewegungsmuster auf diesen Teilbereich zu konzentrieren.

PRAXISTIPP

- Wählen Sie ein oder zwei Merkmale aus, die Sie als Ziel für die jeweilige Therapiesitzung erreichen möchten, und behalten Sie diese während der Behandlung im Blick.
- Es ist hilfreich, den eigenen „Standort" zum/am Kind/Patienten so zu wählen, dass ein guter Blick auf das Teilmuster und die gewählten Beobachtungsmerkmale möglich ist.
- Vergessen Sie jedoch trotz Beschränkung auf Teilbereiche das gesamte Muster nicht.

- Die seitliche Bauchwand strafft sich und Auswölbungen oder Einziehungen sowie Hautfalten glätten sich.
- Einziehungen oder Vertiefungen neben der Wirbelsäule verstreichen. Es entsteht ein gleichmäßiges Muskelprofil.
- Eine übermäßige Streckspannung der seitlichen Wirbelsäulenmuskulatur normalisiert sich.
- Ein Hohlkreuz gleicht sich aus.
- Die unteren Rippen werden nicht mehr seitlich aufgebogen.
- Die Aus- und Einatmung wird vertieft. Dies ist besonders auf der Hinterhauptsseite zu sehen.
- Das Becken verlässt seine starke Beugung. Der Beckenkamm bewegt sich dabei vom Brustkorb weg. Der Abstand zwischen den unteren Rippen und dem Becken vergrößert sich.
- Die Beckenaufrichtung auf das Bein der Hinterhauptsseite ist an der Muskelspannung zu erkennen, die sich über das Hüftgelenk zum Bein hin ausbreitet. Es glätten sich Einziehungen und Falten um das Hüftgelenk. Ein flacher Po bekommt Rundungen.
- Wenn das hinterhauptsseitige Bein die Stand-/Stoßphase und das gesichtsseitige Bein die Beugephase erreicht, bewegt sich das Becken auf der Gesichtsseite nach kranial und auf der Hinterhauptsseite nach kaudal, ohne auf die Unterlage abzusinken. Die Lendenwirbelsäule neigt sich dabei zu der Gesichtsseite.

6.4.3 Häufige Ausweichbewegungen

Ausweichbewegungen kommen fast in jeder Therapiesituation vor. Das Kind ist gewohnt, sich in seinen, durch die Bewegungsstörung bedingten, „Ersatzmustern" zu halten und zu bewegen. Sein ZNS stellt diese Muster solange zur Verfügung, bis es einen Zugang zu den angeborenen Bewegungsprogrammen und somit zu den präformierten Mustern erlangt. Die folgenden Ausweichbewegungen sollen helfen, das Therapieziel zu formulieren und diesen Zugang zu erschließen.

- Die Rippen werden nach außen aufgebogen, wenn die Muskulatur der vorderen und seitlichen Bauchwand den unteren Teil des Brustkorbes nicht genügend hält.
- Der Bauch wird seitlich aufgewölbt oder eingezogen.
- Es entsteht ein Hohlkreuz und das Becken beugt sich; dabei werden der Beckenkamm und die unteren Rippen angenähert. Diese Annäherung geschieht immer dann, wenn die Bauchmuskulatur das Becken nicht entsprechend hält (➤ Abb. 6.14).

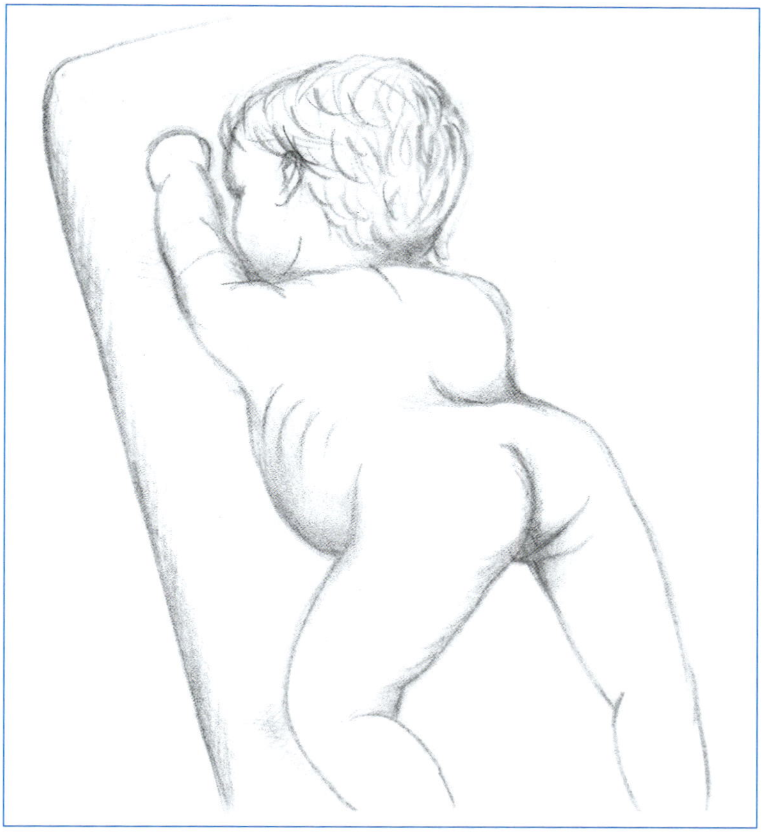

Abb. 6.14 Beispiel einer Ausweichbewegung im Lenden- und Beckenbereich (Hohlkreuz, starke Beckenbeugung). Die Bauchmuskulatur kann den Rumpf nicht gegen die Schwerkraft aufrichten. [L286]

- Es kommt zu einem Einsinken oder Buckeln im Übergang von der unteren Brustwirbelsäule zur Lendenwirbelsäule.
- Die gesamte Lendenwirbelsäule wird rund (kyphotisch) und die Dornfortsätze treten deutlich hervor.
- Es kommt zu einer einseitigen Einziehung des seitlichen Lendenbereichs auf der Hinterhauptsseite.
- Das Becken sinkt auf der Hinterhauptsseite zur Unterlage ab, anstatt sich auf das Bein dieser Seite aufzurichten; Einziehungen über dem Hüftgelenk machen dies deutlich.
- Das Becken sinkt auf der Gesichtsseite ab und drückt in die Unterlage.

PRAXISTIPP

Bei Ausweichbewegungen kann folgende Maßnahme durchgeführt werden: Rumpf- und beckennahe Zonen mit entfernten Zonen der Beine kombinieren, auf diese Weise setzen Sie die räumliche Summierung der Reize ein.

6.5 Bein auf der Hinterhauptsseite

MERKE

Von diesem Bein geht der Fortbewegungsimpuls zum Arm auf der Gesichtsseite aus. Die ventrale Aufrichtungskette erstreckt sich vom Fuß über das Kniegelenk zum Hüftgelenk und weiter über den Rumpf bis zum stützenden Ellenbogen der Gesichtsseite.

Durch die vorgegebenen Winkelstellungen der Gelenke auf der Hinterhauptsseite – Hüfte, Knie und Fuß – kommt es zu Dehnungsreizen für die Hüft- und Beinmuskulatur sowie für die Faszien, beides wirkt sich günstig auf die Aktivierung der Stand-/Stoßphase aus (➤ Abb. 6.15). Die Aufrichtung des Beckens auf das Bein erfordert, dass das Bein nicht aus seiner Einstellung wegrutscht.

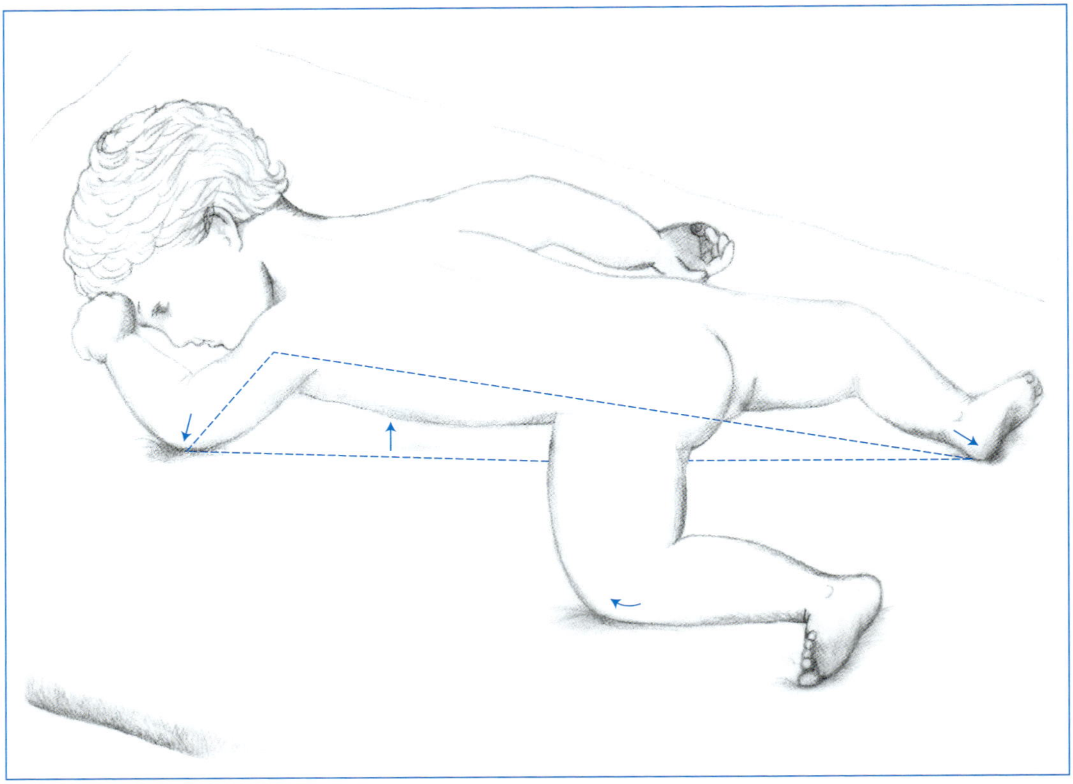

Abb. 6.15 Das Dreieck zeigt die Aufrichtung des Körpers im Reflexkriechen auf den gesichtsseitigen Arm durch das Bein auf der Hinterhauptsseite. [L286]

In der **spontanen Entwicklung des Kindes** ist das extendierte Becken mit etwa drei Jahren vorhanden. Das Abstoßen vom Boden, das der Stoßphase entspricht, ist erst erreicht, wenn das Gangbild mit etwa sieben Jahren dem des Erwachsenen angeglichen ist. Die Umstellung des Fersenbeines (Kalkaneus) von der Stellung des Neugeborenen zum stehenden und gehenden Fuß erfolgt in diesen ersten Lebensjahren (➤ Abb. 6.16).

MERKE
Da die Winkelstellungen im Knie- und Hüftgelenk beibehalten werden, kommt es zu keiner Längenveränderung der Muskulatur, wohl aber zu einer isometrischen Spannungserhöhung.

6.5.1 Bewegungen aus der Ausgangslage

Mit der Vorgabe der **Position des Fußes** während der Auslösung der Fersenzone wird der notwendige Dehnungsreiz auf die Wadenmuskulatur gegeben, die das Abstoßen in die Richtung des gesichtsseitigen Armes bewirkt. Nicht zu unterschätzen ist der Dehnungsreiz auf die Beinfaszien. Da Faszien ein plastisches Gewebe sind, also bei einem langsamen Dehnungsreiz ihre Form anpassen, gilt es bei der Einstellung des Beines und des Fußes langsam vorzugehen.

MERKE
Der Fuß übernimmt die Stützfunktion in der Stand-/Stoßphase des Lokomotionsmusters.

Der feste Kontakt des **Fersenbeines** (➤ Abb. 6.16) mit der Unterlage ermöglicht das Abstützen auf dem Fuß. Die vorgegebene Inversion im unteren Sprunggelenk wird dabei aktiv übernommen. Dies ist auch beim Neugeborenen zu beobachten, das noch physiologisch eine Eversionsstellung des Fersenbeines hat (➤ Abb. 6.17).

Der Unterschenkel wird im oberen Sprunggelenk über den Fuß aufgerichtet und der Ober-

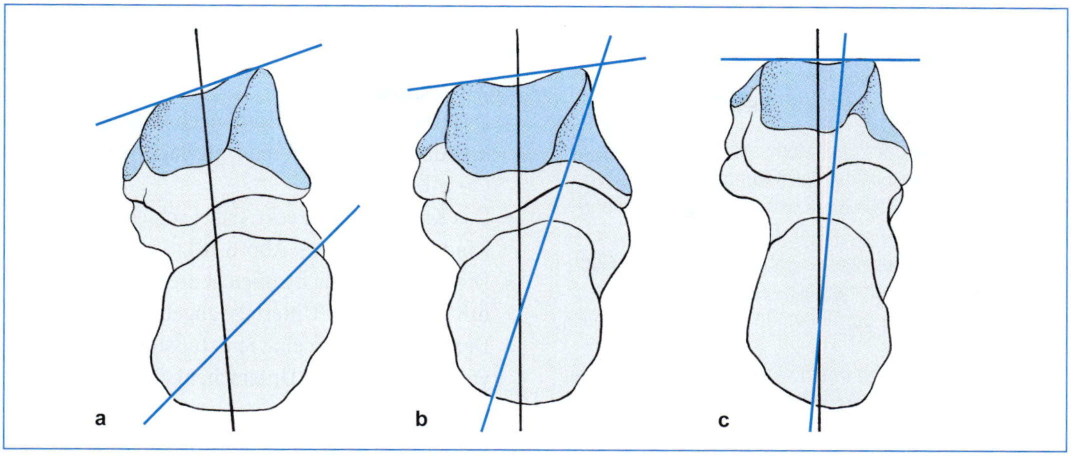

Abb. 6.16 Die Stellung und Form des Fersenbeines: a) Neugeborenes, b) zweijähriges Kind, c) Erwachsener. Bei Kindern mit einer Bewegungsstörung bleibt die Umstellung des Fersenbeines aus und es kommt zu Fehlbelastungen des Fußes. [S010–17]

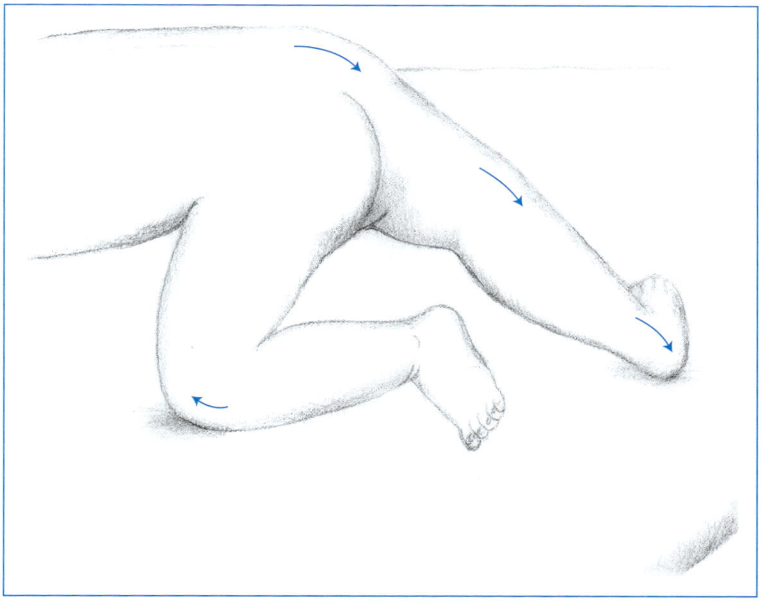

Abb. 6.17 Aufrichtung des Beckens auf das hinterhauptsseitige Bein. Die Pfeile zeigen die Aufrichtung des Beckens auf das hinterhauptsseitige Bein und das Abstoßen des Fußes von der Unterlage in Richtung stützenden Arm der Gesichtsseite an. Der Pfeil am gesichtsseitigen Knie deutet die Beugephase des Beines an. [L286]

schenkel wiederum auf den Unterschenkel. Die Fortsetzung in der Aufrichtungskette erfolgt im Hüftgelenk, dort wird das Becken extendiert und über den Hüftkopf bewegt (➤ Abb. 6.17). Da die Winkelstellungen des Hüft- und Kniegelenkes beibehalten werden, kommt es zu keiner größeren Längenveränderung der Muskulatur, jedoch zur deutlichen Zunahme ihrer Spannung, die sich in die Richtung des Knies und des Unterschenkels ausbreitet.

6.5.2 Beobachtungsmerkmale für die Bewegungsantworten

Anmerkung: Das gesamte Bewegungsmuster des Reflexkriechens setzt sich aus vielen Teilmustern zusammen. Bei diesem Teilmuster geht der vorwärtsbewegende Impuls vom Bein auf der Hinterhauptsseite aus; entscheidend ist, wie das geschieht.

Die hier beschriebenen Beobachtungsmerkmale für dieses Bein sollen Ihnen helfen, sich im gesamten

Bewegungsmuster auf diesen Teilbereich zu konzentrieren.

PRAXISTIPP

- Wählen Sie ein oder zwei Merkmale aus, die Sie als Ziel für die jeweilige Therapiesitzung erreichen möchten, und behalten Sie diese während der Behandlung im Blick.
- Es ist hilfreich, den eigenen „Standort" zum/am Kind/Patienten so zu wählen, dass ein guter Blick auf das Teilmuster und die gewählten Beobachtungsmerkmale möglich ist.
- Vergessen Sie jedoch trotz Beschränkung auf Teilbereiche das gesamte Muster nicht.

- Das Gesäß wird durch die aktivierte Gesäßmuskulatur rund geformt, eventuelle Einziehungen um das Hüftgelenk verschwinden.
- Ist zu Beginn der Therapie die Muskulatur des Oberschenkels vorwiegend körpernah (proximal) ausgeprägt und ist oberhalb des Knies eine Verschmächtigung zu sehen, so verstreichen unter der wiederholten Aktivierung beide Kontraste.
- Ist die Kniescheibe zu Beginn der Therapie hochgezogen, so wird sie durch die aktivierte Funktion des Kniestreckers (M. quadriceps femoris) während der Therapie zum Unterschenkel, also zurück zu ihrer normalen Stellung, bewegt.
- Die Muskulatur der Wade ist häufig als ausgeprägter Muskelbauch im oberen Drittel des Unterschenkels zu sehen. Dies zeigt sich besonders, wenn ein Spitzfuß vorliegt. Während der Therapie sieht man, wie sich diese hochgezogene Wadenmuskulatur allmählich umstellt und mit der Zeit zur Ferse hin verbreitert.
- Eine sehr feste, manchmal auch verklebte Unterschenkelfaszie wird wieder geschmeidig (plastisches Gewebe).

6.5.3 Häufige Ausweichbewegungen

Ausweichbewegungen kommen fast in jeder Therapiesituation vor. Das Kind ist gewohnt, sich in seinen, durch die Bewegungsstörung bedingten, „Ersatzmustern" zu halten und zu bewegen. Sein ZNS stellt diese Muster solange zur Verfügung, bis es einen Zugang zu den angeborenen Bewegungsprogrammen und somit zu den präformierten Mustern erlangt. Die folgenden Ausweichbewegungen sollen helfen, das Therapieziel zu formulieren und diesen Zugang zu erschließen.

- Das Bein wird in der Hüfte nach innen gedreht und das Knie wird in die Unterlage gedrückt (➤ Abb. 6.18).
- Das Knie wird gestreckt, dabei schiebt sich das Kind kopfwärts (➤ Abb. 6.18).
- Die Ferse wird nach außen gedreht und der Vorfuß wird von der Unterlage abgehoben.
- Der Fuß schiebt in eine Spitzfußstellung, dabei wird die Ferse dem Unterschenkel angenähert (➤ Abb. 6.18).
- Die Ferse hebt sich von der Unterlage ab, der Fuß wird im Vorfuß eng.
- Die Zehen überstrecken sich oder werden eingekrallt.
- Die Achse Fersenbein, Hüftgelenk und Schultergelenk wird verlassen und der Unterschenkel wird seitlich weggestreckt.

PRAXISTIPP

Bei Ausweichbewegungen können folgende Maßnahmen durchgeführt werden.

- Die Ausgangsstellung des Beines überprüfen und ggf. nachjustieren.
- Die Fersenzone korrekt auslösen und dafür das Fersenbein aus einer vorhandenen Außendrehung (Eversion) in die Innendrehung (Inversion) führen.
- Den Auslösedruck zeitlich summieren und die Kraft des Drucks anpassen.
- Das obere Sprunggelenk in eine Mittelstellung bringen (➤ Abb. 5.7).
- Die Fersenzone mit anderen Zonen kombinieren z. B. mit der Epikondyluszone des Armes auf der Gesichtsseite.

6.6 Bein auf der Gesichtsseite

MERKE

Das Bein auf der Gesichtsseite antwortet mit der Beugephase des Schrittzyklus.

Die Bewegungsantwort des Beines auf der Gesichtsseite ist eine Schrittbewegung in Richtung des gesichtsseitigen Armes. Im Lokomotionsmuster des Reflexkriechens bedeutet dieser Schritt die **Beugephase** im Schrittzyklus. Sie ist abhängig von dem

6

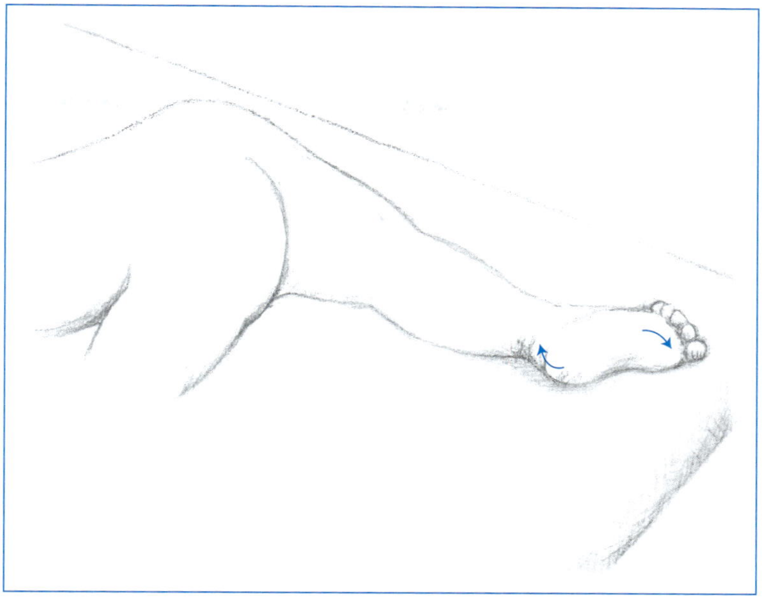

Abb. 6.18 Beispiel einer Ausweichbewegung des Beines auf der Hinterhauptsseite in Innenrotation und Streckung, der Fuß zeigt die Spitzfußstellung an. [L286]

Abstützen des gesichtsseitigen Armes in der Standphase und dem Abstoßen des hinterhauptsseitigen Fußes in der Stand-/Stoßphase.

Am Ende der Beugephase wird das Knie zur Unterlage hin bewegt. Die Beugephase geht in die Relaxation-/Standphase über und das Becken wird auf das Bein aufgerichtet (➤ Abb. 6.19).

In der **spontanen Entwicklung des Kindes** zeigt sich die Schrägstellung des Beckens mit der entsprechenden Beugung im Hüft- und Kniegelenk beim Aufstehen des Kindes mit etwa neun bis zehn Monaten. In diesem Alter wird auch der Fuß in der entsprechenden Weise während der Beugung des Beines beim Aufstehen eingesetzt (➤ 2.2, ➤ Abb. 1.6).

Die Winkelbewegung des Beines von ca. 140° Beugung im Hüftgelenk mit Außendrehung und Abspreizung ist beim Aufstehen aus der Hocke, beim Aufsteigen auf eine entsprechend hohe Stufe oder beim Klettern zu beobachten.

6.6.1 Bewegungen aus der Ausgangslage

- Durch das auf das Bein der Hinterhauptsseite aufgerichtete Becken entsteht der Freiraum für die Beugung des gesichtsseitigen Beines. Das Becken wird dabei zum stabilen Element für die Bewegung des Hüftkopfes.
- Das Bein wird über eine Auswärtsdrehung (Außenrotation) und Abspreizung (Abduktion) im Hüftgelenk sowie einer Kniebeugung in die Richtung des gesichtsseitigen Armes bewegt. Die Beugung des Beines im Hüftgelenk beträgt etwa 140°.
- Die Beckenachse steht dabei schräg, wobei das Becken auf der Gesichtsseite weiter kopfwärts (kranial) und auf der Hinterhauptsseite weiter fußwärts (kaudal) steht (➤ Abb. 6.19).
- Der Fuß wird hochgezogen, die Zehen werden gestreckt, aber in den Grundgelenken nicht überstreckt.
- Das Fersenbein und der Vorfuß zeigen zu Beginn des Schrittes nach außen (Eversion). Auf dem Weg in die Endstellung der Beugephase verlässt der Fuß seine Anfangsstellung und nimmt eine Mittelstellung des oberen und unteren Sprunggelenkes ein. Die Mittelfußknochen werden abgespreizt und der Mittelfuß weitet sich.

6.6.2 Beobachtungsmerkmale für die Bewegungsantworten

Anmerkung: Das gesamte Bewegungsmuster des Reflexkriechens setzt sich aus vielen Teilmustern zusammen. Bei diesem Teilmuster wird das Becken extendiert; entscheidend ist, wie das geschieht.

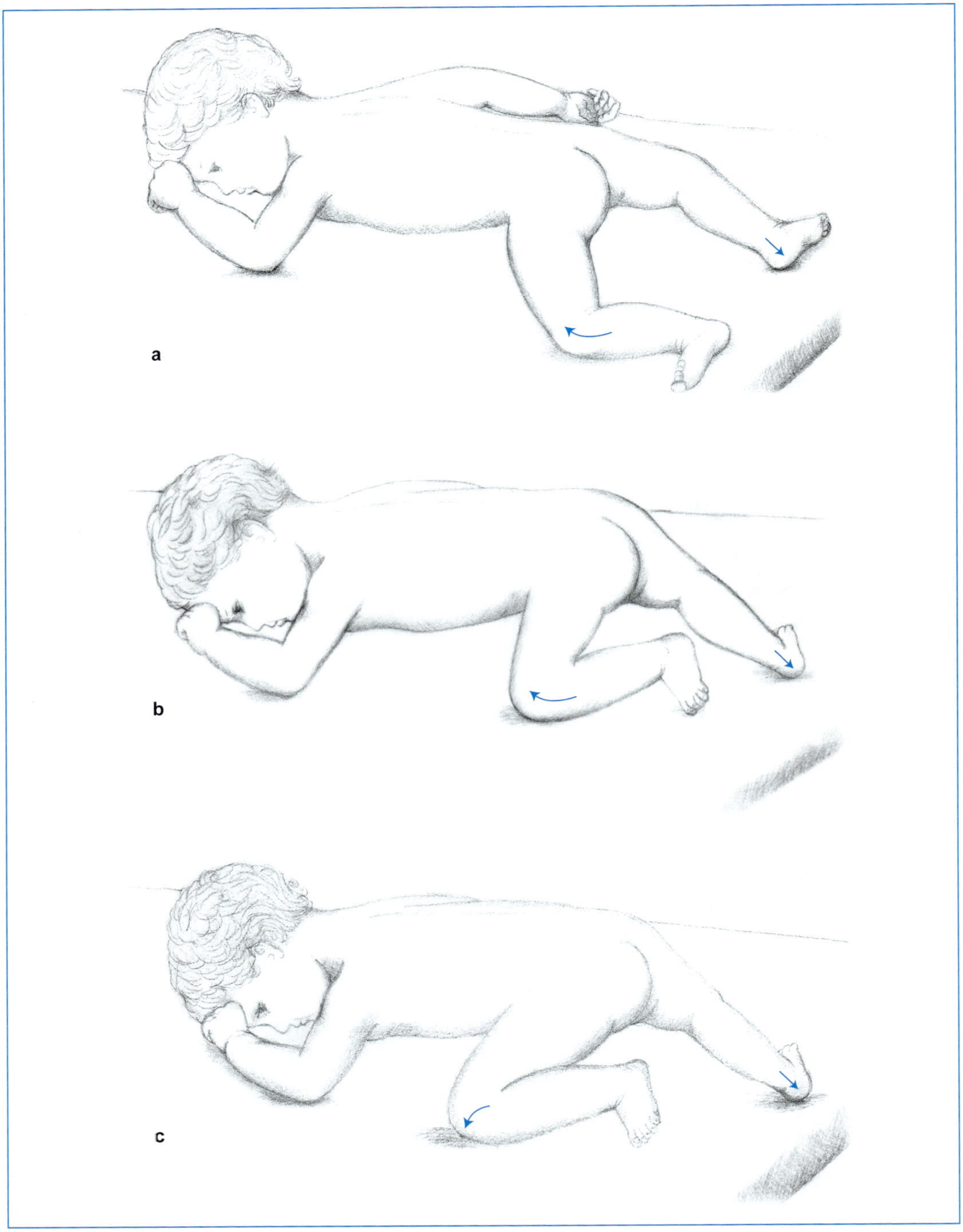

Abb. 6.19 Schrittbewegungen des Beines auf der Gesichtsseite von der beginnenden Beugephase bis zur Relaxations-/Standphase. Der stützende gesichtsseitige Arm ermöglicht dabei die Aufrichtung des Rumpfes, den Freiraum für die Beugephase des Armes der Hinterhauptsseite und die Einstellung des Kopfes in die Längsachse der Wirbelsäule.

Die hier beschriebenen Beobachtungsmerkmale für dieses Bein sollen Ihnen helfen, sich im gesamten Bewegungsmuster auf diesen Teilbereich zu konzentrieren.

PRAXISTIPP

- Wählen Sie ein oder zwei Merkmale aus, die Sie als Ziel für die jeweilige Therapiesitzung erreichen möchten, und behalten Sie diese während der Behandlung im Blick.
- Es ist hilfreich, den eigenen „Standort" zum/am Kind/Patienten so zu wählen, dass ein guter Blick auf das Teilmuster und die gewählten Beobachtungsmerkmale möglich ist.
- Vergessen Sie jedoch trotz Beschränkung auf Teilbereiche das gesamte Muster nicht.

- Man sieht, dass der Unterbauch gestrafft und das Becken gestreckt wird, indem das Kreuzbein fußwärts (kaudal) zeigt. Bei diesem Abheben auf der Gesichtsseite darf das Becken auf der Hinterhauptsseite nicht zur Unterlage absinken, sondern muss auf dem Bein aufgerichtet bleiben (➤ Abb. 6.17).
- Die Abspreizung und Außendrehung des Beines in der Hüfte ist an der Stellung des Knies zu erkennen. Während der gesamten Beugung zeigt der innere Rollhügel (Condylus medialis femoris) zur Unterlage und bleibt leicht in Kontakt mit ihr.
- Der Unterschenkel und der Fuß werden nicht nach außen abgehoben.

6.6.3 Häufige Ausweichbewegungen

Ausweichbewegungen kommen fast in jeder Therapiesituation vor. Das Kind ist gewohnt, sich in seinen, durch die Bewegungsstörung bedingten, „Ersatzmustern" zu halten und zu bewegen. Sein ZNS stellt diese Muster solange zur Verfügung, bis es einen Zugang zu den angeborenen Bewegungsprogrammen und somit zu den präformierten Mustern erlangt. Die folgenden Ausweichbewegungen sollen helfen, das Therapieziel zu formulieren und diesen Zugang zu erschließen.

- Das Becken wird auf der Gesichtsseite auf die Unterlage gedrückt.
- Das Becken wird gebeugt, dabei wird der Po nach oben hochgedrückt.
- Das Becken wird auf der Gesichtsseite stark hochgezogen.
- Das Bein wird in der Hüfte und im Knie gebeugt, ohne auswärts gedreht und abgespreizt zu werden (➤ Abb. 6.20).
- Der Unterschenkel und der Fuß werden nach oben und nach außen bewegt. Dabei wird das Knie in die Unterlage gedrückt. Der Oberschenkel wird im Hüftgelenk nach innen gedreht.

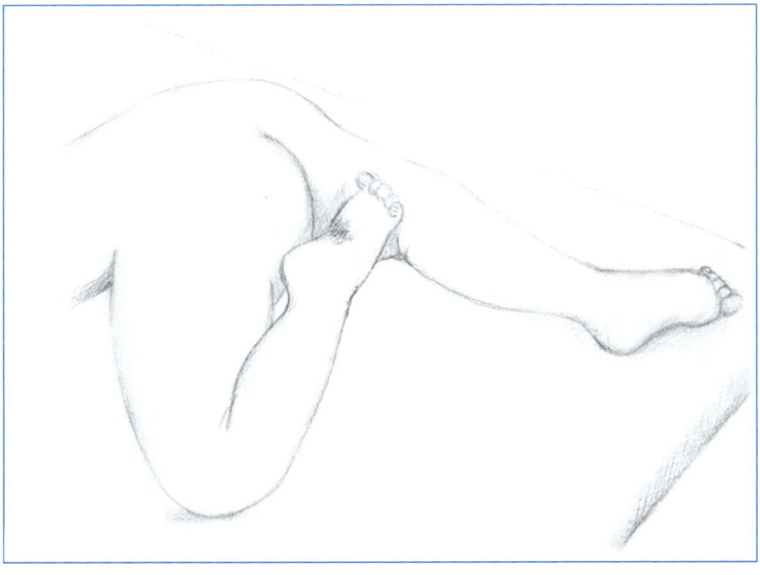

Abb. 6.20 Beispiel einer Ausweichbewegung des gesichtsseitigen Beines bei gebeugtem Becken, Innenrotation im Hüftgelenk und starker Flexion im Knie [L286]

PRAXISTIPP

Bei Ausweichbewegungen können folgende Maßnahmen durchgeführt werden.

- Überprüfen und korrigieren Sie die Ausgangsstellung des Rumpfes und des Beckens und legen Sie das Bein in die korrekte Ausgangsstellung.
- Stellen Sie den Fuß möglichst im oberen Sprunggelenk in eine Mittelstellung zwischen Beugung und Streckung ein und bringen Sie das Fersenbein in eine Innendrehung (Inversion).
- Gelingt die Einstellung des Fußes nicht sofort, justieren Sie während der Aktivierung nach.
- Kombinieren Sie die Fersenzone mit der Epikondyluszone.

MERKE

- Es ist sinnvoll, die Bewegungen des Hüftgelenkes in den verschiedenen Schrittphasen des Reflexkriechens zu aktivieren. Die sich daraus ergebenden unterschiedlichen Winkelstellungen des Hüftgelenkes fordern von der bewegenden Muskulatur des Beckens und der Beine verschiedene differenzierte Funktionen, die formende Auswirkunken auf das Hüftgelenk haben.
- Da diese Funktionen von der Zuordnung der Körperseiten abhängen, ist es erforderlich, über beide Körperseiten zu aktivieren.

6.7 Arm auf der Hinterhauptsseite

Durch die Aufrichtung des Schultergürtels auf den Arm der Gesichtsseite entsteht der erforderliche **Freiraum für die Schrittbewegung** des Armes auf der Hinterhauptsseite.

In der **spontanen Entwicklung des Kindes** findet man die Bewegung des Armes auf der Hinterhauptsseite in der Regel in der Spontanmotorik eines Kindes zwischen vier/fünf und sieben Lebensmonaten. In diesem Zeitraum stützt sich ein Kind zunächst auf einen Ellenbogen und dann auf die Hand. Der Arm und die Hand der anderen Seite werden dabei zum Greifen eingesetzt. Der Arm kann bei diesem Greifen außerhalb der unterstützenden Fläche abgehoben und vorwärts bewegt werden. Das vergleichbare Muster der Hand findet man etwa Ende des sechsten Monats, wenn die Mittelhand und der Daumen entfaltet sind (➤ 2.2).

MERKE

- Die einzeln beschriebenen Teilmuster des Reflexkriechens ergeben in ihrer koordinierten Wechselbeziehung das gesamte Lokomotionsmuster. Auf diese Weise wird die Fortbewegung des Rumpfes von dem Bein der Hinterhauptsseite auf den Arm der Gesichtsseite möglich.
- Die Schrittbewegungen laufen zueinander phasenverschoben ab. Das heißt, dass die oberen zu den unteren Extremitäten und die hinterhauptsseitigen zu den gesichtsseitigen Extremitäten zeitlich versetzt eine Schrittphase vollziehen.

6.7.1 Bewegung aus der Ausgangslage

Der Arm liegt im Schultergelenk innenrotiert, adduziert und im Ellenbogen locker gestreckt neben dem Körper. Er macht eine Schrittbewegung in eine allmähliche Außenrotation und Abduktion – über die Seite – nach kranial (➤ Abb. 6.21). Im Schrittzyklus wird dieses Nach-Vorne-Schreiten des Armes als Beugephase bezeichnet. Vorbedingung für diese Bewegung ist, dass sich die Schulter von der Unterlage abhebt und das Schultergelenk für die Außenrotation und Abduktion des Armes den Freiraum bietet. Dies kann jedoch nur erfolgen, wenn der Schultergürtel auf den gesichtsseitigen Arm aufgerichtet ist und die Wirbelsäule und der Rumpf die posturale Voraussetzung gewährleisten und diese während der Bewegung des Armes anpassen.

Schulterblatt in der Schrittbewegung des Armes

Der Oberarm bewegt sich in der Gelenkpfanne, die von dem Schulterblatt und dem Schlüsselbein gebildet wird. Das Schulterblatt ist in dieser Schrittphase in einer sehr labilen Position, denn es muss sich mitbewegen, damit der Arm abduziert und über die Seite nach kranial bewegt werden kann. Gleichzeitig muss es für den Oberarmkopf einen möglichst stabilen Partner für dessen Bewegung bieten. Für die Muskulatur des Schulterblatts ergibt sich daraus eine erhebliche Anforderung zwischen Halten und Bewegen (➤ Abb. 6.2).

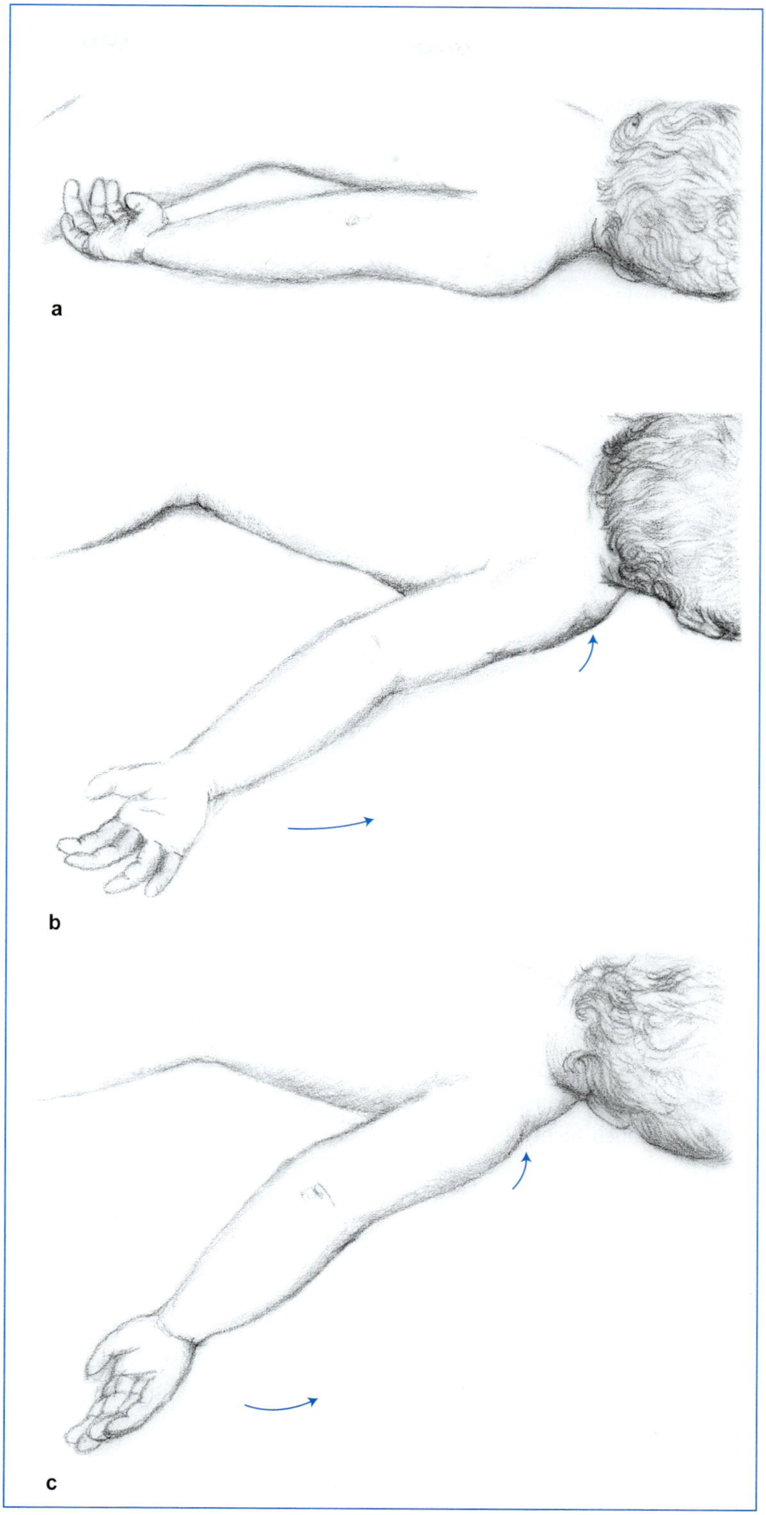

Abb. 6.21 Arm der Hinterhauptsseite: Der Bewegungsablauf (Beugephase) des hinterhauptsseitigen Armes von der innenrotierten Ausgangslage über die Außenrotation und Abduktion nach kranial. Das Abheben der Schulter (Pfeil) ist die Voraussetzung für diese Bewegung. Zu sehen ist die Handöffnung von der Kleinfingerseite und die Extension im Handgelenk im Verlauf von a nach c. [L286]

Die Funktionseinheit zwischen dem nach vorn schreitenden Arm und dem Brustkorb wird im Wesentlichen durch das Schulterblatt aufrechterhalten. In der Dynamik der Vorwärtsbewegung des Armes leistet das Schulterblatt (Skapula) einen entscheidenden Beitrag zum Erhalt des posturalen Gleichgewichts der hinterhauptsseitigen Schulter. Es muss seine Position an den bewegenden Arm anpassen, also über den Brustkorb gleiten, ohne die Freiheit der Gelenkbewegung einzuschränken.

Das Schulterblatt wird deshalb zur labilen und störanfälligen Verbindungsstelle zwischen dem Arm und dem Brustkorb der Hinterhauptsseite. Es bedarf der Aktivierung der zügelnden Muskelfunktionen für das Schulterblatt während der gesamten Schrittbewegung. Beteiligt sind Muskeln, die die Wirbelsäule und das Schulterblatt verbinden, Muskeln, die den Arm und das Schulterblatt verbinden, sowie Muskeln, die die Rippen und das Schulterblatt verbinden (➤ Abb. 6.2).

Unterarm und Hand

Die Beibehaltung der Außenrotation und Abduktion des Armes im Schultergelenk ist für die weiterlaufende Bewegung des Unterarmes und der Hand erforderlich. Das Ellenbogengelenk wird auf dem Weg nach kranial gebeugt und der Unterarm wird supiniert. Erst am Ende der Beugephase, wenn der Ellenbogen wieder die Ausgangslage des zukünftigen gesichtsseitigen Armes einnimmt, wird der Unterarm wieder proniert.

Die Hand öffnet sich von der Kleinfingerseite, die Mittelhand wird weit, indem die Mittelhandknochen, einschließlich Daumen, voneinander abduziert werden. Die Grundgelenke der Finger werden gestreckt, jedoch nicht überstreckt. Die Hand wird im Handgelenk ebenfalls gestreckt (➤ Abb. 6.21).

Auf diese Weise wird die Hand auf der Hinterhauptsseite zum Greifen vorbereitet, die Endposition des Armes ist die neue Startposition der zukünftigen Gesichtsseite.

6.7.2 Beobachtungsmerkmale für die Bewegungsantworten

Anmerkung: Das gesamte Bewegungsmuster des Reflexkriechens setzt sich aus vielen Teilmustern zusammen. Bei diesem Teilmuster vollzieht der Arm im zyklischen Ablauf die Beugephase des Schrittes; entscheidend ist, wie das geschieht.
Die hier beschriebenen Beobachtungsmerkmale für den hinterhauptsseitigen Arm sollen Ihnen helfen, sich im gesamten Bewegungsmuster auf diesen Teilbereich zu konzentrieren.

PRAXISTIPP

- Wählen Sie ein oder zwei Merkmale aus, die Sie als Ziel für die jeweilige Therapiesitzung erreichen möchten, und behalten Sie diese während der Behandlung im Blick.
- Es ist hilfreich, den eigenen „Standort" zum/am Kind/Patienten so zu wählen, dass ein guter Blick auf das Teilmuster und die gewählten Beobachtungsmerkmale möglich ist.
- Vergessen Sie jedoch trotz Beschränkung auf Teilbereiche das gesamte Muster nicht.

- In Schultergelenk und Arm baut sich eine Muskelspannung auf, die die Außenrotation ankündigt.
- Der Arm bewegt sich aus der Innenrotation der Ausgangslage in eine Außenrotation und Abduktion. Dabei vergrößert sich der Abstand zwischen Schulterblatt und Oberarm und um das Gelenk bilden sich keine Einziehungen und Falten.
- Der Ellenbogen bleibt in einer Ebene mit dem Schultergelenk.
- Die Schulter auf der Hinterhauptsseite hebt sich langsam von der Unterlage ab.
- Das Ellenbogengelenk bleibt locker gestreckt, der Unterarm verlässt die Pronation und bewegt sich in Richtung Supination.
- Die Hand öffnet sich von der Seite des kleinen Fingers, der Daumen öffnet sich in der Regel zuletzt (➤ Abb. 6.22).
- Mit der Handöffnung streckt sich die Hand im Handgelenk.

6.7.3 Häufige Ausweichbewegungen

Ausweichbewegungen kommen fast in jeder Therapiesituation vor. Das Kind ist gewohnt, sich in seinen, durch die Bewegungsstörung bedingten, „Ersatzmustern" zu halten und zu bewegen. Sein ZNS stellt diese Muster solange zur Verfügung, bis es einen Zugang zu den angeborenen Bewegungspro-

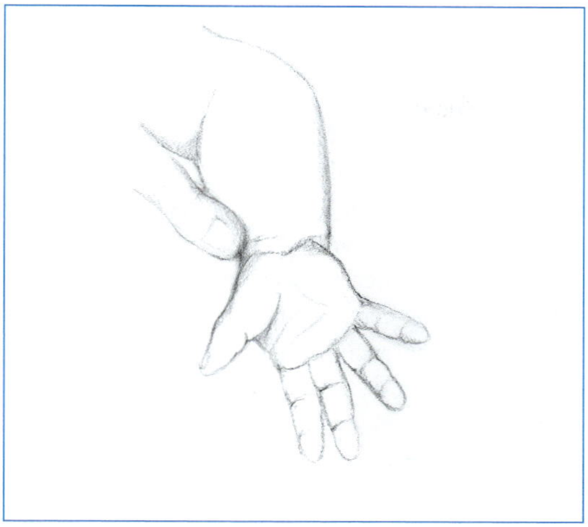

Abb. 6.22 Öffnung der hinterhauptsseitigen Hand: Die hinterhauptsseitige Hand entfaltet sich (Teilmuster des Ganzkörpermusters), der Finger zeigt die Zonenauslösung am Processus styloideus. [L286]

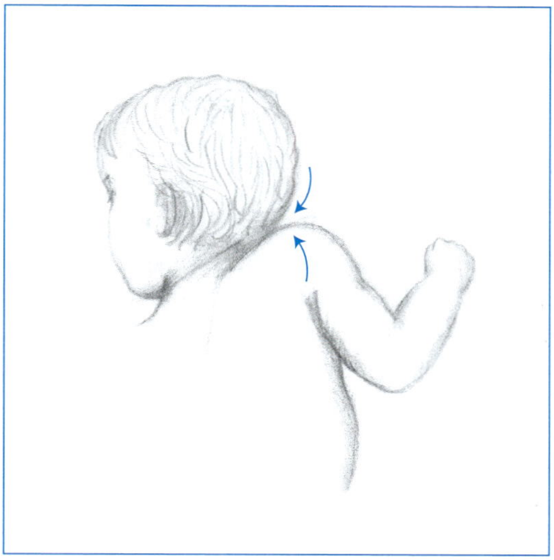

Abb. 6.23 Beispiele von Ausweichbewegungen im Schulter-Kopfbereich (Annäherung von Schulter und Kopf) und des an den Rumpf gepressten Oberarmes. Der Ellenbogen ist steif gestreckt und die Hand ist gefaustet. [L286]

grammen und somit zu den präformierten Mustern erlangt. Die folgenden Ausweichbewegungen sollen helfen, das Therapieziel zu formulieren und diesen Zugang zu erschließen.

- Die Hinterhauptsschulter verharrt auf der Unterlage oder drückt sich in sie ein.
- Die Schulter und der Kopf nähern sich an (➤ Abb. 6.23).
- Der Abstand zwischen Oberarm und Brustkorb wird eng, es zeigen sich Falten und Einziehungen.
- Der Ellenbogen beugt sich stark und steht weiter rückenwärts (dorsal) als das Schultergelenk (➤ Abb. 6.23).
- Der Unterarm dreht nach innen (proniert).
- Der Arm streckt sich im Ellenbogengelenk steif, die Hand macht eine Faust und der Daumen wird in die Handinnenfläche eingeschlagen.
- Der Handrücken stützt sich auf dem Tisch ab.

PRAXISTIPP

Bei Ausweichbewegungen können folgende Maßnahmen durchgeführt werden.

- Vergewissern Sie sich immer wieder, ob der Ellenbogen auf der Gesichtsseite noch das Punktum fixum für die Aufrichtung des Schultergürtels ist.
- Variieren Sie die Zonenkombination, z. B. das Akromion evtl. wechselweise mit dem Processus styloideus oder mit anderen Zonen des Rumpfes oder der Beine.
- Summieren Sie die Reize zeitlich und räumlich.

6.8 Ausgangslage am Tischrand

Die nachfolgend beschriebene Ausgangslage am Tischrand bietet eine effektive Möglichkeit, das **Lokomotionsmuster zu aktivieren.** Alle Auslösungszonen des Reflexkriechens stehen für die Stimulierung zur Verfügung und können kombiniert werden. Dies gilt ebenso für den Einsatz der Führungswiderstände. Es ergeben sich aus dieser labilen Ausgangsposition entsprechende Dehnungsreize für die Muskelketten und die Faszien des Rumpfes und der Wirbelsäule bzw. ihrer Muskulatur, sie kann auf diese Weise besonders gut aktiviert werden.

Das Bein auf der Gesichtsseite, einschließlich des Hüftgelenkes, hängt über den Tischrand. Das Becken und das Bein auf der Hinterhauptsseite liegen auf dem Behandlungstisch auf. Der Rumpf liegt dabei schräg auf dem Tisch, sodass der gesichtsseitige Arm sich auf der Unterlage abstützen kann. Der hinterhauptsseitige Arm liegt, wie bei der vorher beschriebenen Ausgangslage des Reflexkriechens, neben dem Körper auf dem Behandlungstisch. Das Fersenbein (Kalkaneus), das Hüftgelenk und das Schultergelenk der Hinterhauptsseite befinden sich in einer Linie oder stellen sich im Verlauf der Aktivierung dahingehend ein. Die

Auflage des Kopfes ist seitlich auf dem Tuber frontale (➤ Abb. 6.24a–b).

Diese Ausgangslage ist sehr labil und bietet deshalb eine günstige Möglichkeit für die Stimulierung der segmentalen Bewegung der Wirbelsäule. Die Aktivierung der autochthonen Wirbelsäulen- und der Rumpfmuskulatur wird erleichtert.

Der dreidimensionale Verlauf der kurzen Wirbelsäulenmuskulatur (Mm. rotatores) legt den Vergleich mit vielen kleinen Federn nahe, die schon in der Ausgangslage vorgespannt sind und während der Aktivierung weiter gespannt werden. Der Effekt ist in der Streckung der Wirbelsäule in die Körperlängsachse zu sehen (➤ Abb. 6.8). Von dem Bein der Hinterhauptsseite geht der fortbewegende Impuls (Stoßphase) in Richtung des gesichtsseitigen Armes aus.

Der Reiz durch das frei hängende Bein verstärkt die Stimulierung der Lenden- und Brustwirbelsäule sowie der Hüftmuskulatur. Der Widerstand und die Führung am Kopf sowie die größere Bewegungsfreiheit des Beckens und des Hüftgelenkes in dieser Position, ergeben für die gesamte Wirbelsäule eine variable Stimulierung.

Der Arm auf der Gesichtsseite übernimmt, wie schon vorher bei der Ausgangslage auf dem Tisch beschrieben wurde, auch bei der Variante am Tischrand das erforderliche Abstützen des Schultergürtels.

- Durch den Überhang des gesichtsseitigen Beines über den Tischrand entsteht der erforderliche Freiraum für die Schrittbewegung (Beugephase) dieses Beines in der sagittalen Ebene. Das Bein wird gegen die Schwerkraft gebeugt (➤ Abb. 6.24). Dies

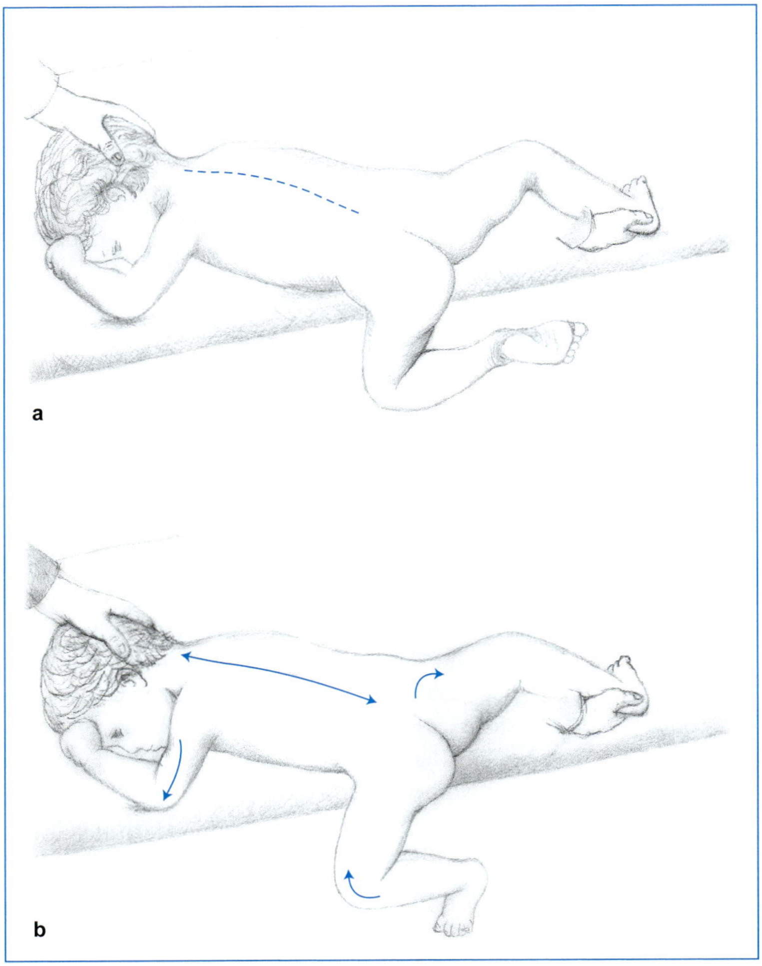

Abb. 6.24 a–b Reflexkriechen am Tischrand: a) Ausgangslage mit beginnender Aktivität, b) deutlich sichtbare Bewegungsantwort des Beines auf der Gesichtsseite, die Pfeile zeigen die Bewegungsrichtung des Beines, der Wirbelsäule und des Beckens an. Man beachte die Bewegung des Beines über die Außenrotation/Abduktion in die Beugung. [L286]

ist in der zuvor beschriebenen Ausgangslage auf dem Tisch nicht möglich.

- Achten Sie beim Überhang des gesichtsseitigen Beines auf eine gepolsterte Tischkante und einen freien Übergang vom Oberschenkel zum Hüftgelenk. Auf diese Weise vermeiden Sie einen Druck des Behandlungstisches auf die Innenseite des Oberschenkels (Adduktoren).
- Berücksichtigen Sie, dass das Becken schräg zum Tisch liegt und somit das Hüftgelenk dieser Seite tiefer steht (in der transversalen Ebene) als das auf der Hinterhauptsseite. Vermeiden Sie, dass das Bein bei der Zonenauslösung zu weit abduziert wird.

- Die Bewegungsantwort des hinterhauptsseitigen Beines und ebenso des Beines der Gesichtsseite hängt von der Aktivierung des Wirbelsäulenabschnitts der Brust- zur Lendenwirbelsäule (thorakolumbaler Übergang) ab. Dieser Wirbelsäulenabschnitt lässt sich in der beschriebenen Ausgangslage gut aktivieren.
- Es ist zu beobachten, dass sich Ausweichbewegungen in der Wirbelsäule schneller in die gewünschten Bewegungsantworten umstellen.
- Ferner ermöglicht die Ausgangslage für die Aktivierung eine Veränderung der Beckenstellung in allen drei Ebenen.

PRAXISTIPP

Achten Sie insbesondere auf die sorgfältige und gezielte Führung des gesichtsseitigen Armes und des Kopfes.

KAPITEL

7 Das Reflexumdrehen: ein Lokomotionsmuster aus der Rückenlage

7.1 Grundlagen

Das Reflexumdrehen ist ein Lokomotionsmuster, das in seiner Gesamtheit in der ontogenetischen Entwicklung abgebildet ist. Ein Kind setzt in seiner Aufrichtung- und Fortbewegungsentwicklung dieses Muster ein. Die Entwicklung beginnt mit der Rumpfstabilität in der symmetrischen Rückenlage und dem spontanen Umdrehen aus der Rückenlage. Es setzt sich über die Seitenlage bis zum Krabbeln, Aufstehen und dem seitlichen Gehen an der Wand oder an Möbeln fort (➤ 2.1).

MERKE

Das Reflexumdrehen wird in der Rückenlage mit der Brustzone aktiviert (Phase 1). Der gesamte Drehvorgang wird auf diese Weise in Gang gesetzt. Es folgen auf die Phase 1 weitere Phasen/Übergangsphasen, von denen therapeutisch neben der Phase 1, die Phasen 2 und 3 sowie der *Schräge Sitz* eingesetzt werden. Die Brustzone steht weiterhin als Auslösungszone zur Verfügung. Zonen aus dem Reflexkriechen werden verstärkend hinzugenommen.

In der Phase 1 wird durch die vorgegebene Kopfdrehung in der Ausgangslage die Rückenlage zu einer asymmetrischen Startposition. Durch die Aktivierung des Drehens über die Brustzone wird aus der asymmetrischen Haltung in Rumpf und Wirbelsäule eine symmetrische. Die Wirbelsäule stellt sich dabei in die Körperlängsachse ein. Es entsteht eine labile Stützbasis zwischen dem Hinterhaupt und einem Dreieck zwischen den Schulterblättern und der Wirbelsäule bis zum thorakolumbalen Übergang. Der Kopf dreht sich dabei zur Köpermitte. Das Gewicht wird nach kranial verlagert, denn die Beine werden in Mittelstellung in Knien, Hüften und Sprunggelenken gegen die Schwerkraft getragen. Die posturale Anforderung an den Rumpf steigt und begleitet den weiteren Drehvorgang zwischen Becken und Schultergürtel sowie der Differenzierung der Extremitäten und des orofazialen Bereichs.

Dreht der Rumpf weiter, kommt es zu Schrittbewegungen der Extremitäten, diese sind als Fortsetzung der Drehung zwischen Becken und Schultergürtel zu verstehen. Das Reflexumdrehen ist, wie auch das Reflexkriechen, ein Lokomotionsmuster, das den gesamten Körper erfasst (➤ 1.2). Durch die labilen Körperpositionen im Reflexumdrehen werden an die Haltungssicherung des Rumpfes und die Haltungsregulierung in der Wirbelsäule große Anforderungen gestellt.

Bei den durch die Aktivierung erfolgten Positionsveränderungen des Körpers steht die Haltungsanpassung des Rumpfes im Vordergrund, da sie eine wichtige Voraussetzung für eine freie Bewegung der Extremitäten ist. Die Bewegungsantworten der Extremitäten und des Kopfes werden in Bezug zu dieser Haltungsanpassung beurteilt.

In den folgenden Ausführungen werden die Bewegungsabläufe des Reflexumdrehens beschrieben. Auf diese Weise kann ein Vergleich zu den aktivierten Bewegungsmustern vorgenommen werden. Es wird dabei bewusst auf das Aufzeigen detaillierter Muskelspiele verzichtet [23].

MERKE

Es werden in der Regel die folgenden drei Ausgangslagen eingesetzt.

- Rückenlage – Phase 1 (➤ 7.2.)
- Seitenlage – Phase 2 (➤ 7.3)
- Seitenlage – Phase 3 (➤ 7.4)

Hinzu kommen Variationen in der Seitenlage, die sich z. B. in den Winkelstellungen des unten liegenden Beines in Hüft- und Kniegelenk unterscheiden. Weiterhin steht der *Schräge Sitz* (➤ 7.5) in der weiteren Aufrichtung aus der Seitenlage als höhere Ausgangsposition in der Therapie zur Verfügung.

Durch die Benennung der Phasen gelingt die Zuordnung zum jeweiligen Bewegungsablauf. Die numerische Bezeichnung der Phasen hat sich aus der chronologischen Entwicklung der Therapie ergeben. Man versucht mit ihrer Hilfe, die komplexen Vorgänge übersichtlicher und für therapeutische Anwendungen bzw. die Anleitung und den Unterricht transparenter zu machen.

- **Rückenlage – Phase 1:** Hier wird das gesamte Bewegungsmuster des Reflexumdrehens bis zum Beginn der Seitenlage therapeutisch eingesetzt. Die Aktivierung in der Rückenlage ist beendet, wenn das Abstützen auf die Hinterhauptsschulter beginnt. Den Beginn dieses Stützens kann man als Übergang zur Phase 3 des Reflexumdrehens bezeichnen.

- **Seitenlage – Phase 2:** In der nachfolgenden Phase 2 stützen das Schultergelenk und der Oberarm sowie die unten liegende Rumpf- und Beckenseite den Körper ab. Der Übergang bei der weiteren Aufrichtung aus der Seitenlage zum *Schrägen Sitz* wird in der Regel nicht eingesetzt. In der Anwendung des *Schrägen Sitzes* geht man von vornherein in die höhere Ausgangsposition.
- **Seitenlage – Phase 3:** Diese Phase kann man sich als „therapeutisches Bindeglied" zwischen den anderen beiden Phasen vorstellen.

Das Reflexumdrehen kann in seiner Gesamtheit nur aus der **Rückenlage ausgelöst** werden. Ließe man es, ohne auf eine Optimierung des Bewegungsmusters zu achten, weiter ablaufen, so kann man erwarten, dass der Drehvorgang von der Rücken- in die Seitenlage und in die weitere Aufrichtung erfolgt. Die Bewegungsmuster in der Rücken- und Seitenlage bilden erfahrungsgemäß auch die Bausteine für die fließenden **Bewegungsübergänge** von einer Lage in die nächste. Eine exakte Abgrenzung von Sequenzen bzw. Phasen fällt dabei nicht leicht; dennoch ist es sinnvoll, sie zu definieren, denn es werden häufig für das jeweilige Kind oder auch den erwachsenen Patienten nur bestimmte Sequenzen für seine individuellen Fragestellungen eingesetzt.

In der Therapie wird der Übergang zum Krabbeln und Aufstehen nicht vollzogen, da dieselben Muskelfunktionen, die für die höhere Aufrichtung gebraucht werden, schon in der Seitenlage aktiviert werden.

7.2 Reflexumdrehen aus der Rückenlage – Phase 1

7.2.1 Ausgangslage

MERKE

- Das Reflexumdrehen beginnt in der Rückenlage. Der Kopf wird um die Körperlängsachse ca. 30° zur Seite gedreht, dadurch entsteht eine asymmetrische Ausgangslage.
- Das gesamte Bewegungsmuster entspricht dem spontanen Umdrehen eines Kindes.

Die Bezeichnung der Körperseiten richtet sich nach der Kopfdrehung. Die dem Gesicht zugewandte Seite wird als **Gesichtsseite** und die dem Hinterhaupt zugewandte Seite als **Hinterhauptsseite** bezeichnet (➤ Abb. 7.1).

Eine sichere Orientierung bei der Kopfeinstellung ist die Auflage auf der gesichtsseitigen Knochenleiste (Linea nuchae) des Hinterhauptsbeines (Os occipitale). Ist die Kopfdrehung in dieser Auflage nicht sofort möglich, wird sie während der Therapie nachjustiert. Für die Schulter- und Hüftgelenke sowie für die Extremitäten gibt es keine vorgegebenen Winkelstellungen. Beim Säugling liegen die Arme und Beine so, wie es sich spontan ergibt. Beim größeren Kind oder beim erwachsenen Patienten liegen die Arme locker neben dem Körper und die Beine sind locker gestreckt oder liegen nach den Möglichkeiten, die das Krankheits- oder Behinderungsbild jeweils zulässt.

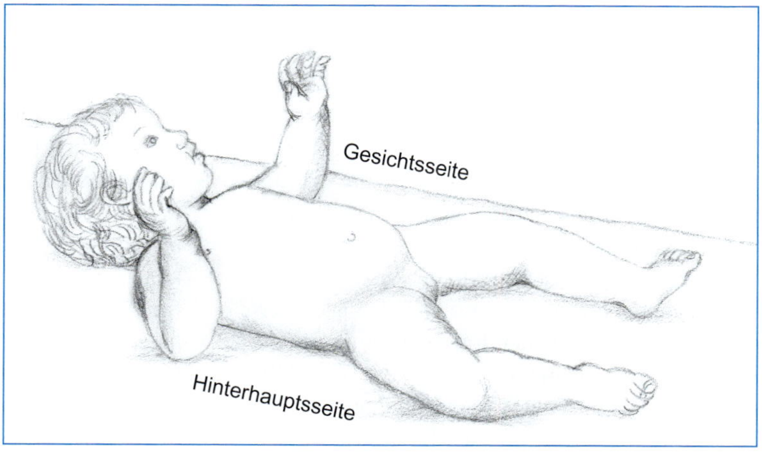

Abb. 7.1 Die Ausgangslage der Phase 1 des Reflexumdrehens ist die Rückenlage, die Benennung der Gesichts- und Hinterhauptsseite orientiert sich an der Kopfdrehung. [L286]

PRAXISTIPP

Bei der Einstellung des Kopfes in die Ausgangslage soll die Drehung des Kopfes in der Längsachse der Wirbelsäule erfolgen. Wird der Kopf nur zur Seite gerollt, weicht er von der Achse ab.

7.2.2 Auslösungszone: Lage und Aktivierung

Die **Brustzone** ist die Auslösungszone für das Reflexumdrehen. Mit ihrer Reizung wird der Drehvorgang in der Rückenlage aktiviert. Die Auslösungszonen des Reflexkriechens können verstärkend hinzugenommen werden. Bewährt haben sich beispielsweise folgende Zonen:

- **Hinterhauptsseite:**
  - Akromion des Schulterblattes
  - Epicondylus humeri des Hinterhauptsarmes
- **Gesichtsseite:**
  - Spina iliaca anterior superior
  - Ende der Speiche (Radius) dicht am Handgelenk oder
  - Medialer Kondylus des Oberschenkels am gesichtsseitigen Bein

MERKE

Diese Auslösungszonen sind schon aus dem Reflexkriechen bekannt. Sie sind jedoch kein Ersatz für die Brustzone.

Lage und besondere Einwirkung

Die **Brustzone** liegt auf der Gesichtsseite in dem Zwischenrippenraum (Interkostalraum) fünf/sechs oder sechs/sieben/acht (➤ Abb. 7.2). In der Regel wählt man für die Stimulierung den jeweils engeren Zwischenraum aus. Die Reizung einer relativ kleinen Region im Bereich des Zwischenraums der fünften bis siebten Rippe hat eine umfassende Wirkung, denn durch sie wird ein komplexer Vorgang wie das Reflexumdrehen ausgelöst. Auf den ersten Blick erscheint dieses Phänomen verblüffend. Viele Eltern und erwachsene Patienten fragen erstaunt, wie dieser Vorgang zu erklären ist.

Die Physiologie ermöglicht einen Einblick in diese sensible Körperregion mit den ihr eigenen Besonderheiten. Diese Funktionszusammenhänge helfen, in der praktischen Anwendung die Bewegungsantworten und vegetativen Reaktionen zuzuordnen und zu verstehen. Einige Auswirkungen bei der Auslösung der Brustzone werden im Folgenden aufgezeigt.

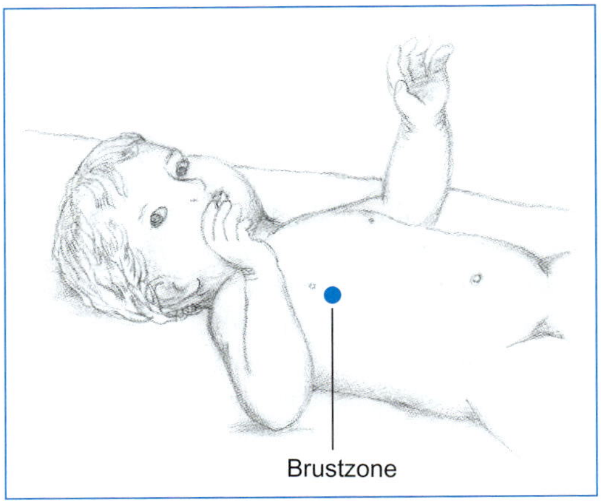

Abb. 7.2 Die Brustzone liegt in der Mamillarlinie im sechsten bis achten Zwischenrippenraum (Interkostalraum). [L286]

- **Dehnungsreize auf die Muskulatur:** Durch die Zonenauslösung setzt man Dehnungsreize auf die Muskulatur und die Faszien in den Interkostalräumen. Da es sich um propriozeptive Reize handelt, die die Wahrnehmung über den Stellungs- und Lagesinn vermitteln, stehen sie für die Stimulierung entsprechend lange zur Verfügung. Reizt man die Dehnungsrezeptoren der Zwischenrippenmuskulatur (Mm. intercostales externi und interni), so hat man auch einen indirekten Zugriff auf die autochthone Muskulatur der Wirbelsäule. Diese Muskeln sind, wie auch die Interkostalmuskulatur, in Segmente, auch als Metamere bezeichnet, aufgeteilt. Ihre Nervenversorgung erfolgt wie bei den kurzen Wirbelsäulenmuskeln direkt aus dem zugehörigen Segment.
- **Auswirkung auf die Wirbelsäule:** Durch den Reiz wird die Abspreizung (Abduktion) der Rippen stimuliert, dabei kommt es zu einer Einwirkung auf die Gelenke zwischen den Rippen und der Wirbelsäule (kostovertebrale Gelenke). Die kurzen und langen Drehmuskeln der Wirbelsäule (Mm. rotatores breves und longi, Mm. multifidii) werden dabei angesprochen. Die Eigenart dieser Muskeln ist, dass sich die Reizinformation aus

dem segmentalen Reiz auf die Nachbarregionen ausbreitet. Somit ist die Wirbelsäule in ihrer drehenden und streckenden Funktion gefordert. Die zum Rückenmark führende Reizinformation (Afferenz) erstreckt sich dabei auf die mittlere Brustwirbelsäule (Th6 bis Th8).

- **Stimulierung des Zwerchfells:** Die Reizung der Zone bewirkt ferner eine Stimulierung des Zwerchfellursprungs (Diaphragma thoracis). Als Folge dieser Reizung ist eine vertiefte Atmung und langfristig eine anhaltende Änderung von Atemvolumen und Atemfrequenz zu beobachten. Mit der Reizung des Zwerchfells wird auch sein versorgender Nerv, der Nervus phrenicus, erreicht. Somit ist die Eintrittspforte der Afferenzen ins Rückenmark bis zu den oberen Segmenten der Halswirbelsäule (C1 bis C4) gegeben.
- **Dehnungsreize auf schräge Bauch- und Rückenmuskulatur:** Durch die Dehnungsreize, die mit der Zonenauslösung auf die schräge Bauchmuskulatur (M. obliquus abdominis externus) und die Muskulatur zwischen der Wirbelsäule, den unteren Rippen und dem Beckenkamm (M. quadratus lumborum) gegeben werden, kann man den Eintritt zum Rückenmark in den Segmenten Th5 bis L4 erreichen.
  - **Beeinflussung des Vegetativums:** Durch den Auslösungsdruck und die damit verbundene Kontraktion der Bauchwand ist zu erwarten, dass es außerdem indirekt zu einer Kompression der Lunge mit einer Stimulierung ihrer Dehnungsrezeptoren kommt. Das Lungenfell (Pleura), das den Raum zwischen der Innenseite des Brustkorbes und der Lunge auskleidet, und das mittlere Gebiet des Brustraums **(Mediastinum)** können somit angesprochen werden. Durch diesen Raum ziehen große Gefäße (Aorta thoracica) und Nerven, z. B. der Nervus phrenicus, der mit seinen feinverzweigten sensiblen Ästen den Herzbeutel innerviert; Herz und Speiseröhre (Ösophagus) stehen ebenfalls in engem Bezug zu diesem Körperraum. Mit dieser Körperregion kann ein vegetativ sehr sensibles und lebenswichtiges Gebiet erreicht und, wie sich in der Praxis zeigt, in der Regel günstig beeinflusst werden.
  - **Stimulierung der Ausscheidungsvorgänge:** Die Kontraktion der Bauchmuskulatur ermöglicht ein Absenken des Zwerchfells bei der Einatmung, dadurch wird der Druck auf die Organe des Bauchraums erhöht. Blase und Darm werden stimuliert, bei Säuglingen ist in der Regel eine Blasen- und Darmentleerung zu beobachten.

Die beschriebenen Zugriffsmöglichkeiten ergeben für die Therapie eine breite Anwendung. Bei Säuglingen, bei denen die Speiseröhre nicht ausreichend schließt und Nahrung aus dem Magen zurückfließt **(Reflux),** kann diese Störung mit dem Reflexumdrehen positiv beeinflusst werden (➤ 5.4, ➤ 5.5). Eine denkbare Erklärung ist, dass die Speiseröhre, die durch das Zwerchfell zum Magen verläuft, bei der Aktivierung der Funktionseinheit – Bauchmuskulatur und Zwerchfell – durch die Brustzone eine Längsspannung erfährt und dadurch die physiologischen Verschlussmechanismen unterstützt werden.

MERKE

Bei Säuglingen mit einem Reflux kann das Reflexumdrehen die Therapie der Wahl sein.

Aktivierung

Die vorgegebene **Ausgangslage** bewirkt eine bestimmte Dehnung verschiedener Muskelgruppen und Faszienzüge. Es werden z. B. die Muskulatur und die Faszien des Halses durch die Kopfdrehung angesprochen, ferner wirkt sie auf die Gelenke der Wirbelsäule ein und damit auf die autochthone Muskulatur.

- Diese Dehnung wird durch die Stimulierung der Brustzone auf weitere Muskelgruppen und Faszienzüge ausgeweitet und **verstärkt den Input** (Afferenz) zum ZNS.
- Mit einem **Widerstand** gegen die **aktivierten Bewegungen,** insbesondere gegen die Kopfdrehung, kann diese Reizgebung intensiviert und zeitlich summiert werden (➤ 4.1.2) [13].

Die **Stimulierung der Brustzone** erfolgt durch konstanten wie auch durch wechselnden Druck (intermittierend) [20]. Mit diesem Druck setzt man einen Dehnungsreiz auf die Zwischenrippenmuskulatur (Muskelspindeln). Auch wird auf diese Weise eine Bewegung in den Gelenken zwischen Rippen und der Wirbelsäule (kostovertebrale Gelenke) induziert, die wiederum eine Stimulierung der gelenkverbindenden Muskulatur (kostovertebrale Muskulatur) erzeugt.

7.2.3 Auslösungsdruck

- Der Auslösungsdruck wird senkrecht zur Hautoberfläche in die Tiefe angesetzt und während der Aktivierung zunächst zur **mittleren Brustwirbelsäule** gerichtet.
- Während der weiteren Aktivierung, wenn die Gewichtsverlagerung zur Schulter der Hinterhauptsseite, genauer zum Schulterblatt und dem Schultergelenk, erfolgt, richtet sich der Auslösungsdruck zur **abstützenden Schulter.**

Der Druck sollte vorsichtig und einfühlsam eingesetzt und im Laufe der Auslösung langsam gesteigert werden. Hierbei sollten die gewünschte motorische Antwort und der dafür erforderliche Druck mit der Akzeptanz des Drucks beim Patienten in Einklang gebracht werden. Zu bedenken sind auch die meistens vorhandenen **Seitenunterschiede in der Afferenz,** wodurch die Haltungsanpassung des Rumpfes und die Bewegungsantworten unterschiedlich ausfallen können, bis eine symmetrische Rumpfhaltung entsteht.

Vorgehen

MERKE

- Schmerzen sind bei der Auslösung der Brustzone kontraindiziert. Sie stören den Anpassungsvorgang im neuronalen Netzwerk des ZNS und die Wahrnehmung des sensomotorischen Musters sowie dessen positives Feedback zum ZNS.
- Bedenken Sie, dass das Reflexumdrehen in der Regel für den Patienten vegetativ fordernder ist als das Reflexkriechen.

- Überlegen Sie, bevor Sie das Kind auf den Rücken legen, auf welcher Seite und mit welcher Hand Sie die Brustzone stimulieren wollen. Es ist sinnvoll, dass Sie auf der Seite stehen, auf der Sie die Zone auslösen wollen.
- Legen Sie den Säugling langsam in die Rückenlage, bedenken Sie, dass die Rückenlage eine instabilere Körperlage als die Bauchlage ist und der Säugling u. U. mit schreckhaften Reaktionen und Schreien auf die Verunsicherung reagiert.
- Signalisieren Sie dem Kind schon beim Hinlegen mit Ihren Händen Sicherheit. Bleiben Sie zunächst in flächigem Kontakt; dies gelingt, wenn Sie die Hand, mit der Sie die Brustzone auslösen wollen, nach dem Hinlegen auf den Bauch-/Brustkorb legen, auf diese Weise beruhigen Sie das Kind und können ohne die Hand zu lösen zur Zone „gleiten" und sie auslösen.
- Mit der anderen Hand können Sie den Kopf in die Ausgangslage führen.
- Steigen Sie vorsichtig in den Auslösedruck ein.
- Während Sie die Ausgangslage einnehmen, begleiten Sie Ihr Handeln verbal in einer ruhigen Stimmlage. Sagen Sie nur, was Sie machen, und erklären Sie nicht, warum Sie es tun, das versteht Ihr Kind nicht. Aber es spürt Ihre Sicherheit und ob Sie emotional hinter Ihrem Handeln stehen.
- Steigern Sie den Druck langsam, in der Regel fühlen und sehen Sie, wenn der Rumpf die Ausgangsstellung einnimmt.

PRAXISTIPP

- Stärken Sie Ihr Kind durch Lob, schwächen Sie es nicht durch Bedauern.
- Handeln Sie ruhig, jedoch zügig.

Unterstützung und Verstärkung der Bewegung

Die Führung und Widerstände am Kopf tragen zur Optimierung und Verstärkung der afferenten Reize über die Brustzone bei. Zu bedenken ist, dass der Kopf das Erfolgsorgan (➤ 2.1) ist, das der Drehung der Wirbelsäule folgt. Erst wenn sich der Kopf in die Längsachse eingestellt hat, sollte die (unten aufgeführte) Stimulierung am Zungengrund eingesetzt werden. Auch diese muss sehr vorsichtig und einfühlsam erfolgen.

Führung und Widerstände am Kopf

Eine entsprechende Führung oder einen gezielten und angepassten Widerstand kann man an den verschiedenen **Schädelknochen** geben (➤ Abb. 7.3a,

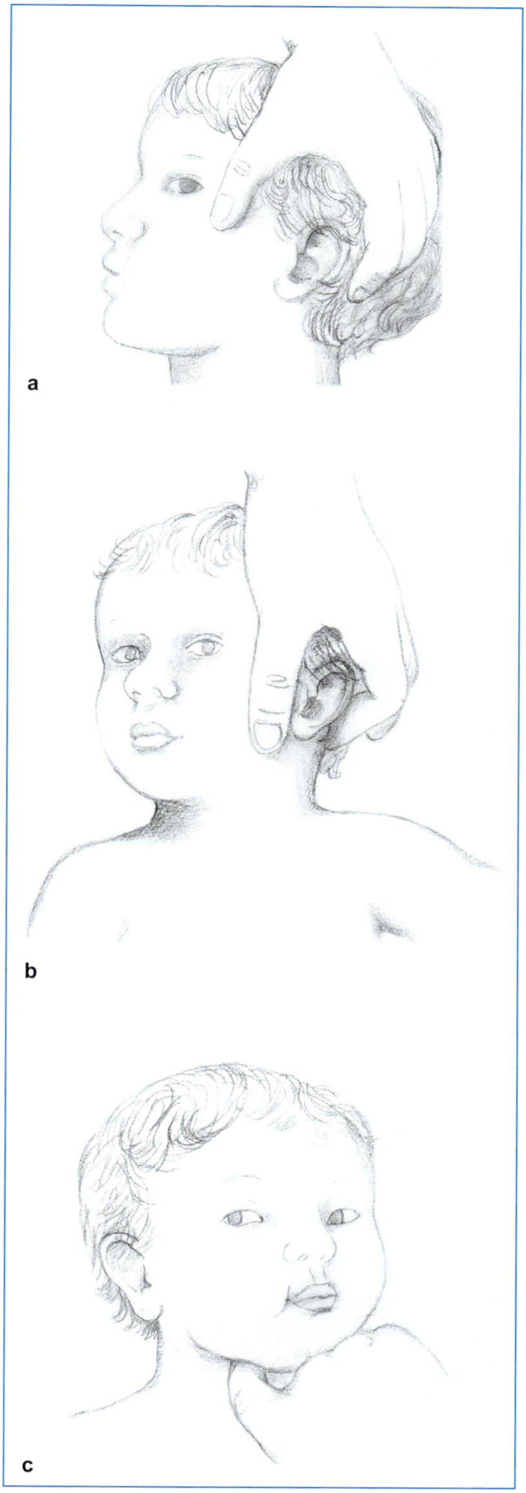

Abb. 7.3 Führungswiderstände am Kopf – Beispiele: a) an Jochbein (Augenbewegung) und Hinterhaupt, z. B. Linea nuchea; b) an Unterkiefer und Hinterhaupt, c) am Mundboden (M. mylohyoideus, M. digastricus [L286]

➤ Abb. 7.3b). Es bieten sich auf der Seite des Hinterhauptes an:

- Hinterhauptsbein (Os occipitale)
- Warzenfortsatz (Proc. mastoideus)
- Schläfenbein (Os temporale)
- Scheitelbein (Os parietale)
- Stirnbein (Os frontale)
- Jochbeins (Os zygomaticum)
- Unterkiefer (Mandibula)

Mit der Führung wird die Ausweichbewegung des Kopfes korrigiert. Mit dem Widerstand gegen die Kopfdrehung werden die Drehung verzögert, die Auslösungsreize zeitlich summiert und die sensomotorischen Muster verstärkt. Während der Kopf dreht, soll er den Kontakt mit der Unterlage über die Linea nuchea halten; Beginn auf der Gesichtsseite, dann in der Mitte der Knochenleiste und am Ende der Kopfdrehung auf der Hinterhauptsseite (➤ Abb. 7.5).

Für die Halswirbelsäule resultiert aus der asymmetrischen Ausgangslage eine Neigung der unteren Hals- und der oberen Brustwirbelsäule zur Seite der Kopfdrehung. Der Kopf sollte jedoch nicht geneigt sein (Übergang Halswirbelsäule-Kopf), sondern sich in die Körperlängsachse einstellen. Man kann davon ausgehen, dass durch diese Kopfdrehung eine Dehnung der kurzen Nackenmuskulatur sowie der drehenden Muskulatur des Kopfes und der Halswirbelsäule erfolgen.

Stimulierung und Führung über den Mundboden

Der **Mundboden** oder **Zungengrund** (Diaphragma oris) bildet das muskuläre Dreieck, das sich zwischen dem Unterkiefer und dem Zungenbein ausspannt. Er besteht aus verschiedenen Muskelschichten. Die Zunge stützt sich bei ihren Bewegungen bei der Nahrungsaufnahme und dem Sprechen dort ab.

Durch die Auslösung des Reflexumdrehens wird das orofaziale Funktionsmuster aktiviert. Der Widerstand gegen die Kopfdrehung wirkt sich verstärkend auf die Mundmotorik, z. B. auf den Mundschluss, das Schlucken und die mimische Muskulatur aus. An welcher Stelle der Widerstand angesetzt wird, richtet sich nach der zu verstärkenden Bewegungsantwort (➤ Abb. 7.3c). Ein Widerstand am Jochbein in Verlängerung des äußeren Augenwinkels z. B. führt in der Regel zu einer Verstärkung der aktivierten Blickwendung.

Während der Kopf aktiv die vorgegebene Ausgangsstellung einnimmt, bieten sich von der Unterseite (kaudal) des Mundbodens für die Stimulierung und Führung der Zunge und des **Zungenbeines** verschiedene Möglichkeiten an:

- **Zungenbein:** Das Zungenbein (Os hyoideus) wird vorsichtig in seine Position nach hinten (dorsal) und oben (kranial) geführt, damit sich die Zunge beim Schlucken entsprechend abstützen kann.
- **Zungenbewegung:** Die Seitwärtsbewegung der Zunge wird an der Zungenwurzel stimuliert und mit einem sanften Widerstand verstärkt.
- **Mundbodenmuskulatur:** Eine Stimulierung oder ein Widerstand kann auch direkt in der Muskulatur des Mundbodens gegeben werden. Diese Reize werden auf der Hinterhauptsseite an der Innenseite des Unterkiefers (von unten gesehen) an dem dort ansetzenden Muskel (M. mylohyoideus) oder an dem Muskelbauch des M. digastricus angesetzt (➤ Abb. 7.4).

7.2.4 Drehung von Wirbelsäule und Rumpf

MERKE
Der entscheidende Drehmechanismus beim Reflexumdrehen läuft (nicht nur in der Phase 1) in der Wirbelsäule und im Rumpf ab. Das Drehen erfolgt von der Gesichtsseite zur Hinterhauptsseite, mit einer deutlichen Komponente nach kranial. Die Bewegung geht vom Rumpf aus und setzt sich in den Extremitäten fort.

In der **spontanen Entwicklung eines Kindes** setzen in der Regel schon in den ersten drei Monaten Bewegungsmuster ein, die den beschriebenen entsprechen. Bereits am Ende des dritten Monats (➤ 2.2.1) kann es seinen Kopf in die Körperlängsachse einstellen und ihn unabhängig vom Körper zu beiden Seiten drehen. Die Streckung des Rumpfes ist erfolgt und der Rücken steht zum Abstützen des Körpers zur Verfügung. Die Anpassung der Rumpfhaltung bei der freien Bewegung der Extremitäten und des Kopfes ist in diesem Alter in der Rückenlage möglich.

Das Becken kann in einer mittleren Position zwischen Beugung und Streckung gehalten werden. Das Kind kann in der Rückenlage die Beine von der Unterlage abheben und die Hüft-, Knie- und Fußgelenke in der Gelenkmittelstellung halten. Etwa sechs Wochen später beginnt sich das Kind zu drehen, dabei stellt die Bauchmuskulatur das Becken schräg und ermöglicht den Drehvorgang (➤ 2.2.2).

Die gesamte Wirbelsäule ist die entscheidende, in jedem Detail unverzichtbare Achse, um welche die Drehbewegung erfolgt. Aus der Summe der einzelnen Bewegungsimpulse in den Wirbelsäulensegmenten ergibt sich der Haltungshintergrund für die Drehung des Rumpfes.

Die freie Bewegung der Schulter- und Hüftgelenke, den sog. Schlüsselgelenken, hängt von dieser Haltungsanpassung des Rumpfes ab. Sie folgen dem sich drehenden Schulter- und Beckengürtel.

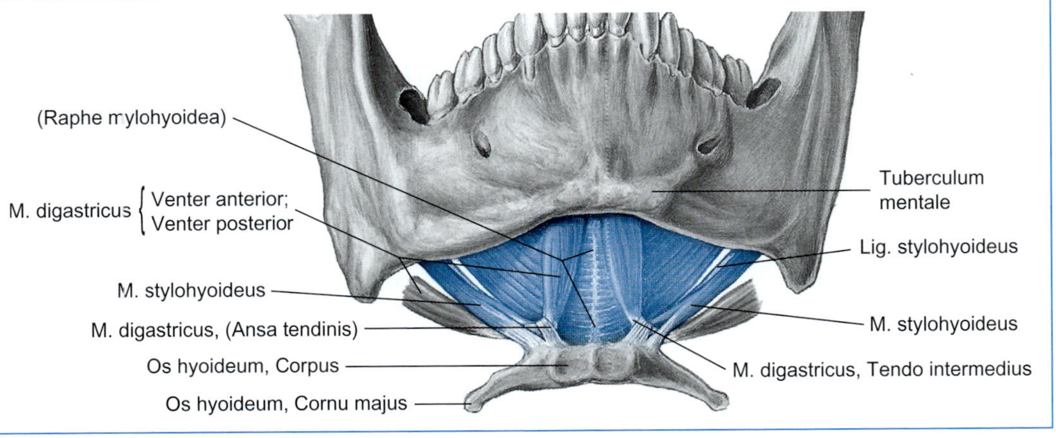

Abb. 7.4 Der Mundboden von kaudal: Eine Stimulierung über den M. digastricus und den M. mylohyoideus auf der Hinterhauptsseite bietet eine Möglichkeit, das orofaziale Muster zu optimieren. [S007-3-23]

Drehung der Wirbelsäule

Mit der Auslösung der Brustzone beginnt der Drehvorgang. Lässt man den Kopf bis zur Mitte drehen, entsteht aus der asymmetrischen Ausgangslage eine aktive, symmetrische Rückenlage.

- Die Wirbelsäule und der Rumpf strecken sich, das Becken wird in Mittelstellung zwischen Beugung und Streckung eingestellt und gehalten, die Beine heben sich und werden in Mittelstellung in Hüft-, Knie- und Sprunggelenken gegen die Schwerkraft getragen (➤ Abb. 7.5a).
- Durch diese Gewichtsverlagerung nach kranial entsteht eine sehr labile Stützbasis zwischen Hinterhaupt, Schulterblättern und der Wirbelsäule bis zum thorakolumbalen Übergang.
- Die Rückenmuskulatur muss in dieser labilen Lage permanent das Abstützen anpassen.

Vorbereitung auf Stützfunktion und Fortbewegung

MERKE

Das Reflexumdrehen Phase 1 bietet die Voraussetzung für die weiteren Sequenzen des Drehens und der Differenzierung der Extremitäten zur Aufrichtung und Fortbewegung.

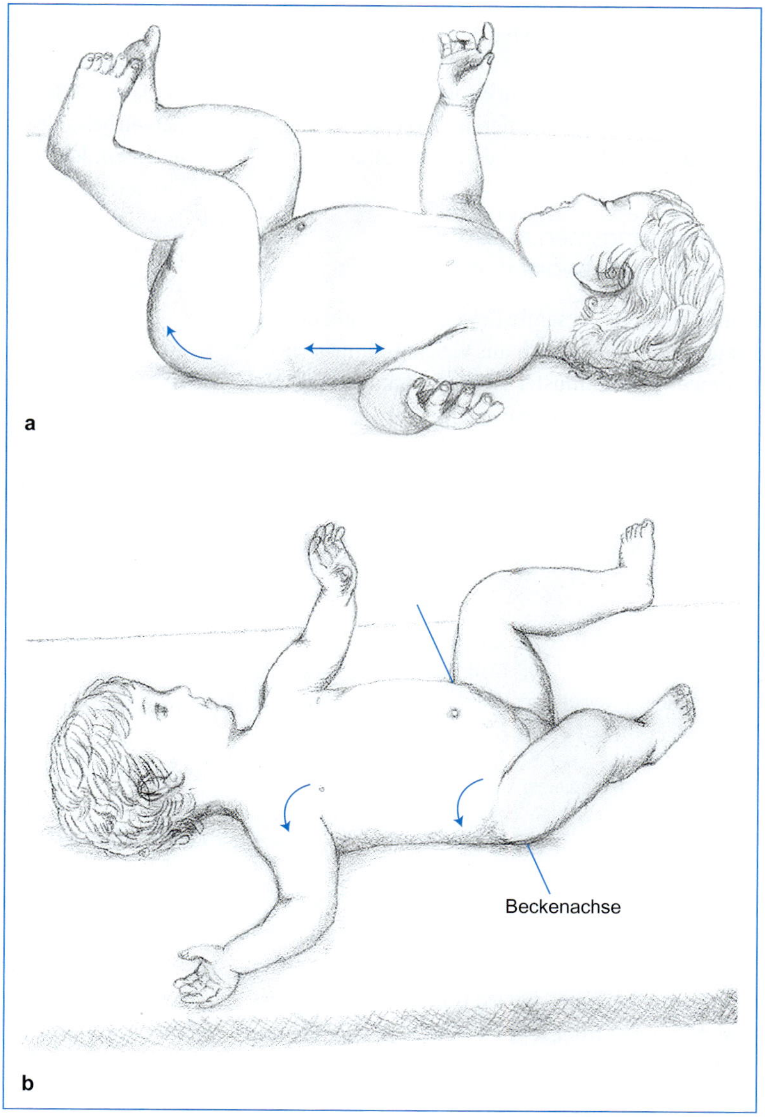

Abb. 7.5 Beobachtungsmerkmale: a) Streckung des Rumpfes, Einstellung des Beckens in Mittelstellung und Tragen der Beine gegen die Schwerkraft in Mittelstellung aller Gelenke; b) Gewichtsverlagerung zur Hinterhauptsseite/Schrägstellung des Beckens, Außenrotation des Armes auf der Hinterhauptsseite. Der Arm der Gesichtsseite folgt dem sich drehenden Schultergürtel. [L286]

7

Ist die Streckung des Rumpfes mit den in Mittelstellung getragenen Beinen erreicht, sind die Voraussetzungen für den Übergang von der Rücken- zur Seitenlage und den weiteren Sequenzen des Drehens und der Aufrichtung gegeben. Die Arme und Beine werden auf ihre spätere stützende und fortbewegende Funktion durch die Verlagerung des Stützpunktes zur hinterhauptseitigen Schulter und die Schrägstellung des Beckens während des Drehens vorbereitet (➤ Abb. 7.5b).

- Im weiteren Drehen stützt das hinterhauptsseitige Bein zunächst über das Becken und das Hüftgelenk, im weiteren Verlauf auch über die Außenseite des Oberschenkels bis zum Knie den Rumpf ab. Die Bewegungsrichtung geht von der gesichtsseitigen Beckenseite zur Schulter der Hinterhauptsseite.
- Die weitere Aufrichtung erfolgt über den „Schrägen Sitz" mit seinen differenzierten Bewegungsabläufen im Rumpf und den Extremitäten.

Beobachtungsmerkmale für die Bewegungsantworten

Anmerkung: Das gesamte Bewegungsmuster des Reflexumdrehens setzt sich aus vielen Teilmustern zusammen. Ein Teilmuster ist die Streckung und Drehung der Wirbelsäule; entscheidend ist, wie das geschieht.

Die hier beschriebenen Beobachtungsmerkmale sollen Ihnen helfen, sich im gesamten Bewegungsmuster zunächst auf diesen Teilbereich zu konzentrieren.

PRAXISTIPP

- Wählen Sie ein oder zwei Merkmale aus, die Sie als Ziel für die jeweilige Therapiesitzung erreichen möchten, und behalten Sie diese während der Behandlung im Blick.
- Es ist hilfreich, den eigenen „Standort" zum/am Kind/Patienten so zu wählen, dass ein guter Blick auf das Teilmuster und die gewählten Beobachtungsmerkmale möglich ist.
- Vergessen Sie jedoch trotz Beschränkung auf Teilbereiche das gesamte Muster nicht.

- Der Brustkorb streckt sich und das Becken stellt sich in eine Mittelstellung zwischen Beugung und Streckung ein.
- Die Beine werden von der Unterlage abgehoben und in Mittelstellung der Hüft-, Knie- und oberen Sprunggelenken gebeugt gegen die Schwerkraft getragen.
- Das Körpergewicht wird durch die Beugung der Beine nach kranial verlagert und auf den Schulterblättern, der Wirbelsäule bis zum thorakolumbalen Übergang und der Rückenmuskulatur abgestützt. Das Becken bleibt dabei in der Mittelstellung zwischen Beugung und Streckung.
- Der Beckenboden spannt sich, der Analbereich wird dabei nach innen gezogen.
- Es kommt zu einer Gewichtsverlagerung zur Hinterhauptsseite und einem Abstützen auf der Hinterhauptsschulter mit einer Außenrotation des Armes.
- Das Becken stellt sich schräg, indem es sich auf der Gesichtsseite nach kranial bewegt. Die Lendenwirbelsäule ist demzufolge zur Gesichtsseite leicht konkav und streckt sich wieder im weiteren Drehen des Beckens.
- Das Becken dreht zur Hinterhauptsseite und beginnt den Körper auf dieser Seite abzustützen.
- Der Kopf folgt der Drehrichtung des Körpers.

Drehung des Rumpfs

MERKE

Die Streckung des Rumpfes ist eine Voraussetzung für die Schrägstellung des Beckens (➤ Abb. 7.6).

Aktiviert man den Drehvorgang über die Brustzone weiter, so ist zu beobachten, dass sich das Becken in der frontalen Ebene schräg stellt und auf der Gesichtsseite nach kranial und auf der Hinterhauptsseite nach kaudal bewegt. Die Schulter- und Hüftgelenke sind dabei außenrotiert. Diese Schrägstellung des Beckens erfolgt durch den M. quadratus lumborum und den M. obliquus abdominus internus der Gesichtsseite. Diese Sequenz der Drehung ist die Voraussetzung für die Rotation des Rumpfes in die Seitenlage.

Die **schräg verlaufenden Muskelketten** des Bauches sind für diese Drehung des Rumpfes hauptsächlich verantwortlich (➤ Abb. 7.6). Zu nennen sind zwei Muskelketten:

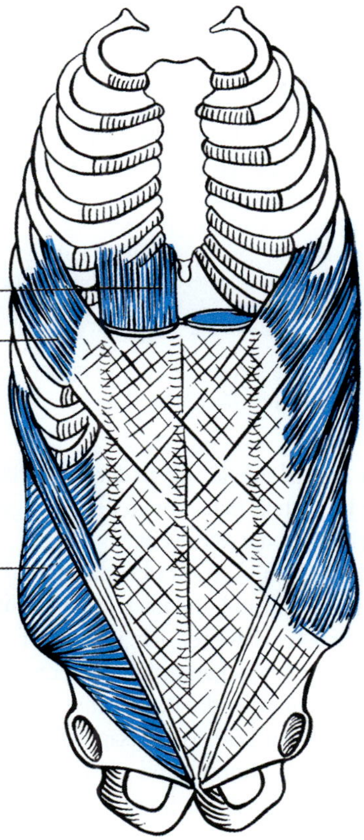

Abb. 7.6 Diagonal verlaufende Bauchmuskelketten sind die entscheidenden Muskeln für das Umdrehen. [G099]
1. M. obliquus int. abdominis
2. M. obliquus ext. abdominis
3. M. rectus abdominis (zur Orientierung, zählt nicht zu den schrägen Muskelketten)

- Die **erste Muskelkette** geht von dem gesichtsseitigen Becken zum Brustkorb der Hinterhauptsseite (Mm. obliquus abdominis internus und externus). Sie
  - stellt das Becken schräg,
  - bewegt das schräggestellte Becken, die Spina iliaca inferior superior der Gesichtsseite in Richtung Hinterhauptsschulter,
  - und dreht in die Richtung der Hinterhauptsschulter (Transversal-/Saggitalebene).Da die veränderte Beckenstellung als erstes deutliches Merkmal für die Drehung des Rumpfes zu beobachten ist, wird diese Muskelkette als die zuerst drehende Kette bezeichnet. Sie setzt sich fort im M. serratus anterior, den Außenrotatoren und Abduktoren der Hinterhauptsschulter bis zur muskulären Verbindung der Wirbelsäule.
- Die **zweite Muskelkette** verläuft von den Rippen der Gesichtsseite zum Becken der Hinterhauptsseite. Diese Muskelkette dreht den Brustkorb und richtet dabei den Schultergürtel auf die stützende Hinterhauptsschulter auf. Die Mm. obliquus abdominis externus und internus werden bei der Drehung unterstützt von den Mm. pectoralis major et minor der Gesichts- und Hinterhauptsseite.

MERKE

Die Drehung des Rumpfes ist von der angepassten posturalen Absicherung der gesamten Wirbelsäule abhängig. Die Wirbelsäule ist die entscheidende Achse, um die die Rotation stattfindet.

Damit die Drehung erfolgen kann, ist eine vielfältige Arbeitsteilung der Muskulatur notwendig. Die Dynamik zwischen Bewegen und Abstützen, um den Rumpf aufzurichten und ihn zu drehen, muss postural insbesondere von der Wirbelsäule gesichert werden.

Drehen zur Hinterhauptsschulter

Das Drehen zur Hinterhauptsschulter geht mit einer Gleitbewegung zwischen Schulterblatt und Brustkorb einher. Durch diese Bewegung kommt die Schulterblattgräte (Spina scapulae) in Kontakt zur Unterlage und das **Schulterblatt wird zum Stützpunkt.** Der Brustkorb kann sich dann zu diesem Stützpunkt drehen. Die Muskeln, die das Schulterblatt und den Rumpf verbinden, ermöglichen dabei die Stabilisierung (➤ Abb. 6.2).

Zu den Muskeln, die an dieser Funktion beteiligt sind, gehören vor allem der große Sägemuskel (M. serratus anterior) und die Muskeln, die das Schulterblatt zur Wirbelsäule heranziehen (Mm. rhomboidei) sowie der absteigende Teil des M. trapezius. Diese Muskeln setzen die **erste Bauchmuskelkette** auf der Hinterhauptsseite bis zur Wirbelsäule fort. Die weiteren Muskeln, die das Schulterblatt bewegen, müssen sich in diese stützende Funktion integrieren.

7

In der weiteren Aktivierung des Drehvorgangs wird der Übergang von der Rücken- zur Seitenlage erreicht und das Körpergewicht wird vermehrt zum Schultergelenk verlagert und dort abgestützt.

Drehen zur Hinterhauptsseite

Bei fortgesetzter Drehung wird der Brustkorb zur Hinterhauptsseite gedreht. Das Becken, der seitliche Brustkorb und das Schultergelenk stützen allmählich den Rumpf ab. Mit der weiteren Auslösung des Drehens werden zunehmend die auswärts drehende und die abduzierende Muskulatur des Armes und des Beines auf der Seite, über die zukünftig gedreht wird, gefordert. Denn sie müssen den Rumpf auf dem Wege in die Seitenlage gegen die Schwerkraft halten.

Die **zweite Bauchmuskelkette** verläuft wie vorher beschrieben von den Rippen der Gesichtsseite zum Becken der Hinterhauptsseite. Die Außenrotatoren und die Abduktoren des Hüftgelenkes bilden die Fortsetzung der Kette zum Becken und zum Hüftgelenk. Sie beginnen das Becken abzustützen, während der Brustkorb und der Schultergürtel zu diesem Stützpunkt gedreht werden. Dieser beschriebene Drehvorgang erfordert eine stabile muskuläre Absicherung des Übergangs von der Brust- zur Lendenwirbelsäule (thorakolumbaler Übergang).

7

MERKE

Die Bewegungsantworten in der Wirbelsäule und im Rumpf werden in ihrem Bewegungsablauf durch den Widerstand gegen die Kopfdrehung verlangsamt und können auf diese Weise optimiert werden.

Beobachtungsmerkmale für die Bewegungsantworten

Anmerkung: Das gesamte Bewegungsmuster des Reflexumdrehens setzt sich aus vielen Teilmustern zusammen. Ein Teilmuster ist die Streckung und Drehung des Rumpfes; entscheidend ist, wie das geschieht.

Die hier beschriebenen Beobachtungsmerkmale sollen Ihnen helfen, sich im gesamten Bewegungsmuster zunächst auf diesen Teilbereich zu konzentrieren.

PRAXISTIPP

- Wählen Sie ein oder zwei Merkmale aus, die Sie als Ziel für die jeweilige Therapiesitzung erreichen möchten, und behalten Sie diese während der Behandlung im Blick.
- Es ist hilfreich, den eigenen „Standort" zum/am Kind/Patienten so zu wählen, dass ein guter Blick auf das Teilmuster und die gewählten Beobachtungsmerkmale möglich ist.
- Vergessen Sie jedoch trotz Beschränkung auf Teilbereiche das gesamte Muster nicht.

- Der Rumpf streckt sich in der Körperlängsachse, der Kopf stellt sich aktiv in der vorgegebenen Drehung in die Achse ein.
- Die Bauchwand strafft sich, dabei wird der Bauchnabel rund und nach innen gezogen.
- Der Brustkorb weitet sich, indem der Abstand der Rippenzwischenräume größer wird.
- Der Durchmesser des Brustkorbes vom Brustbein zur Wirbelsäule (sagittal) vergrößert sich.
- Die seitliche Rumpfwand zwischen Brustkorb und Becken strafft sich und Falten und Einziehungen verschwinden.
- Das Schulterblatt nähert sich bis zur Schulterblattgräte (Spina scapulae) an die Unterlage an und stützt den Brustkorb ab.
- Das Körpergewicht wird zur Hinterhauptsseite verlagert.
- Die schräge Bauchmuskulatur beginnt das Becken und den Brustkorb zu drehen (➤ Abb. 7.5).

Häufige Ausweichbewegungen

Ausweichbewegungen kommen fast in jeder Therapiesituation vor. Das Kind ist gewohnt, sich in seinen, durch die Bewegungsstörung bedingten, „Ersatzmustern" zu halten und zu bewegen. Sein ZNS stellt diese Muster solange zur Verfügung, bis es einen Zugang zu den angeborenen Bewegungsprogrammen und somit zu den präformierten Mustern erlangt. Die folgenden Ausweichbewegungen sollen helfen, das Therapieziel zu formulieren und diesen Zugang zu erschließen.

- Das Körpergewicht wird zur Gesichtsseite verlagert und der Brustkorb „dreht" sich zu dieser Seite.
- Das Brustbein und der Oberbauch wölben sich vor (➤ Abb. 7.7a).
- Der Brustkorb schiebt seitlich zur Hinterhauptsseite, dabei wird die Hinterhauptsschulter von der Unterlage abgehoben (➤ Abb. 7.7b).
- Der Abstand der Rippen wird eng.
- Die Hinterhauptsschulter wird zum Ohr hochgezogen.
- Die Schulter der Gesichtsseite wird hochgezogen.
- Beide Schultern werden hochgezogen.

PRAXISTIPP

Kombinieren Sie bei Ausweichbewegungen die Auslösung der Brustzone mit zusätzlichen Maßnahmen.

- Überprüfen Sie die Auslösung der Brustzone (auch die Druckstärke) und richten Sie den Druck konsequent zur mittleren Brustwirbelsäule oder der Hinterhauptsschulter.
- Ergänzen Sie die Auslösung der Brustzone mit einem oder auch zwei gezielten Führungswiderständen am Kopf. Wenn sich der Brustkorb zur Hinterhauptsseite verschiebt,
  - können Sie mit der freien Hand den Brustkorb auf der Hinterhauptsseite seitlich leicht stützen
  - oder die Brustzone mit der Zone am Akromion der Hinterhauptseite kombinieren, dabei hat jedoch die Brustzone Priorität.
- Wenn Sie mit dem Finger die Akromionzone auslösen, setzen Sie den dazu gehörenden Unterarm dosiert ein und setzen dadurch einen Widerstand gegen die Kopfdrehung.

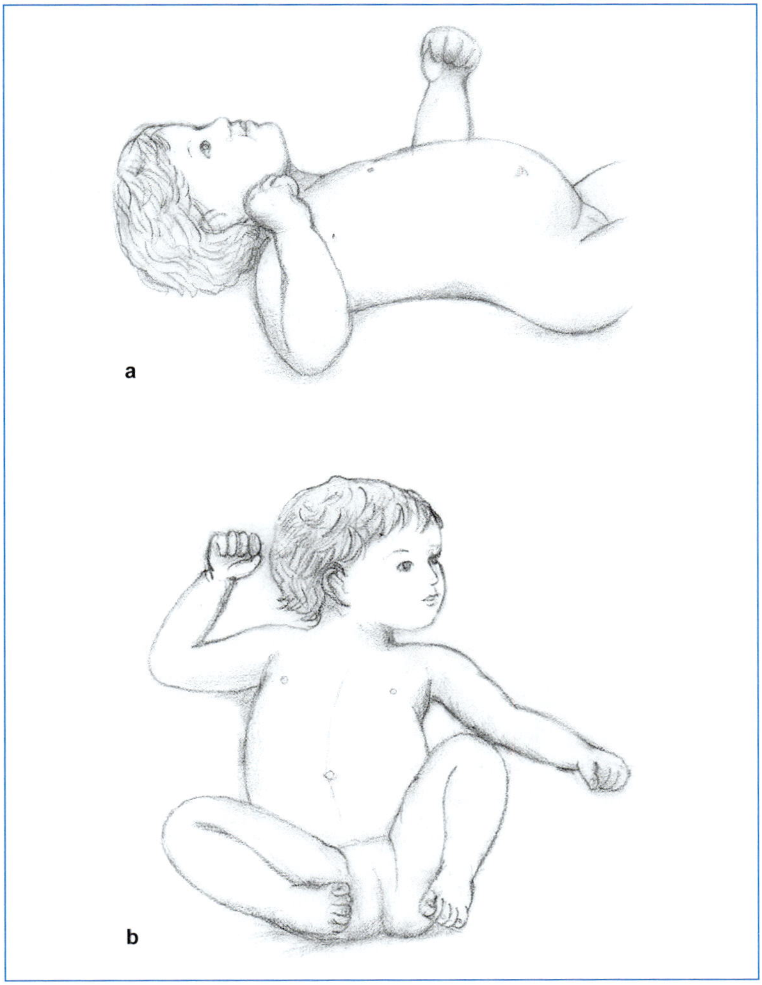

Abb. 7.7 Beispiel von Ausweichbewegungen: a) Brustkorb und Bauch wölben sich vor, es entsteht ein Hohlkreuz, der Kopf ist rekliniert; b) Der Brustkorb wird seitlich verschoben, die Beine sind maximal gebeugt und zu weit abduziert. [L286]

7.2.5 Orofazialer Bereich

MERKE

Nach einer Positionsveränderung des Körpers stellt sich die Wirbelsäule wieder in die Körperlängsachse ein und der Kopf kann sich erneut frei um diese Achse bewegen. Die orofazialen Funktionen können sich auf diese Weise gleichmäßig mit meistens nur unerheblichen Unterschieden auf beiden Gesichtsseiten entwickeln.

Die Voraussetzung für die orofaziale Feinmotorik ist die Haltungsregulierung in der Halswirbelsäule, insbesondere durch die tiefe ventrale Muskulatur der Mm. longus capitis et colli und der kurzen Nackenmuskeln der Rectusgruppe.

In der **spontanen Entwicklung des Kindes** lassen sich folgende Bewegungsmuster erkennen.

- Die Funktionen der Wangen-, Kau- und Lippenmuskulatur werden schon beim Trinken an der Brust eingesetzt, z. B. wenn die Lippen die Brustwarze umfassen, sie in den Mund saugen und die Kieferkämme den Vorhof festhalten und in Kaubewegungen die Milch auspressen.
- Die Funktion der Lippenmuskulatur wird bei der Aufnahme fester Nahrung mit dem Löffel fortgesetzt, indem die Oberlippe den Löffel abstreift.
- Die koordinierte Seitwärtsbewegung des Unterkiefers und der Zunge beginnt am Ende des sechsten Monats, wenn die Mahlbewegungen des Kauens beginnen (➤ 2.2.2).
- Die Blickwendung von der Körpermitte zur Seite ohne Mitbewegen des Kopfes ist in der Regel am Ende des dritten Monats möglich.
- Die Kopfdrehung wird ermöglicht durch das Abstützen des Rückens auf der Unterlage. Wirbelsäule und der Rumpf gewährleisten die Feinmotorik der Augen-, Mund- und Kehlkopfmuskulatur. Die Kopfeinstellung gewährleistet den Augen die Bewegung in alle für das Sehen erforderlichen Richtungen und zudem eine Mittelstellung der Augen, in der eine „Ruheposition" gefunden werden kann. Auf diese Weise kann das gesamte Blickfeld der Augen ausgeschöpft und erfahren werden.

In der Vojta-Therapie erfolgt die Einstellung der Wirbelsäule in die Körperlängsachse als Bewegungsantwort auf den Reiz der Brustzone, der Kopf folgt der Wirbelsäule. (Man bezeichnet den Kopf deshalb auch als Erfolgsorgan.) Die Wirbelsäule und der Rumpf bilden für die Kopfdrehung die posturale Absicherung. Dabei stützt der Rücken den Körper ab. Dieser Haltungshintergrund bietet für die gezielten feinmotorischen Funktionen der Augen-, Mund- und Kehlkopfmuskulatur eine gute Vorbedingung.

Beobachtungsmerkmale für die Bewegungsantworten

Anmerkung: Das gesamte Bewegungsmuster des Reflexumdrehens setzt sich aus vielen Teilmustern zusammen. Bei diesem Teilmuster dreht sich der Kopf von der Gesichts- zur Hinterhauptsseite; entscheidend ist, wie das geschieht.Die hier beschriebenen Beobachtungsmerkmale sollen Ihnen helfen, sich im gesamten Bewegungsmuster zunächst auf diesen Teilbereich zu konzentrieren.

PRAXISTIPP

- Wählen Sie ein oder zwei Merkmale aus, die Sie als Ziel für die jeweilige Therapiesitzung erreichen möchten, und behalten Sie diese während der Behandlung im Blick.
- Es ist hilfreich, den eigenen „Standort" zum/am Kind/Patienten so zu wählen, dass ein guter Blick auf das Teilmuster und die gewählten Beobachtungsmerkmale möglich ist.
- Vergessen Sie jedoch trotz Beschränkung auf Teilbereiche das gesamte Muster nicht.

- Der Kopf dreht über die Linea nuchae (Knochenleiste) des Os occipitale (Hinterhauptsbein)
- Die Augen stellen sich in eine horizontale Linie ein und bewegen sich zur Hinterhauptsseite, so als würde der Blick willentlich in die Drehrichtung gelenkt (➤ Abb. 7.3a–c).
- Der Abstand zwischen Kinnspitze und Zungenbein vergrößert sich.
- Die Zunge wird flach zwischen dem Unterkiefer ausgebreitet und bewegt sich seitlich zum Unter- und Oberkiefer der Hinterhauptsseite; es sieht aus, als verteile sie Nahrung zwischen die Kieferkämme oder Backenzähne (dies ist bei Säuglingen gut zu beobachten).
- Der Mund wird geschlossen, dabei stellt sich der Unterkiefer zum Oberkiefer entsprechend der Ruhelage ein. Die Kieferkämme kommen in Kon-

7

takt, es ist eine kleine Bewegung des Unterkiefers nach vorn unten und seitlich zur Hinterhauptsseite zu fühlen. Sie mutet wie eine Mahlbewegung an.

- Der Mundwinkel bewegt sich leicht zur Hinterhauptsseite. Dieser Bewegungsablauf ist meist mit dem Schlucken verbunden. Ein Säugling hört in diesem Augenblick auf zu schreien und man kann das Schlucken hören.
- Das Zungenbein bewegt sich zu Beginn des Schluckens nach hinten oben.
- Die Muskulatur der Wangen (M. buccinator) sowie die Kaumuskulatur (M. masseter) spannen sich an und es entsteht durch diese Muskulatur ein seitlicher Druck auf Kiefer oder Zähne, der auf der Hinterhauptsseite zu tasten ist.
- Die Lippenmuskulatur (M. orbicularis oris) verschließt den Mund und legt sich gegen die Schneidezähne oder beim Säugling ohne Zähne gegen die Kiefer. Die Kinnmuskulatur (M. mentalis) ist dabei nicht verspannt.
- Die Muskulatur des Mundbodens und der vorderen Halswand strafft sich. Das Zungenbein und der Kehlkopf treten dabei zurück.
- Die häufig gepresste hohe Stimme bei Patienten mit Bewegungsstörungen wird tiefer, offener und modulierter. Bei Säuglingen ist diese Umstellung beim Schreien direkt zu hören. Sie setzt sich im Anschluss an die Therapie in der Regel in einer umfangreicheren und vielfältigeren Lautierung fort. Bei größeren Kindern und erwachsenen Patienten bekommt die Stimme, wenn sie vor der Therapie hoch war, einen volleren Klang und eine tiefere Tonlage. War die Sprache unartikuliert, so ist sie im Anschluss an die Therapie in der Regel klarer und verständlicher.
  - Das Wegbleiben der Stimme durch überanstrengte Stimmbänder reduziert sich oder unterbleibt ganz, z. B. in Berufen, die viel und langes Sprechen oder Singen erfordern.
  - Vertieftes Atmen oder aber eine anhaltende Änderung von Atemvolumen und Atemfrequenz ist ebenso zu beobachten.

Diese feinabgestimmten Funktionen bieten besonders für das sich entwickelnde Kind gezielte Erfahrungen und sind eine gute Grundlage für die vielfältigen späteren Funktionen des Mundes, z. B. beim Sprechen. Ferner bilden diese aktivierten motorischen Funktionen eine Basis für eine logopädische Behandlung.

Hat ein Kind aufgrund einer Bewegungsstörung eine asymmetrische Körper- und schiefe Kopfhaltung, so entwickelt sich meist auch das Gesicht asymmetrisch. Es bildet sich dann in der Regel die eine Gesichtshälfte kleiner und die andere größer aus oder die Mimik sowie auch die Mundmotorik prägen sich seitenunterschiedlich aus.

Die Augen- und Mundmotorik passt sich im Laufe der Entwicklung an eine schiefe Kopfhaltung an. Die Kieferform und die Zahnstellung werden durch den entstehenden unausgewogenen Zungendruck beim Schlucken und beim Kauen ungünstig beeinflusst und es entwickeln sich Fehlformen, die Fehlfunktionen zur Folge haben. Mit dem Reflexumdrehen kann man dieser Fehlentwicklung entgegenwirken.

Laryngoskopien bei langzeitbeatmeten Risikokindern mit Stimmbandlähmungen zeigten bei einer Therapie nach Vojta eine Normalisierung bzw. deutliche Verbesserung im Vergleich zu unbehandelten oder anders behandelten Kindern. Entscheidend ist offensichtlich der frühe Therapiebeginn vor dem dritten Lebensmonat. Ab dem achten Lebensmonat sind die Verbesserungen gering [18].

MERKE

- Hat ein Säugling eine anhaltend bevorzugte einseitige spontane Kopfhaltung, kommt es zur Verformung des Kopfes und zur asymmetrischen Körperhaltung [12].
- Auf der Seite, auf der der Kopf aufliegt, flacht er ab. Es bildet sich die auf der Unterlage aufliegende Gesichtshälfte größer und die andere nach oben zeigende kleiner aus.
- Es entwickeln sich Fehlfunktionen und Fehlformen der orofazialen Motorik, z. B. Kiefer- und Zahnfehlstellungen.
- In der Regel kann man mit dem frühzeitigen Einsatz der Vojta-Therapie vor dem Beginn des dritten Lebensmonats und später, falls erforderlich mit Unterstützung durch weitere Maßnahmen (z. B. Kopforthese), wieder eine symmetrische Funktion und Form erreichen.

Häufige Ausweichbewegungen

Ausweichbewegungen kommen fast in jeder Therapiesituation vor. Das Kind ist gewohnt, sich in seinen, durch die Bewegungsstörung bedingten, „Ersatzmustern“ zu halten und zu bewegen. Sein ZNS stellt diese Muster solange zur Verfügung, bis es einen Zugang zu den angeborenen Bewegungsprogrammen und somit zu den präformierten Mustern erlangt. Das Therapieziel ist, diesen Zugang zu erschließen.

- Der Kontakt der Knochenleiste (Linea nuchae) des Hinterhauptsbeines zur Unterlage geht verloren und der Kopf weicht aus der Körperlängsachse in eine Seitneigung ab, die Augen ebenfalls aus ihrer Mittelstellung (➤ Abb. 7.8).
- Der Abstand zwischen Ohr und Schulter der Hinterhauptsseite oder der Gesichtsseite verkleinert sich (➤ Abb. 7.8).
- Die Kinnspitze wird vor- oder nach oben geschoben.
- Der Abstand zwischen Kinnspitze und Zungenbein verringert sich.
- Der Mundboden wölbt sich vor (Doppelkinn).
- Der Kinnmuskel (M. mentalis) ist sehr angespannt.
- Die Zunge wird nach vorne zwischen die Kieferkämme und Lippen geschoben.
- Der Zungenrücken ist nach oben gewölbt, die Zungenspitze ist dick und plump.

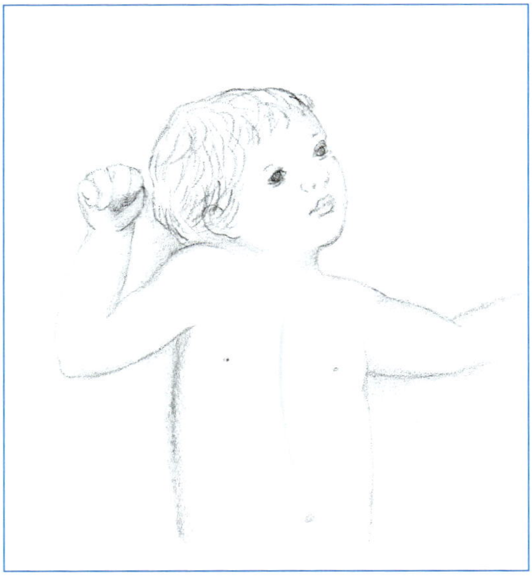

Abb. 7.8 Beispiele von Ausweichbewegungen: Der Kopf ist seitgeneigt und weicht von der Körperlängsachse ab, die Schulter und das Ohr nähern sich an, die Augen weichen von der Mittelstellung ab. [L286]

- Die Zunge wird gegen den harten Gaumen gepresst.
- Die Stimme wird beim Säugling schrill oder gepresst.

PRAXISTIPP

- Bei verringertem Abstand zwischen dem Ohr und der Schulter auf der Hinterhauptsseite:
  - Überprüfen Sie und korrigieren Sie die Auslösung der Brustzone, meist ist der saubere Auslösungsdruck verlorengegangen und der Brustkorb wird nicht mehr in dem Stützdreieck zwischen Schulterblättern und Wirbelsäule bis zum thorakolumbalen Übergang abgestützt.
  - Ergänzen Sie die Brustzone mit der Akromionzone der Hinterhauptsseite und beobachten Sie, ob das Schulterblatt seine Stützfunktion übernimmt.
- Bei nicht gespanntem Zungengrund (Doppelkinn):
  - Überprüfen Sie, ob die Wirbelsäule, der Rumpf und das Becken gestreckt und der Kopf in der Körperlängsachse auf der Linea nuchea liegt.
  - Falls erforderlich, aktivieren Sie zuerst über die Brustzone die Rumpf- und Wirbelsäulenstreckung, damit der Kopf sich leichter in die Wirbelsäulenachse einstellen kann und seine Reklination verlässt. Danach setzen Sie den Führungswiderstand begleitend zur Zonenauslösung ein.
- Bei nach vorne und oben geschobener Kinnspitze:
  - Wahrscheinlich ist der Kopf rekliniert und die Lendenwirbelsäule im Hohlkreuz.
  - Überprüfen Sie, ob ein Kontakt in der unteren Brustwirbelsäule mit der Unterlage besteht.
  - „Wecken“ Sie die Brustzone, damit die untere Brustwirbelsäule zusammen mit den Schulterblättern den Rumpf abstützt.
  - Nehmen Sie den Tuber frontalis oder das Jochbein als Führungswiderstand dazu.

7.2.6 Arm auf der Hinterhauptsseite

MERKE

Die Drehung zur Schulter der Hinterhauptsseite geht einher mit der lockeren Streckung im Ellenbogengelenk und der Öffnung der Hand von der Kleinfingerseite.

In der **spontanen Entwicklung eines Kindes** ist das Schulterblatt schon mit drei Monaten in das Abstützen des Körpers in der Rückenlage einbezogen. Ein Kind beginnt mit etwa vier bis fünf Monaten sich vom Rücken auf den Bauch zu drehen, dabei stützt es sich auf die Schulter, über die es sich dreht. Das Abstützen auf Schulter und Schultergelenk erfolgt ebenso, wenn das Drehen nicht in der Bauchlage endet, sondern über die Seitenlage in die Aufrichtung im *Schrägen Sitz* führt (➤ Abb. 2.19).

Der hinterhauptsseitige Arm folgt dem sich drehenden Schultergürtel (Übergang zur Seitenlage Phase 2). Er wird im Schultergelenk abduziert, nach außen rotiert und im Ellenbogengelenk leicht gebeugt. Das Ausmaß der Bewegung ist abhängig von den Gelenkstellungen, die in der Ausgangssituation bestehen. Die Hand öffnet sich, die Mittelhand wird weit gestellt und der Daumen wird abduziert (➤ Abb. 7.9). Das Bewegungsmuster dieses Armes wird mit den folgenden Beobachtungsmerkmalen beschrieben.

Beobachtungsmerkmale für die Bewegungsantworten

Anmerkung: Das gesamte Bewegungsmuster des Reflexumdrehens setzt sich aus vielen Teilmustern zusammen. Bei diesem Teilmuster wird der Arm für das zukünftige Abstützen vorbereitet; entscheidend ist, wie das geschieht. Die hier beschriebenen Beobachtungsmerkmale sollen Ihnen helfen, sich im gesamten Bewegungsmuster zunächst auf diesen Teilbereich zu konzentrieren.

PRAXISTIPP

- Wählen Sie ein oder zwei Merkmale aus, die Sie als Ziel für die jeweilige Therapiesitzung erreichen möchten, und behalten Sie diese während der Behandlung im Blick.
- Es ist hilfreich, den eigenen „Standort" zum/am Kind/Patienten so zu wählen, dass ein guter Blick auf das Teilmuster und die gewählten Beobachtungsmerkmale möglich ist.
- Vergessen Sie jedoch trotz Beschränkung auf Teilbereiche das gesamte Muster nicht.

- Die Schulter auf der Hinterhauptsseite bewegt sich zur Unterlage und stützt das Körpergewicht ab, wenn dieses im Verlauf der Aktivierung weiter zur Seite verlagert wird.
- Der Arm stellt sich rechtwinklig zum Rumpf in Abduktion und Außenrotation im Schultergelenk ein (➤ Abb. 7.9).
- Der Übergang vom Schulterblatt zum Oberarm wird mehr und mehr in das Abstützen des Körpers einbezogen, wie bereits vorher bei der Beschreibung des Schulterblattes aufgezeigt wurde.
- Das Ellenbogengelenk stellt sich während der Aktivierung in Mittelstellung und bis ca. 45° Streckung ein. Der Unterarm wird einwärts gedreht (proniert). Dabei bleibt der Oberarm außenrotiert.
- Die Hand öffnet sich von der Kleinfingerseite, die Mittelhand wird weit (Abduktion der Ossa metacarpalia) einschließlich des Daumens. Die Fingergelenke sind locker gestreckt. Die Hand wird im

7

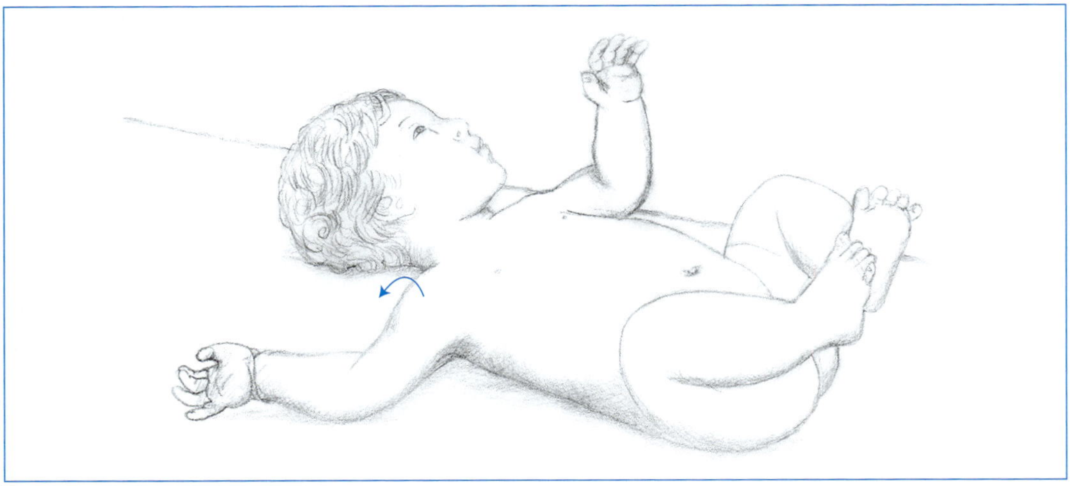

Abb. 7.9 Beispiel eines Beobachtungsmerkmals: Abspreizung und Außendrehung des hinterhauptsseitigen Armes mit Öffnung der Hand von der Kleinfingerseite. [L286]

Handgelenk gestreckt. Das Bewegungsmuster der Hand zeigt die zukünftige Stützfunktion im Krabbeln an.

Häufige Ausweichbewegungen

Ausweichbewegungen kommen fast in jeder Therapiesituation vor. Das Kind ist gewohnt, sich in seinen, durch die Bewegungsstörung bedingten, „Ersatzmustern" zu halten und zu bewegen. Sein ZNS stellt diese Muster solange zur Verfügung, bis es einen Zugang zu den angeborenen Bewegungsprogrammen und somit zu den präformierten Mustern erlangt. Die folgenden Ausweichbewegungen sollen helfen, das Therapieziel zu formulieren und diesen Zugang zu erschließen.

- Der Arm wird gestreckt und im Schultergelenk nach innen gedreht.
- Der Unterarm wird stark gebeugt.
- Die Hand wird gefaustet und der Daumen wird in die Handinnenfläche eingeschlagen (➤ Abb. 7.10).
- Die Hand wird gefaustet und im Handgelenk gebeugt und nach ulnar abgespreizt.
- Der Ellenbogen drückt in die Unterlage und hebelt die Schulter hoch.
- Die gesamte Hinterhauptsschulter wird einwärts gedreht (innenrotiert), dabei verkürzt sich der Abstand zwischen Oberarm und dem großen Brustmuskel (M. pectoralis major), dieser ist dabei gespannt und verkürzt, dies ist zu sehen und zu tasten (➤ Abb. 7.12).
- Die Hinterhauptsschulter wird zum Kopf gezogen.

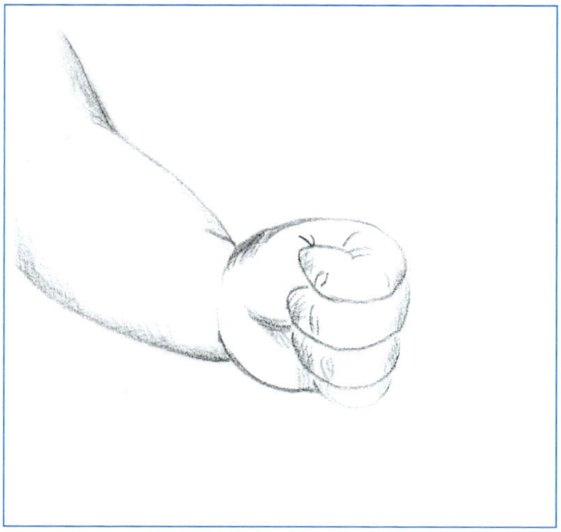

Abb. 7.10 Beispiel einer Ausweichbewegung: Faust und eingeschlagener Daumen [L286]

PRAXISTIPP

Bei Ausweichbewegungen können folgende Maßnahmen durchgeführt werden.

- Ergänzen Sie die Auslösung der Brustzone mit einem oder auch zwei gezielten Führungswiderständen am Kopf, um z. B. die Antworten zu verstärken oder die orofazialen Antworten zu optimieren.
- Nachdem Sie die Auslösung der Brustzone überprüft haben, nehmen Sie
  - die Akromionzone aus dem Reflexkriechen dazu oder
  - setzen Sie die Epicondyluszone auf der Hinterhauptsseite ein; dabei muss die Brustzone weiterhin sauber ausgelöst werden.

7.2.7 Arm auf der Gesichtsseite

MERKE

Der gesichtsseitige Arm folgt dem Schultergürtel, der Unterarm dreht sich nach innen und Hand und Arm werden zum Abstützen fürs Krabbeln vorbereitet.

In der **spontanen Entwicklung eines Kinds** setzt die Armbewegung schon etwa mit drei Monaten bis zur Körpermitte ein. Der Oberarm ist dabei im Schultergelenk außenrotiert sowie abduziert und die Hand wird wie oben beschrieben geöffnet (➤ 2.2.1).

Der gesichtsseitige Arm folgt dem sich drehenden Schultergürtel. Er bewegt sich vom Körper weg, wird im Schultergelenk abgespreizt (abduziert), nach außen rotiert und im Ellenbogengelenk leicht gebeugt. Das Ausmaß der Bewegung ist abhängig von den Gelenkstellungen, die in der Ausgangssituation bestehen. Die Hand öffnet sich, die Mittelhand wird weitgestellt und der Daumen abduziert. Die optimalen Bewegungsantworten sind bei Säuglingen deutlich schneller zu erreichen als bei größeren Kindern und Erwachsenen.

Das Bewegungsmuster dieses Armes wird mit den nachfolgenden Beobachtungsmerkmalen beschrieben.

Beobachtungsmerkmale für die Bewegungsantworten

Anmerkung: Das gesamte Bewegungsmuster des Reflexumdrehens setzt sich aus vielen Teilmustern zusammen. Bei diesem Teilmuster folgt der gesichtsseitige Arm dem sich drehenden Schultergürtel; entscheidend ist, wie das geschieht.Die hier beschriebenen Beobachtungsmerkmale sollen Ihnen helfen, sich im gesamten Bewegungsmuster zunächst auf diesen Teilbereich zu konzentrieren.

PRAXISTIPP

- Wählen Sie ein oder zwei Merkmale aus, die Sie als Ziel für die jeweilige Therapiesitzung erreichen möchten, und behalten Sie diese während der Behandlung im Blick.
- Es ist hilfreich, den eigenen „Standort" zum/am Kind/ Patienten so zu wählen, dass ein guter Blick auf das Teilmuster und die gewählten Beobachtungsmerkmale möglich ist.
- Vergessen Sie jedoch trotz Beschränkung auf Teilbereiche das gesamte Muster nicht.

- Der gesichtsseitige Arm bewegt sich – ohne dass der Körper mit zur Seite bewegt wird – vom Körper weg und folgt dem sich drehenden Schultergürtel in Richtung Hinterhauptsseite; dabei dreht er sich im Schultergelenk nach außen und spreizt sich ab (abduziert).
- Der Unterarm dreht sich im Verlauf der Bewegung nach innen (proniert), ohne dass der Arm im Schultergelenk seine Außenrotation verliert.
- Die Hand öffnet sich von der Kleinfingerseite, die Mittelhand wird einschließlich des Daumens weitgestellt (Abduktion der Metakarpen ➤ Abb. 7.11). Die Hand und der Arm werden zum Abstützen beim Krabbeln vorbereitet.

Häufige Ausweichbewegungen

Ausweichbewegungen kommen fast in jeder Therapiesituation vor. Das Kind ist gewohnt, sich in seinen, durch die Bewegungsstörung bedingten, „Ersatzmustern" zu halten und zu bewegen. Sein ZNS stellt diese Muster solange zur Verfügung, bis es einen Zugang zu den angeborenen Bewegungsprogrammen und somit zu den präformierten Mustern erlangt. Die folgenden Ausweichbewegungen sollen helfen, das Therapieziel zu formulieren und diesen Zugang zu erschließen.

- Der Arm wird steif gestreckt und im Schultergelenk nach innen gedreht (➤ Abb. 7.12).
- Die Hand wird gefaustet und der Daumen in die Handinnenfläche eingeschlagen.

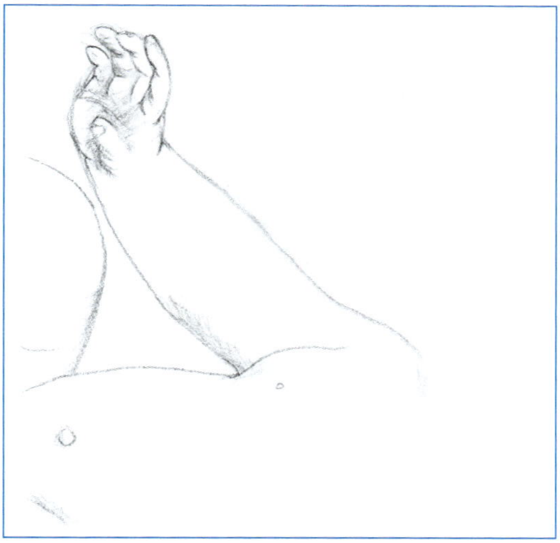

Abb. 7.11 Beispiel eines Beobachtungsmerkmals: Der gesichtsseitige Arm folgt der Drehung des Schultergürtels, die Hand öffnet sich und wird auf die spätere Stützfunktion vorbereitet. [L286]

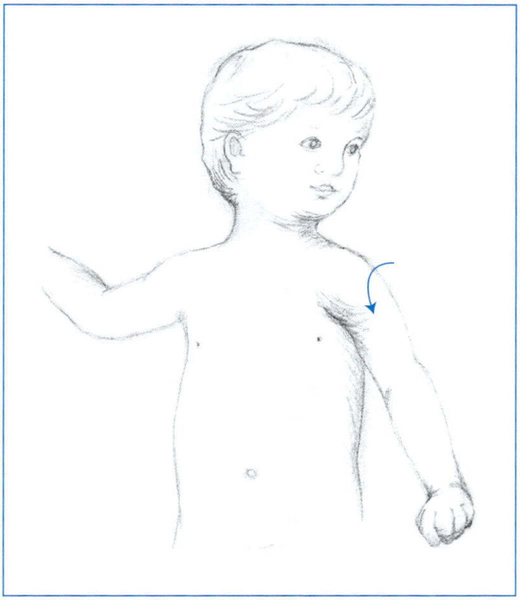

Abb. 7.12 Beispiel einer Ausweichbewegung: Innenrotierter steifgestreckter Arm mit gefausteter Hand auf der Gesichtsseite [L286]

- Der Arm wird steif gebeugt.
- Das Kind nestelt mit der Hand an seinem Körper, an der Unterlage oder der Kleidung der Mutter.
- Das Kind steckt die Hand in den Mund.

PRAXISTIPP

Bei Ausweichbewegungen – der gesichtsseitige Arm ist steif gestreckt oder wird gebeugt und es besteht evtl. eine gefaustete Hand – können folgende Maßnahmen durchgeführt werden.
- Überprüfen Sie die Auslösung der Brustzone und, ob der Brustkorb zur Hinterhauptsseite ausweicht und korrigieren Sie ggf. die Ausgangslage des Rumpfes, um eine bessere Zonenauslösung zu erreichen.
- Nehmen Sie aus dem Reflexkriechen die Zone am Ende des Radius (Speiche) hinzu.

7.2.8 Becken und Beine

MERKE

Die Beine folgen unter Beibehaltung der beschriebenen Winkelstellungen der Beckenschrägstellung (➤ Abb. 7.5a).

Vergleicht man das Bewegungsmuster des Beckens und der Beine mit der **spontanen motorischen Entwicklung eines Kindes,** so zeigt sich bereits mit etwa drei Monaten das Muster des Beckens und der Beine, indem in stabiler Rückenlage das Becken in Mittelstellung eingestellt werden kann und die Beine ebenfalls in Mittelstellung der Gelenke getragen werden können. Wenn das Kind sich mit vier bis fünf Monaten beginnt vom Rücken auf den Bauch zu drehen, kommt es zum schräg gestellten Becken und zur seitlichen Gewichtsverlagerung (➤ 2.2.1).

Wie bereits bei der Wirbelsäule und dem Rumpf beschrieben, dreht in dem Bewegungsmuster das Becken von der Gesichts- zur Hinterhauptsseite. Dabei bewegt es sich auf der Gesichtsseite kopfwärts (kranial) und auf der Hinterhauptsseite fußwärts (kaudal). Die Beckenachse steht dann in der frontalen Ebene schräg (➤ Abb. 7.5b).

Das Abstützen des Körpers mit dem Rücken und vor allem die koordinierte Muskelfunktion der Bauchwand ermöglichen das Abheben beider Beine. Sie werden in Hüft-, Knie- und Sprunggelenken in Mittelstellung abgehoben, dabei sind die Hüftgelenke leicht außenrotiert.

PRAXISTIPP

Achten Sie darauf, dass die leichte Außenrotation und Abduktion in den Hüftgelenken beibehalten wird.

Beobachtungsmerkmale für die Bewegungsantworten

Anmerkung: Das gesamte Bewegungsmuster des Reflexumdrehens setzt sich aus vielen Teilmustern zusammen. Bei diesem Teilmuster leitet das Becken den Drehvorgang ein; entscheidend ist, wie das geschieht.

Die hier beschriebenen Beobachtungsmerkmale sollen Ihnen helfen, sich im gesamten Bewegungsmuster zunächst auf diesen Teilbereich zu konzentrieren.

PRAXISTIPP

- Wählen Sie ein oder zwei Merkmale aus, die Sie als Ziel für die jeweilige Therapiesitzung erreichen möchten, und behalten Sie diese während der Behandlung im Blick.
- Es ist hilfreich, den eigenen „Standort" zum/am Kind/Patienten so zu wählen, dass ein guter Blick auf das Teilmuster und die gewählten Beobachtungsmerkmale möglich ist.
- Vergessen Sie jedoch trotz Beschränkung auf Teilbereiche das gesamte Muster nicht.

- Der Unterbauch strafft sich, Einziehungen und Falten verstreichen. Der Bauchnabel wird rund und nach innen gezogen.
- Das Becken dreht und bleibt mit dem Beckenkamm im Kontakt zur Unterlage.
- Das Becken wird auf der Gesichtsseite leicht zum Brustkorb hochgezogen. Dies geschieht, ohne dass die seitliche Rumpfwand zwischen Beckenkamm und unteren Rippen faltig oder eingezogen wird. Auf der Hinterhauptsseite bleibt sie ebenfalls straff und wölbt sich nicht nach außen.
- In dem schräg gestellten Becken kommt es zu einer Gewichtsverlagerung zur Hinterhauptsseite.
- Die Beine bleiben in Mittelstellung in den Hüft-, Knie-, und den oberen Sprunggelenken gebeugt und gegen die Schwerkraft gehalten. Die Füße stellen sich im unteren Sprunggelenk in eine Mittelstellung zwischen Eversion Inversion ein (➤ Abb. 7.5a).

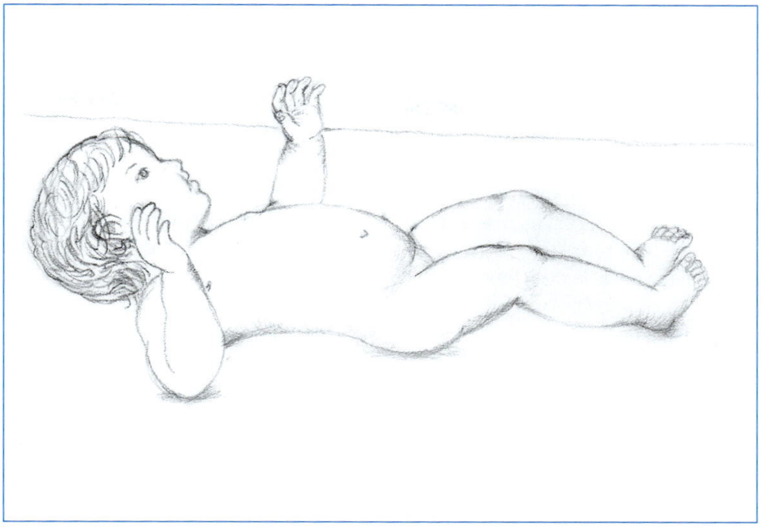

Abb. 7.13 Beispiel einer Ausweichbewegung: Die Beine strecken sich, die Fersen drücken in die Unterlage, der Rücken wird hochgedrückt und die Wirbelsäule überstreckt. [L286]

Häufige Ausweichbewegungen

Ausweichbewegungen kommen fast in jeder Therapiesituation vor. Das Kind ist gewohnt, sich in seinen, durch die Bewegungsstörung bedingten, „Ersatzmustern“ zu halten und zu bewegen. Sein ZNS stellt diese Muster solange zur Verfügung, bis es einen Zugang zu den angeborenen Bewegungsprogrammen und somit zu den präformierten Mustern erlangt. Die folgenden Ausweichbewegungen sollen helfen, das Therapieziel zu formulieren und diesen Zugang zu erschließen.

Das Becken beugt sich, dabei liegt das Kreuzbein in seinem unteren Teil (distal) auf, es entsteht ein Hohlkreuz (Lendenlordose).

- Der Unterbauch wölbt sich vor.
- Das Becken wird abgehoben, die Beine werden an den Bauch gezogen und die Lendenwirbelsäule wird rund.
- Das Becken wird auf der Hinterhauptsseite zum Brustkorb hochgezogen.
- Das Becken kippt zur Gesichtsseite.
- Die Beine werden gestreckt, manchmal auch innenrotiert. Die Füße weichen aus ihrer Mittelstellung ab.
- Die Fersen stemmen sich von der Unterlage ab (➤ Abb. 7.13).
- Die Beine werden zu weit in den Hüften und Knien gebeugt, sodass die Oberschenkel nahe an den Bauch kommen und die Fersen fast das Gesäß berühren (besonders bei Säuglingen ➤ Abb. 7.14).
- Die Beine werden gebeugt und in den Hüften weit abgespreizt (abduziert).

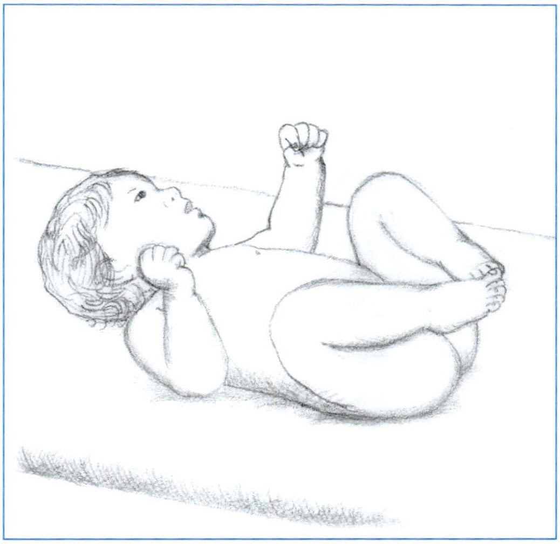

Abb. 7.14 Beispiel einer Ausweichbewegung: Die Beine werden zu weit in Hüften und Knien gebeugt, die Fersen berühren das Gesäß, das Becken ist gebeugt, die Hände sind gefaustet. [L286]

PRAXISTIPP

Bei Ausweichbewegungen können folgende Maßnahmen durchgeführt werden.

- Bei einem Hohlkreuz durch Beugung des Beckens:
  - Überprüfen Sie das Auslösen der Brustzone und versuchen Sie intermittierende Auslösereize (schnell wechselnde Reizfolgen) einzusetzen.
  - Nehmen Sie zur Brustzone die Spina iliaca anterior superior (Darmbeinstachel) auf der Gesichtsseite hinzu.
  - Überprüfen Sie, ob der Kopf auf der Linea nuchea aufliegt.

- Fersen, die sich von der Unterlage abstemmen:
  - Legen Sie das Kind soweit zum Rand des Behandlungstischs, dass die Füße über dem Rand sind; auf diese Weise unterbinden Sie den Kontakt mit den Fersen und dem Tisch (Vorsicht Lordose).
  - Lösen Sie die Brustzone korrekt aus und schauen Sie nach, ob der Kopf rekliniert wird. Gegebenenfalls führen Sie ihn auf die Linea nuchea der Gesichtsseite zurück.
- Wenn die Beine in den Hüften zu weit gebeugt werden, sodass die Oberschenkel den Bauch und die Fersen den Po berühren oder die Hüften zu weit abduzieren:
  - Nehmen Sie zur Brustzone die Epicondyluszone am Knie der Gesichtsseite aus dem Reflexkriechen dazu. Führen Sie den Oberschenkel mit leichten Druck in das Hüftgelenk.
  - Lösen Sie zur Brustzone auch die Zone der Spina Iliaca anterior superior aus dem Reflexkriechen aus.
- Wenn das Becken zur Gesichtsseite dreht: Kombinieren Sie die Brustzone mit der Gluteuszone aus dem Reflexkriechen.

MERKE

Das Reflexumdrehen aus der Rückenlage kann vom Neugeborenen bis zum Erwachsenen therapeutisch eingesetzt werden bei verschiedenen das Zentral- und das periphere Nervensystem betreffende Bewegungsstörungen sowie bei neuro-orthopädischen und orthopädischen Erkrankungen (➤ 3.2).

7.3 Reflexumdrehen aus der Seitenlage – Phase 2

MERKE

Die Seitenlage im Reflexumdrehen ergibt sich aus dem weiterlaufenden Drehvorgang und wird in der Regel im Anschluss an das aktivierte Bewegungsmuster in der Rückenlage, der Phase 1, eingesetzt. Im Bedarfsfall kann die Seitenlage auch ohne die Phase 1 eingesetzt werden. Die Seitenzuordnung Hinterhauptsseite und Gesichtsseite verliert ihre Bedeutung, man spricht nur noch von oben und unten liegender Seite.

Das Reflexumdrehen aus der Seitenlage ist vergleichbar mit den Bewegungsmustern, die **ein Kind** während der **spontanen Entwicklung** in seiner Fortbewegung aus der Rückenlage über die Seitenlage am Ende des fünften Lebensmonats einsetzt. In dieser Zeit arbeiten beide Gehirnhälften koordiniert zusammen, das Kind kann über die Körpermitte greifen und sich mit der anderen Körperseite abstützen. In der Regel zeigen das Drehen vom Rücken auf den Bauch im zweiten Trimenon und die spätere Aufrichtung aus der Seitenlage im dritten Trimenon vergleichbare Haltungs- und Bewegungsmuster des Rumpfes sowie der Arme und Beine mit der Differenzierung der Hände und Füße (➤ 2.2.1).

Die Seitenlage ist ein Ausschnitt aus dem gesamten Drehvorgang. Durch das Abstützen auf den Kugelgelenken der unten liegenden Schulter und Hüfte sowie der seitlichen Rumpfwand bietet sie eine äußerst labile Übergangssituation. Für die Aktivierung des Bewegungsmusters nutzt man diese labile Körperposition, indem man nicht nur über die Auslösungszonen, sondern auch mit angemessenen Lageveränderungen die erforderlichen Dehnungsreize auf die myofaszialen Strukturen gibt. Der Schultergürtel und der Beckengürtel können dabei gegenläufig zueinander bewegt werden. Diese gegenläufige Bewegung bietet eine besonders effektive Einwirkung auf die drehenden spiralförmig verlaufenden Strukturen.

PRAXISTIPP

- Ein schneller Wechsel der gegenläufigen Bewegungen des Schulter- und Beckengürtels verstärkt die Reize auf die spiralförmig verlaufenden myofaszialen Strukturen und verstärkt die Bewegungsantwort.
- Zu beachten ist, dass die gegenläufigen Bewegungen um die Längsachse der Wirbelsäule erfolgen.

7.3.1 Ausgangslage (➤ Abb. 7.15)

Rumpf und Kopf

- Der Rumpf liegt in einer Linie, die man sich durch das unten liegende Hüft- und Schultergelenk vorstellt.
- Der Kopf sollte in der Linie des gestreckten Rumpfes liegen, er wird jedoch nicht manuell geführt, denn er stellt sich als „Erfolgsorgan“ in die erreichte Aufrichtung der Wirbelsäule ein.
- Die unten liegende seitliche Brustkorbwand und die Beckenseite sind im Kontakt mit der Unterlage oder bekommen diesen während der Aktivierung.
- Die Schulter- und Hüftgelenke stehen übereinander.

Unten liegende Extremitäten

- Der unten liegende Oberarm liegt etwa im rechten Winkel zum Rumpf.
- Das unten liegende Bein ist in Hüft- und Kniegelenk ca. 90° gebeugt, so wie dies aus der Rückenlage bekannt ist.
- Alternativ kann das unten liegende Bein im Hüft- und Kniegelenk ca. 40° gebeugt werden. Das Fersenbein (Kalkaneus) liegt dann in einer Linie, die man sich durch den Sitzhöcker (Tuber ossis ischii) des Beckens und durch das unten gelegene Schultergelenk vorstellt.

Oben liegende Extremitäten

- Der obenliegende Arm ist bei größeren Kindern und Erwachsenen im Schultergelenk einwärts gedreht (innenrotiert), locker im Ellenbogengelenk gestreckt und liegt mit dem Handgelenk und dem Handrücken auf der oben liegenden Beckenseite. Die Handinnenfläche zeigt nach oben zur Zimmerdecke. Bei Säuglingen wird der Arm meist freigelassen.
- Das obenliegende Bein liegt im rechten Winkel in Hüft- und Kniegelenk auf dem unten liegenden Bein.
- Alternativ kann das Bein auch während der Stimulierung in Hüft- und Kniegelenk weiter gebeugt oder gestreckt werden. Je nachdem, welches therapeutische Ziel man verfolgt.

7.3.2 Auslösungszonen: Lage und Aktivierung

Rumpf

Mit den **Auslösungszonen** an Becken, Brustkorb, dem Schultergürtel und den Extremitäten wird das gesamte Bewegungsmuster des Reflexumdrehens in der Seitenlage weiter aktiviert und optimiert. Über die Auslösungszonen kann während der Aktivierung ggf. Widerstand gegen die Drehung gegeben und damit die Stimulierung verstärkt werden. Dies trägt zur Optimierung der Bewegungsqualität bei (zeitliche Summierung der Reize). Die Auslösungszonen sind bereits aus dem Reflexkriechen bekannt (➤ 5.4, ➤ 5.5). Mit ihnen wird jedoch, bedingt durch die andere Ausgangslage, ein anderes Bewegungsmuster aktiviert. Es handelt sich um folgende Zonen (➤ Abb. 7.15, ➤ Abb. 7.16a):

- Brustzone: ventral (vorne) auf der obenliegenden Brustkorbseite.
- Rumpfzone auf dem Rücken (dorsal): Sie liegt im Rippenzwischenraum fünf bis sieben und kann je nach Bedarf auf der unteren oder oberen Brustkorbseite ausgelöst werden.
- Spina iliaca anterior superior: auf der oben liegenden ventralen Seite des Beckens.
- M. gluteus medius: der oben liegenden Beckenseite
- Zone des oben liegenden Schulterblatts am unteren inneren Rand (Margo medialis)
- Akromion, das sich am äußeren vorderen Ende der Schulterblattgräte befindet.

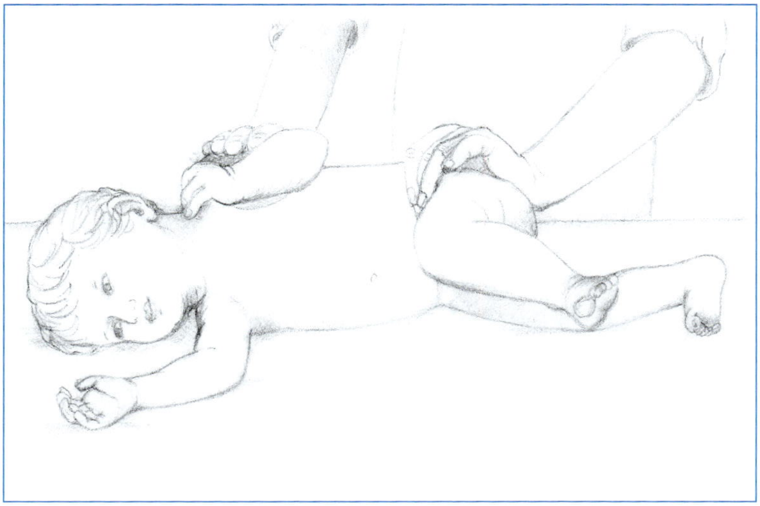

Abb. 7.15 Ausgangslage in der Seitenlage mit der Zonenauslösung: Spina iliaca anterior superior und der Skapulazone [L286]

PRAXISTIPP

Es ist sehr wirkungsvoll, Auslösungszonen an der vorderen (ventralen) und hinteren (dorsalen) Rumpf- und Beckenseite einzusetzen, z. B. die Spina von vorne und den medialen Schulterblattrand von hinten. Oder die Brustzone mit der Rumpfzone (unten liegende Seite) und/oder mit der Zone des M. gluteus medius zu kombinieren.

Der **Auslösungsdruck** wird während der Aktivierung mit konstanter oder variabler Intensität gegeben. Es werden über die Auslösungszonen Dehnungsreize auf die myofaszialen Strukturen gegeben, die spiralförmig den gesamten Körper umschließen. Man sucht für den jeweiligen Patienten durch leichte Veränderungen des Drucks und der Richtung die effektivste Möglichkeit der Aktivierung.

- Wird die Brustzone oder die Rumpfzone ausgelöst, richtet sich der Druck zur Brustwirbelsäule oder zum unten liegenden Schultergelenk/Oberarm
- Wird die Beckenzone (Spina iliaca anterior superior) ausgelöst, richtet sich der Druck zum unten liegenden Hüftgelenk
- Wird die Beckenzone (M. gluteus medius) auf der oben liegenden Seite ausgelöst, richtet sich der Druck zum unten liegenden Hüftgelenk oder Knie
- Wird die Zone am inneren Rand des oben liegenden Schulterblattes (Margo medialis) ausgelöst, richtet sich der Druck zum unten liegenden Schultergelenk oder zum Oberarm/Ellenbogen. Diese Zone kann manchmal auch sinnvoll von dem inneren Rand des unteren Schulterblattes stimuliert werden, der Auslösungsdruck wird dann ebenfalls zum unten liegenden Schultergelenk gerichtet.
- Wird das Akromion ausgelöst, richtet sich der Druck zur Brustwirbelsäule.

Unten liegende Extremitäten (➤ Abb. 7.16b, c)

- Am unten liegenden Arm auf der Innenseite des Ellenbogens (Epicondylus humeri). Der Druck wird zum Schultergelenk gerichtet.
- Am unten liegenden Bein liegt die Zone am Ende des Oberschenkels auf der Außenseite des Knies (Epicondylus fermoris lateralis), der Druck wird zum Hüftgelenk gerichtet.
- Die Fersenzone kann am unten liegenden Fuß (Processus lateralis calcanei) zum Sprunggelenk und in Richtung Knie- oder Hüftgelenk ausgelöst werden.

Oben liegende Extremitäten

- Am oben liegenden Arm liegt die Zone am Ende der Speiche (Processus styloideus radii), der Druck wird zum Ellenbogen gerichtet.
- Am oben liegenden Bein befindet sich die Zone an der Innenseite des Knies, dort wo sich der Oberschenkelknochen verbreitert und den Rollhügel für das Kniegelenk bildet (Epicondylus medialis femoris), es wird ein Druckreiz zum oben liegenden Hüftgelenk gegeben.

7.3.3 Bewegungsmuster in der Seitenlage

Setzt man das Reflexumdrehen aus bestimmten therapeutischen Gründen in der Seitenlage ein, ohne dass die Rückenlage (Phase 1) vorgeschaltet wurde, z. B. dann, wenn ein Patient die Rückenlage nicht einnehmen kann, so ist zu überdenken, ob man die Phase 1 zum bestmöglichen Zeitpunkt hinzunimmt und vor der Seitenlage einsetzt.

Wie bereits bei der Phase 1 beschrieben, erfolgt der eigentliche Drehvorgang in der Wirbelsäule und im Rumpf. Dort kommt es primär zu der Gewichtsverlagerung und einem Abstützen des Körpergewichts. Die Arme und Beine folgen der Drehung des Rumpfes. Erst in der Seitenlage werden sie in ihren körpernahen Abschnitten in dieses Abstützen einbezogen. Der Körper wird dabei auf das unten liegende Schultergelenk, den Oberarm und das Hüftgelenk sowie die Außenseite des Oberschenkels aufgerichtet.

Mit der Phase 2 des Reflexumdrehens nutzt man einen Ausschnitt aus dem gesamten Drehvorgang therapeutisch. Die labile Seitenlage und die Auslösungszonen bieten ein großes Potenzial an

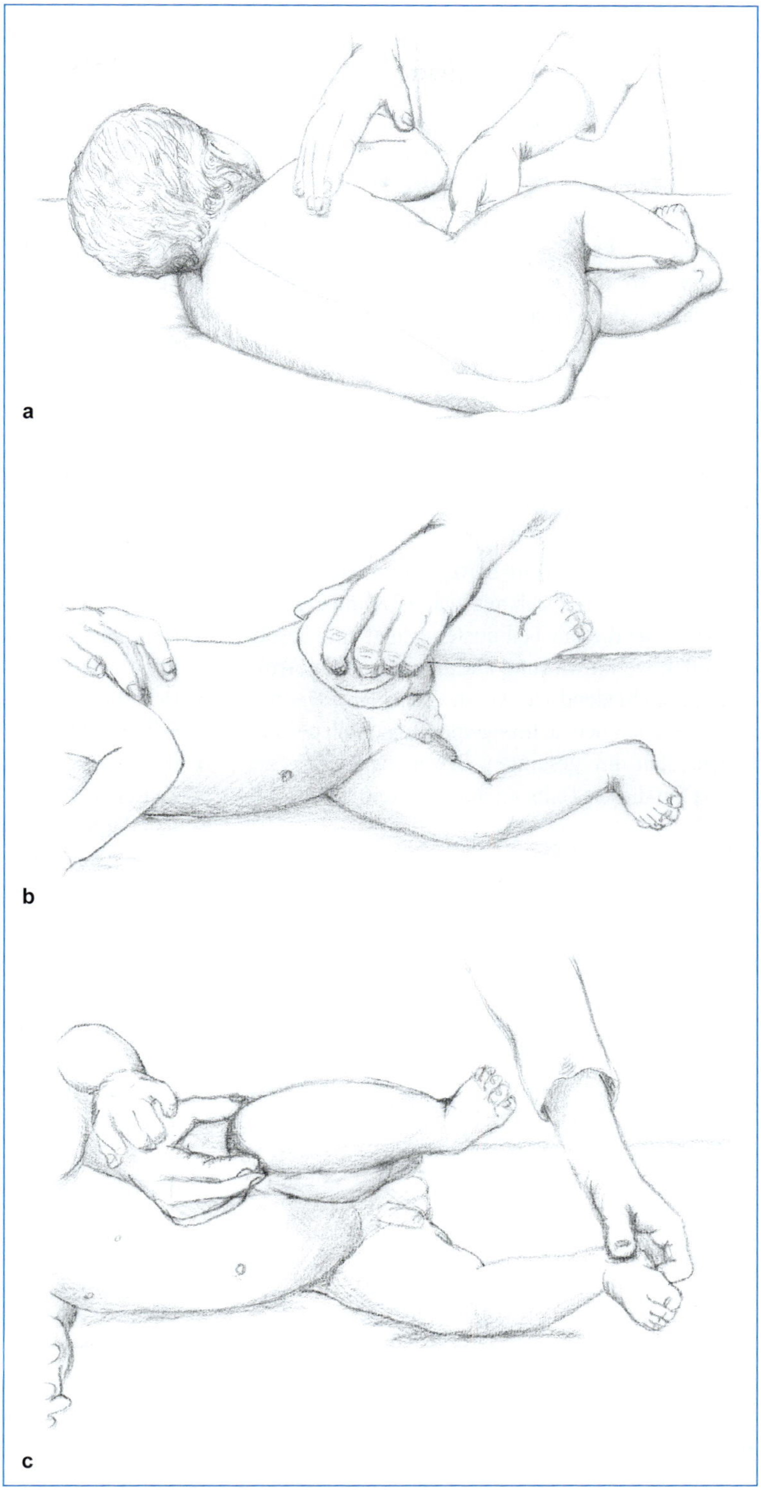

Abb. 7.16 Auslösungszonen in der Seitenlage, Beispiele von Kombinationsmöglichkeiten: a) am Rumpf (medialer unterer Rand der Skapula, Spina iliaca anterior superior), b) am oben liegenden Knie (medialer Epicondylus, Brustzone), c) am oben liegenden Knie und am unten liegenden Fuß (Fersenzone). [L286]

propriozeptiven Reizen, also der Wahrnehmung über den Stellungs- und Lagesinn. Es erfolgt eine besonders effektive Einwirkung auf die drehenden spiralförmig verlaufenden myofaszialen Strukturen. Das Abstützen und Aufrichten des Rumpfes auf den Kugelgelenken von Schulter und Hüften erfordert eine Balance zwischen posturaler Absicherung und Bewegung. Ein Widerstand gegen die Drehung kann mit der Zonenauslösung verbunden werden. Es entsteht damit der Zustand einer angehaltenen Bewegung, in der die Reize summiert werden und das aktivierte Bewegungsmuster optimiert wird.

7.3.4 Beobachtungsmerkmale für die Bewegungsantworten

Anmerkung: Das gesamte Bewegungsmuster des Reflexumdrehens setzt sich aus vielen Teilmustern zusammen. Bei diesem Teilmuster erfolgt eine besonders effektive Einwirkung auf die drehenden Strukturen; entscheidend ist, wie das geschieht. Die hier beschriebenen Beobachtungsmerkmale sollen Ihnen helfen, sich im gesamten Bewegungsmuster zunächst auf diesen Teilbereich zu konzentrieren.

7

PRAXISTIPP

- Wählen Sie ein oder zwei Merkmale aus, die Sie als Ziel für die jeweilige Therapiesitzung erreichen möchten, und behalten Sie diese während der Behandlung im Blick.
- Es ist hilfreich, den eigenen „Standort" zum am Kind/Patienten so zu wählen, dass ein guter Blick auf das Teilmuster und die gewählten Beobachtungsmerkmale möglich ist.
- Vergessen Sie jedoch trotz Beschränkung auf Teilbereiche das gesamte Muster nicht.

Rumpf

- Der Rumpf streckt sich, dabei bleibt der Brustkorb in seinem seitlichen Kontakt zur Unterlage. Zu sehen und zu fühlen sind die sich weitenden Zwischenräume der Rippen (Interkostalräume).
- Der sagittale Durchmesser des Brustkorbs vergrößert sich. Die Bauchwand strafft sich und der Bauchnabel wird nach innen gezogen.
- Auf der unten liegenden Körperseite bleibt der Körperabschnitt zwischen Beckenkamm und den unteren Rippen in Kontakt mit der Unterlage. Da der Körper im Brustkorb und im Becken abgestützt wird, kann die Muskulatur dieses Körperabschnitts diesen Bereich strecken.

Schultergürtel der unten liegenden Seite

Der Schultergürtel wird von der Muskulatur des unten liegenden Schultergelenkes, besonders den Außenrotatoren und den Abduktoren des Oberarmes, und dem Rumpf abgestützt:

- Es entsteht ein intensiver Kontakt zwischen dem äußeren Rand des Schulterblatts, dem Oberarm und der Unterlage. Der untere Schulterblattwinkel bewegt sich zur Unterlage, ohne dass der mediale Rand (Margo medialis) vom Brustkorb abduziert wird.
- Der Abstand zwischen dem Oberarm und dem Brustbein dieser Seite vergrößert sich.
- Der Abstand zwischen der unten liegenden Schulter und dem Kopf nimmt zu.
- Der Kopf stellt sich in die Körperlängsachse ein.
- Zwischen den beiden Schultergelenken weitet sich der Schultergürtel, indem der Abstand zwischen den Gelenken zunimmt.

Die erste schräge Bauchmuskelkette, die von der Beckenschaufel der oben liegenden Seite zum Brustkorb der unten liegenden Seite verläuft (➤ Abb. 7.6), bekommt durch die stützende Muskulatur des Schultergelenkes und des Rumpfes den erforderlichen Fixpunkt, um das Becken Richtung Körpermitte und zum stützenden Arm zu drehen.

Arm der unten liegenden Seite

Der Arm wird im Schultergelenk auswärts rotiert und der Unterlage angenähert. Je mehr der Oberarm an dem Abstützen des Schultergürtels beteiligt ist, desto deutlicher zeigt sich die Bewegungsantwort des Unterarmes und der Hand. Der Unterarm wird einwärts gedreht (proniert), dabei bleibt der Oberarm außenrotiert und die Hand wird zum zukünftigen Abstützen von der Kleinfingerseite geöffnet und im Handgelenk gestreckt (➤ Abb. 7.17).

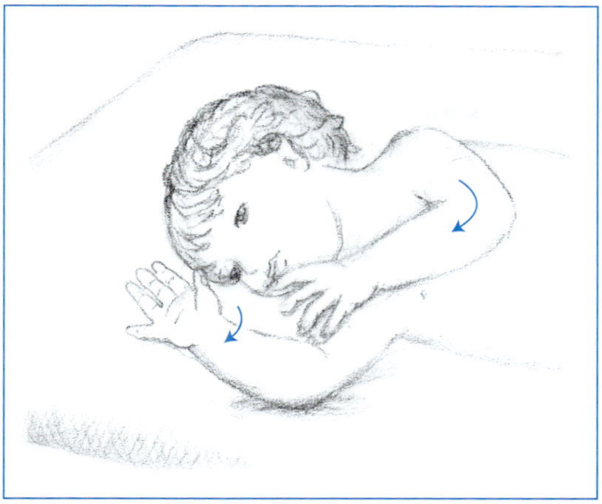

Abb. 7.17 Bewegungsantworten der Arme. Der unten liegende Arm beginnt sich auf den Ellenbogen zu stützen, der Oberarm ist in leichter Außenrotation und der Unterarm zeigt die Pronation an, die Hand ist geöffnet und für die spätere Stützfunktion vorbereitet. Der Gesichtsarm folgt dem sich drehenden Schultergürtel. [L286]

Becken und das Bein der unten liegenden Seite

Das Becken wird von der Muskulatur des unten liegenden Hüftgelenkes (Außenrotatoren) und des Oberschenkels (Abduktoren) abgestützt:

- Das Bein bewegt sich zur Unterlage, indem es im Hüftgelenk außenrotiert und abduziert wird. Diese Bewegungen sind in der Regel sehr klein und manchmal nur in der zunehmenden Muskelspannung zu fühlen (➤ Abb. 7.18).
- Der Abstand zwischen der Innenseite des Oberschenkels und dem Unterbauch (Leistenbeuge) der unten liegenden Seite vergrößert sich, wenn sich das Becken streckt, der Bauch sich strafft, das Bein im Hüftgelenk nach außen dreht und sich gegen den Widerstand der Unterlage abduziert.
- Die auswärts drehende und das Bein abspreizende Muskulatur der unteren Körperseite stützt das Becken ab, dabei entsteht eine intensive Kontaktfläche zwischen der Außenseite von Ober- und Unterschenkel und der Unterlage. Von diesem Bein geht der erforderliche Bewegungsschub in die Richtung des stützenden Schultergelenkes und Oberarmes aus.

MERKE

- In der rechtwinkligen Hüft- und Kniebeugung des unten liegenden Beines besteht in der Regel über die Zone des lateralen Epicondylus femoris eine gute Aktivierungsmöglichkeit für die auswärts drehende und abspreizende Hüft- und Beinmuskulatur.
- Diese Muskulatur bietet der zweiten Bauchmuskelkette für die Drehung des Brustkorbes den entsprechenden Fixpunkt (➤ 7.2).

Fuß der unten liegenden Seite

Der Fuß stellt sich im oberen Sprunggelenk in eine Mittelstellung zwischen Beugung und Streckung ein und in der weiteren Aktivierung im unteren Sprunggelenk in eine Einwärtsdrehung (Inversion) und Beugung der Zehen (Stoßphase).

Arm der oben liegenden Seite (➤ Abb. 7.17)

- Der oben liegende Arm wird im Schultergelenk abgespreizt (abduziert) und auswärts rotiert.
- Der Unterarm beginnt, sich aus seiner – durch die Ausgangslage vorgegebene – Einwärtsdrehung (Pronation) in eine leichte Auswärtsdrehung (Supination) einzustellen.
- Die Hand wird von der Kleinfingerseite bis zum Daumen geöffnet, im Handgelenk gestreckt und zeigt das zukünftige Abstützen der Hand an.

Ließe man das weitere Drehen des Rumpfes zu, würden die oben liegende Hand und das Knie aufstützen und das Körpergewicht übernehmen. Durch gezielte Widerstände gegen die drehende Bewegung des Rumpfes können die aufrichtende Funktion der unten liegenden Körperseite und die drehenden Muskelketten des Rumpfes verstärkt und die Bewegungsqualität optimiert werden.

Bein und Fuß der oben liegenden Seite

- Das oben liegende Bein spreizt sich in der Hüfte ab (abduziert), bis etwa eine Mittelstellung des Hüftgelenkes zwischen Abduktion und Adduktion sowie Flexion und Extension erreicht ist.

- Das Kniegelenk bleibt etwa rechtwinklig gebeugt oder beugt sich rechtwinklig, je nach vorgegebener Ausgangslage.
- Der Fuß stellt sich in Mittelstellung zwischen Beugung und Streckung ein.

Schrittbewegungen der Beine (➤ Abb. 7.18)

- Das unten liegende Bein macht eine Streckbewegung verbunden mit einer Abduktion im Hüftgelenk. Die Unterlage setzt dabei einen Widerstand gegen die Abduktion und Extension des Beines. Dieser Widerstand gegen die Bewegung des Beines wirkt sich verstärkt auf das Abstützen und die Vorwärtsbewegung des Körpers zum stützenden, unten liegenden Arm aus.
- Das oben liegende Bein bewegt sich je nach vorgegebener Ausgangslage im Hüft- und Kniegelenk kopfwärts (kranial) und mit dem drehenden Körper bauchwärts (ventral) und hält dabei die Abduktion im Hüftgelenk aufrecht.

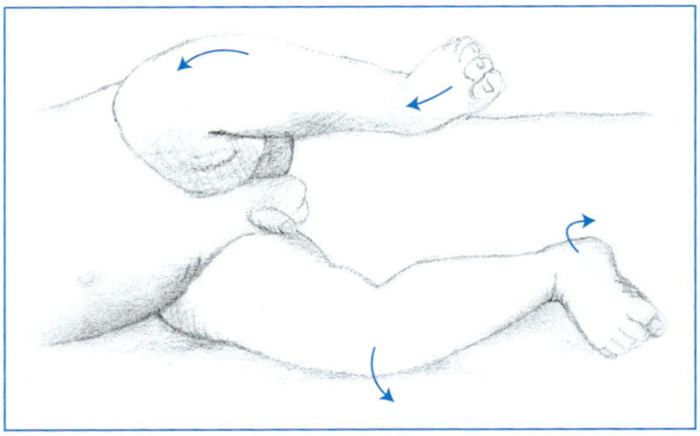

Abb. 7.18 Die Schrittbewegungen der Beine und der Füße. Das unten liegende Bein stützt das Becken ab (Standphase), das oben liegende Bein zeigt die Beugephase. Die Pfeile zeigen die Bewegungsrichtung an. [L286]

7.3.5 Häufige Ausweichbewegungen

Ausweichbewegungen kommen fast in jeder Therapiesituation vor. Das Kind ist gewohnt, sich in seinen, durch die Bewegungsstörung bedingten, „Ersatzmustern" zu halten und zu bewegen. Sein ZNS stellt diese Muster solange zur Verfügung, bis es einen Zugang zu den angeborenen Bewegungsprogrammen und somit zu den präformierten Mustern erlangt. Die folgenden Ausweichbewegungen sollen helfen, das Therapieziel zu formulieren und diesen Zugang zu erschließen.

Rumpf und Becken

- Die Brustwirbelsäule buckelt oder wird überstreckt.
- Der unten liegende Lendenbereich verliert seinen Kontakt zur Unterlage, es entsteht ein Hohlraum zwischen Unterlage und Körper (➤ Abb. 7.19).

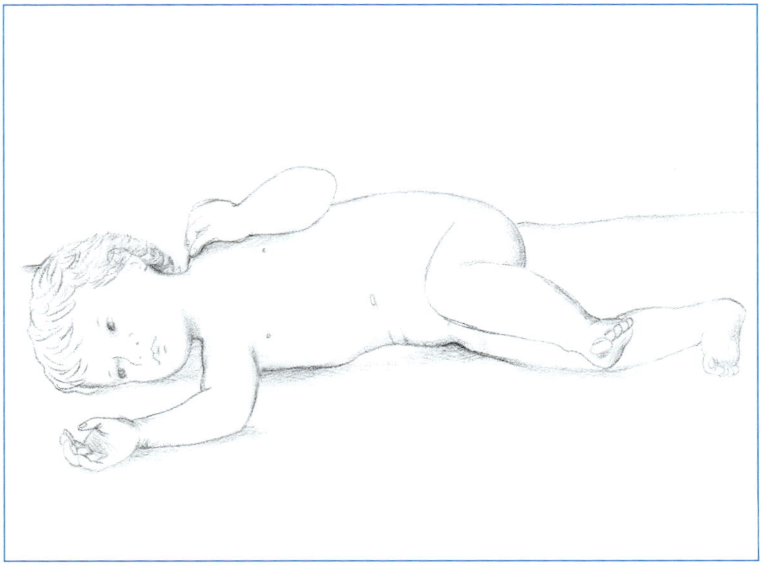

Abb. 7.19 Beispiel einer Ausweichbewegung: Der unten liegende Lendenbereich hat keinen Kontakt zur Unterlage und weicht in der Wirbelsäule in eine Seitneigung aus. Das unten liegende Bein ist innenrotiert und das oben liegende adduziert. [L286]

- Der Bauchnabel zieht sich in die Breite (➤ Abb. 7.19).
- Der Oberbauch wird nach vorn (ventral) geschoben.
- Das Becken wird gebeugt, dabei wird der Po nach dorsal geschoben und die Lendenwirbelsäule zeigt eine verstärkte Lordose.
- Der Übergang von der Brust- zur Lendenwirbelsäule (thorakolumbaler Übergang) wird überstreckt.
- Der Lendenbereich der oberen Seite sinkt ein, dabei nähern sich der Beckenkamm und der untere Brustkorbrand an.
- Das Becken dreht nach vorn (ventral), ohne dass die unten liegende Seite entsprechend abstützt. Dabei wird der Abstand zwischen der Innenseite des unten liegenden Oberschenkels und dem Unterbauch verkürzt.
- Das untere Hüftgelenk übernimmt kein Abstützen und schiebt sich nach vorne oder nach hinten.

PRAXISTIPP

Empfehlenswert ist es, rumpfnah mit der Zonenauslösung zu beginnen, um die posturale Absicherung in der Wirbelsäule und dem Rumpf zu erreichen.

Schultergürtel und Kopf

- Der Kopf wird zwischen die Schultern gezogen und in den Nacken gedrückt (rekliniert).
- Das unten liegende Schultergelenk schiebt sich zum Ohr.
- Die oben liegende Schulter nähert sich dem Ohr an.
- Die oben liegende Schulter wird nach hinten (dorsal) geschoben und das Schulterblatt wird eng an die Wirbelsäule gezogen.
- Beide Schultern werden adduziert, das Brustbein wird eingezogen.

Arme und Beine

- Der unten liegende Arm wird im Ellenbogengelenk gestreckt und evtl. nach innen gedreht (➤ Abb. 7.20).
- Der oben liegende Arm wird an den Körper geklemmt und verharrt in Innenrotation im Schultergelenk.
- Die Hand wird gefaustet, der Daumen wird in die Handinnenfläche eingeschlagen (➤ Abb. 7.20).
- Das unten liegende Bein wird in der Hüfte nach innen rotiert, es entsteht keine Stützfläche auf der Außenseite des Beines (➤ Abb. 7.19).
- Die Knie- und Hüftgelenke können nicht in der vorgegeben Winkelstellung gehalten werden und entgleiten in vermehrte Streckung oder Beugung.

PRAXISTIPP

Bei Ausweichbewegungen können folgende Maßnahmen durchgeführt werden.
- Das Ausweichen der Wirbelsäule und des Brustkorbes kann in der Regel durch das Auslösen der Brustzone kombiniert mit der Gluteuszone oder der Rumpfzone kombiniert mit der Spina der oben liegenden Beckenseite vermieden werden.
- Prüfen Sie dabei, ob das unten liegende Hüft- und Schultergelenk in der Körperlängsachse liegt, und korrigieren Sie ggf. die Lage.
- Richten Sie den Auslösedruck jeweils zu dem unten liegenden stützenden Hüft- und Schultergelenk.
- Nutzen Sie die labile Ausgangslage und kombinieren Sie die Auslösezonen am Brustkorb und am Becken mit den Zonen der Extremitäten.

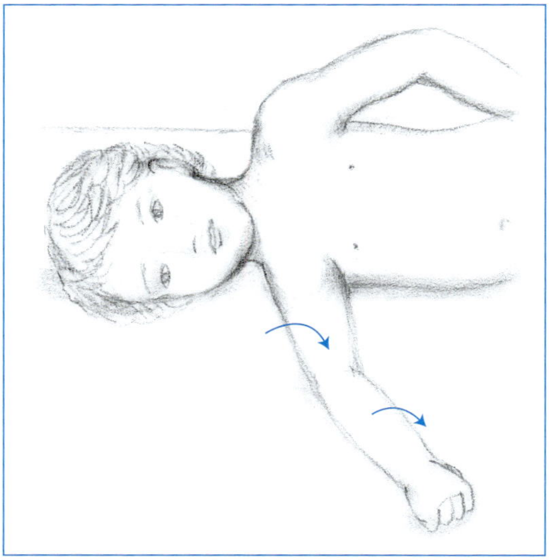

Abb. 7.20 Beispiel einer Ausweichbewegung des unten liegenden Armes: Die Schultergelenke stehen nicht über einander, der innenrotierte und gestreckte Arm schiebt den Schultergürtel zurück. [L286]

- Achten Sie darauf, dass das unten liegende Schultergelenk in der Ausgangslage nicht zum Ohr hoch geschoben wird.
- Versuchen Sie, wenn z. B. die Brustwirbelsäule buckelt, zunächst die Rumpfzone zusammen mit der Brustzone auszulösen. Achten Sie darauf, dass sich die oben liegende Schulter nicht nach vorn schiebt.
- Eine weitere Möglichkeit ergibt sich, indem Sie die Rumpfzone mit der Epikondyluszone des unten liegenden Armes kombinieren. Richten Sie den Druck zum unten liegenden Schultergelenk.

7.4 Beginnender Übergang zur Seitenlage – Phase 3

MERKE

Der Übergang zwischen dem Ende des Drehens in der Rückenlage und dem Beginn des Drehens in der Seitenlage wird therapeutisch genutzt und als Phase 3 des Reflexumdrehens bezeichnet.

In der Beschreibung dieser Phase des Reflexumdrehens wird an die Beschreibung des Rumpfes beim Drehen in der Rückenlage, d. h. an Phase 1, angeknüpft. Die Hinterhauptsseite, über die sich das Kind in dieser Phase dreht, wird im weiteren Verlauf des Umdrehens zur unten liegenden Körperseite. Die Seitenzuordnung Hinterhauptsseite und Gesichtsseite verliert ihre Bedeutung, man spricht nur noch von oben und unten liegender Seite.

Die Bezeichnung ist chronologisch entstanden. Man hatte bereits die Anwendung in der Seitenlage entdeckt und diese als Phase 2 bezeichnet, als man die therapeutische **Bedeutung des Übergangs** von der Rücken- zur Seitenlage erkannte. Die anfängliche numerische Benennung und die später erkannte tatsächliche Reihenfolge sind also nicht deckungsgleich. Weil schon eingeführt, hat man die Bezeichnungen beibehalten. In der **labilen Übergangsphase** des Reflexumdrehens von der Rücken- zur Seitenlage kann die Drehung des Rumpfes, insbesondere der Wirbelsäule im Übergang von der Brustwirbelsäule zur Lendenwirbelsäule Th11–L3, gezielt aktiviert werden. Dieser Wirbelsäulenabschnitt ist ein kritischer Bereich sowohl für die Stabilität als auch für die Bewegung.

MERKE

Der thorakolumbale Übergang ist eine Schaltstelle für die Gegenbewegungen von Brustkorb und Becken beim Umdrehen und auch beim Gehen. Er ist ferner für die Atmung wichtig, denn das Zwerchfell hat in diesem Bereich einen Ursprung.

Muskulär ist dieser Bereich für seine Funktion gut ausgestattet: von ventral (Bauchseite) mit dem M. psoas minor und major und dem M. quadratus lumborum, von der dorsalen (rückenwärts) Seite mit dem M. serratus posterior, der entscheidend an der Feinjustierung beteiligt ist, und durch den M. transversus, welcher sich ausspannt zwischen der Fascia thoracolumbalis, der Bauchfaszie, dem Beckenkamm und den unteren Rippen. In der Regel können die genannten Muskeln in der Phase 3 des Reflexumdrehens in ihrer komplexen Funktion aktiviert werden. Dreht die erste und zweite Muskelkette den Rumpf, so übernimmt der thorakalolumbale Übergang die posturale Absicherung. Die gesamte Brustwirbelsäule und der Übergang von der Brustwirbelsäule zur Lendenwirbelsäule (thorakolumbaler Übergang) kann gezielt in seiner bewegenden und haltenden Funktion angesprochen werden.

7.4.1 Ausgangslage (> Abb. 7.21)

Der Kontakt der unten liegenden Körperseite mit der Unterlage besteht aus dem Beckenkamm (Crista iliaca), dem seitlichen Brustkorb und dem Übergang vom Schulterblatt zum Oberarm. Der untere Arm liegt in ca. 90° Beugung im Schultergelenk.

Beide Beine des Kindes/Patienten sind ca. 90° in den Hüften und Knien gebeugt. In dieser Stellung werden beim Säugling beide Knie jeweils am Condylus medialis und lateralis umfasst und die Beine und das Becken von der Unterlage abgehoben. Die Ober- und Unterschenkel liegen jeweils parallel zueinander. Der Kopf wird frei gelassen.

Der Übergang von der Rücken- zur Seitenlage ist deshalb besonders labil, weil die Rückenlage bereits verlassen wurde, die Seitenlage aber noch nicht ganz erreicht ist und das zukünftig unten liegende Bein noch nicht zum Abstützen zur Verfügung steht.

7

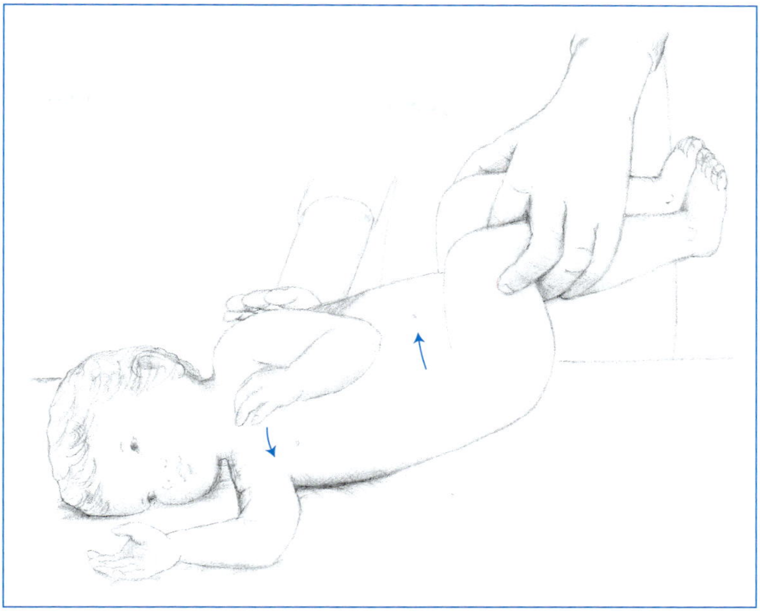

Abb. 7.21 Reflexumdrehen Phase 3, von vorn. Ausgangslage: Gegenläufige Rotation zwischen Becken und Schultergürtel. Zonen: Rumpfzone, Kondylen/Epikondylen der Knie [L286]

7.4.2 Auslösungszonen: Lage und Aktivierung

Die folgenden **Auslösungszonen** sind aus dem Reflexkriechen und der Phase 2 des Reflexumdrehens bekannt. Es sind:

- Äußere Kondylen beider Knie
- Skapulazone im unteren Drittel des medialen Randes der oben liegenden Seite
- Die Rumpfzone auf der obenliegenden Brustkorbseite

Die Auslösungszonen werden wie folgt **aktiviert:**

- Am **äußeren Kondylus** des unten liegenden Knies wird der Auslösungsreiz angesetzt und während der Aktivierung auf das zugehörige Hüftgelenk gerichtet.
- Gleichzeitig wird die **Skapulazone** am inneren Rand des oben liegenden Schulterblattes stimuliert. Der Druck wird zum unten liegenden Schultergelenkes/Oberarmes gerichtet. Die Rumpfzone (➤ Abb. 8.3) kann ebenfalls eingesetzt werden. Der Druck wird zur unten liegenden Brustkorbseite und zur Schulter gerichtet. Mit dieser Zone wird die Muskulatur des sechsten bis achten Interkostalraumes angesprochen, es folgt eine Streckung der Wirbelsäule. Der gerichtete Druck zur aufliegenden Brustkorbseite wirkt außerdem stimulierend auf den M. latissimus dorsi, der den Brustkorb gegen die Schwerkraft aufrichtet. Diese Aktivierung wird beibehalten und es kann eine Bewegung im Schultergürtel nach hinten verhindert werden.
- Beide **Beine** werden in ihrer rechtwinkligen Einstellung der Hüft- und Kniegelenke gehalten, das Becken wird abgehoben und auf die Crista iliaca (Darmbeinkamm) aufgesetzt.

PRAXISTIPP

Achten Sie darauf, dass während der Aktivierung die Winkelstellungen der Hüft- und Kniegelenke beibehalten werden und die Beine ihre parallele Stellung nicht verlieren.

Über Gegenbewegungen des Beckens und des Brustkorbs (➤ Abb. 7.21) werden **Dehnungsreize** auf die vorher beschriebenen Muskeln und auf die tiefen und oberflächigen myofaszialen Verbindungen gesetzt. Durch unterschiedliche Dreh- und Druckimpulse wird der Dehnungsreiz verändert und verstärkt.

Mit den Gegenbewegung von Becken und Brustkorb gelingt es den thorakolumbalen Übergang zu aktivieren. Die stützende Schulter muss den Kontakt zur Unterlage beibehalten.

7

7.4.3 Bewegungsmuster und Beobachtungsmerkmale

Die wesentliche Bewegungsantwort zeigt sich in der Streckung des Rumpfes unter Beibehaltung der beschriebenen Stützflächen, Beckenkamm (Christa iliaca), dem seitlichen Brustkorb und dem Übergang vom Schulterblatt zum Oberarm. Die Beine bleiben rechtwinklig gebeugt.

Die seitliche Bauchwand strafft sich. Die tiefe Schicht der schrägen Bauchmuskulatur trägt erheblich dazu bei. Die gerade Bauchmuskulatur (Mm. recti abdominis) und die hintere Oberschenkelmuskulatur (Mm. ischiocrurales) gewährleisten die Beckenstellung. Die sich ergänzende Funktion der genannten Muskulatur verhindert das Ausweichen des Beckens in die Beugung und das Nach-vorne-Schieben des Brustbeins und des Oberbauchs, sodass kein Hohlkreuz (Lendenlordose) zustande kommt.

Die Wirbelsäule wird durch die Gegenbewegungen von Becken und Schultergürtel in ihren kleinen rotierenden Bewegungen angesprochen und man kann davon ausgehen, dass die tiefe Schicht der myofaszialen Strukturen der Wirbelsäule in einen Spannungszustand versetzt wird. Schon in der Ausgangslage befinden sich besonders die Lenden- und die untere Brustwirbelsäule in einer Seitneigung, die sich während der Aktivierung in eine Streckung umstellt.

Der Kopf stellt sich in die Körperlängsachse ein.

Die Beine machen eine leichte Abduktion und Außenrotation in den Hüftgelenken. Beide Füße werden im oberen Sprunggelenk hochgezogen, dabei ist das untere Sprunggelenk in einer Mittelstellung.

7.4.4 Häufige Ausweichbewegungen

Ausweichbewegungen kommen fast in jeder Therapiesituation vor. Das Kind ist gewohnt, sich in seinen, durch die Bewegungsstörung bedingten, „Ersatzmustern" zu halten und zu bewegen. Sein ZNS stellt diese Muster solange zur Verfügung, bis es einen Zugang zu den angeborenen Bewegungsprogrammen und somit zu den präformierten Mustern erlangt. Die folgenden Ausweichbewegungen sollen helfen, das Therapieziel zu formulieren und diesen Zugang zu erschließen.

- Das Kind streckt die Beine und verstärkt sein Hohlkreuz (➤ Abb. 7.22).
- Die Beine werden deutlich über 90° in den Hüften und Knien gebeugt, dabei wird die Wirbelsäule rund (kyphotisch).

7

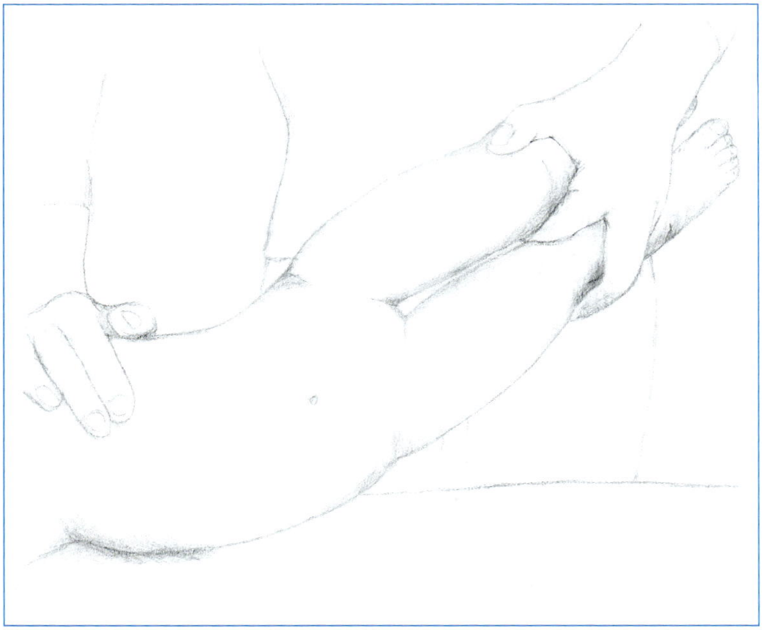

Abb. 7.22 Beispiel einer Ausweichbewegung der Phase 3 des Reflexumdrehens: Streckung der Beine, Überstreckung von Wirbelsäule/Rumpf. [L286]

- Die unten liegende Schulter stützt den Körper nicht ab und wird zum Ohr geschoben.
- Der Rumpf weicht in eine seitliche Neigung aus und das Kind hebelt seinen Körper von der Unterlage hoch.

Die meisten Schwierigkeiten bei der Durchführung liegen im Einnehmen und Beibehalten der labilen Ausgangslage, insbesondere der Winkelstellungen in den Hüft- und Kniegelenken. Diese müssen immer wieder überprüft und ggf. angepasst werden. Dies fordert Therapeuten und Eltern besonders heraus. Es kann leicht passieren, dass das Kind die Beine streckt und die Behandler nicht schnell genug ihre Stimulierung anpassen. Es wird dann häufig nur Widerstand gegen das Strecken der Beine gegeben, aber die Aktivierung des Bewegungsmusters wird nicht erreicht.

MERKE

Die Phase 3 des Reflexumdrehens sollte erst im 2. Trimenon eingesetzt werden!

PRAXISTIPP

Bei Ausweichbewegungen können folgende Maßnahmen durchgeführt werden.

- Bei größeren Kindern und erwachsenen Patienten ist es wegen des Gewichts der Beine ratsam, auf eine ökonomische Körperstellung des Therapeuten (Eltern) zu achten, z. B. indem man vor dem Patienten, also ventral von ihm steht.
- Nehmen Sie die Ausgangslage beim Kind langsam, aber zügig ein.
- Bei der Anwendung der Phase 3 sollten Sie darauf achten, dass die Lage während der gesamten Aktivierung labil bleibt.
- Gelingt die Durchführung nicht gleich, gehen Sie zurück in die Phase 2 und lösen die Zone an der Spina iliaca anterior superior (Darmbeinstachel) aus.
- Der schnelle Phasenwechsel in der Phase 2 kann auch zur Vorbereitung beitragen.
- Geben Sie dem Kind keinen Widerstand in die Ausweichbewegungen, insbesondere nicht in die Streckung der Beine.
- Verzweifeln Sie nicht, auch wenn Ihnen die Auslösung das erste Mal nicht gelingt. Die Phase 3 des Reflexumdrehens ist auch für Geübte immer wieder eine Herausforderung.

7.5 Schräger Sitz

MERKE

Der *Schräge Sitz* wird in der Regel ab dem achten Monat therapeutisch eingesetzt. Er eignet sich zur Behandlung leichterer Aufrichtungsdefizite auch bei älteren Kindern und erwachsenen Patienten.

Die Ausgangsposition und das aktivierte Bewegungsmuster des Schrägen Sitzes benutzt ein Kind in der Regel spontan Mitte des dritten Trimenon (➤ 2.2.3).

Als *Schräger Sitz* wird die Körperposition bezeichnet, in der die Bauch- und die Rückenlage in eine weitere Aufrichtung des Körpers führen. Der *Schräge Sitz* ist eine **Übergangsposition zum Krabbeln und Aufstehen.** Das Kind sitzt dabei seitlich neben den Unterschenkeln. Dieser Ausschnitt aus dem Drehvorgang wird therapeutisch eingesetzt. Das motorische Muster wird in seiner Dynamik beschrieben.

7.5.1 Ausgangsposition (➤ Abb. 7.23)

- Im *Schrägen Sitz* ist der Körper deutlich aufgerichtet. Das Hüft- und Kniegelenk der unten liegenden Seite bilden einen spitzen Winkel. Das oben liegende Knie befindet sich etwa auf dem inneren Knöchel des unten liegenden Fußes. Der oben liegende Unterschenkel liegt in Verlängerung des unten liegenden Unterschenkels.
- Das Hüftgelenk, die Außenseite des Oberschenkels, des Unterschenkels und des Fußaußenrandes der unten liegenden Seite bilden die stützende Fläche.
- Der Oberkörper ist zu den stützenden Armen gedreht, sodass der Schultergürtel und das Becken in der transversalen Ebene gegen einander gedreht sind (➤ Abb. 7.23).

Durch diese Ausgangsposition werden die myofaszialen Strukturen des Rumpfes und der Wirbelsäule gedehnt. Dies ist für die streckende und drehende Funktion der Wirbelsäule und des Rumpfes während der Aufrichtung eine wichtige Voraussetzung. Die Ellenbogen sind locker gestreckt. Die Hände werden in Schrittstellung auf der Seite des unten liegenden Beines auf der Unterlage aufgesetzt. Sie stüt-

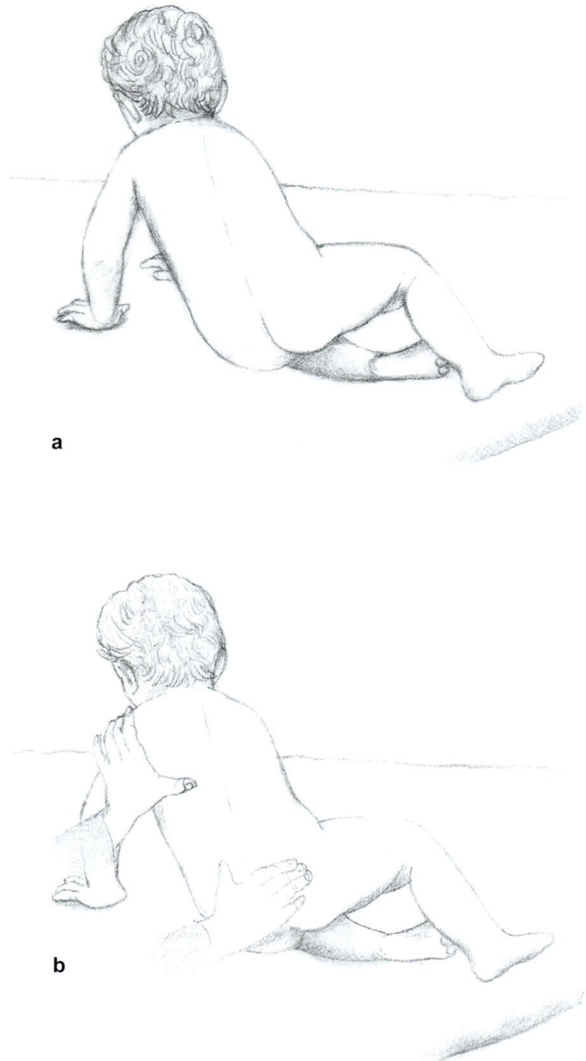

Abb. 7.23 *Schräger Sitz,* von hinten: a) Ausgangslage: spitzer Winkel im unten liegenden Knie, Abstützen der Hände; b) Beispiel einer Zonenkombination: Rumpfzone/Akromion, M. gluteus medius [L286]

zen den Körper während der Aktivierung des Bewegungsmusters ab.

PRAXISTIPP

Wenn die Streckung des Rumpfes in der Ausgangsstellung, trotz Zonenauslösung, vom Patienten nicht optimal gehalten werden kann, sollte versucht werden, auch an Stelle der aufgesetzten Hände mit dem tieferen Aufrichtungsniveau auf den Unterarmen und den Ellenbogen zu beginnen. Oder man geht zurück in die Seitenlage der Phase 2.

7.5.2 Auslösungszonen: Lage und Aktivierung

Die Brustzone behält auch im *Schrägen Sitz* ihre Bedeutung. Alle Zonen des Reflexkriechens können zur Auslösung des Bewegungsmusters eingesetzt oder als Richtungswiderstände benutzt werden.

Folgende **Zonen** verstärken das **Abstützen** der unten **liegenden Hüfte und des Beine:**

- Zone auf der oben liegenden Beckenseite (M. gluteus medius)

- Zone des Darmbeinstachels (Spina iliaca superior inferior) der oben liegenden Beckenseite
- Außenseite des unten liegenden Knies (Epicondylus femoris lateralis)
- Fersenbein (Tuberositas calcanei) des unten liegenden Fußes

Die **Drehung des Brustkorbes** und die **Streckung der Wirbelsäule** können in der Regel mit folgenden Zonen **aktiviert** werden:

- Brustzone auf der oben liegenden Seite und Rumpfzone auf der unten liegenden Seite
- Medialer Schulterblattrand der oben liegenden Seite mit dem Akromion auf der unten liegenden Seite
- Innenseite des oben liegenden Knies (Epicondylus femoris medialis) und die Zone auf der oberen Beckenseite (Spina iliaca anterior superior)

Der **Auslösungsdruck** wird während der Aktivierung konstant oder intermittierend eingesetzt. Dabei sollte die Druckrichtung beachtet werden:

- Der Druck bei der Auslösung der Zonen des Brustkorbes und des Schultergürtels ist zur Wirbelsäule oder zu den stützenden Händen hin gerichtet.
- Die Druckrichtung der Zone auf der Außenseite des unten liegenden Knies (Epicondylus femoris lateralis) geht zum unten liegenden Hüftgelenk. Mit diesem Druck kann die abduzierende und auswärts rotierende Hüft- und Oberschenkelmuskulatur dieses Beines angesprochen und das Abstützen des Körpers auf diesem Bein aktiviert werden.
- Der Druck an der oben liegenden Beckenseite (M. gluteus medius) wird zum unten liegenden Hüftgelenk bzw. Knie gerichtet, damit kann die Aufrichtung des Beckens auf das unten liegende Bein aktiviert werden.

Bereits durch die Ausgangsposition werden die Rumpfmuskulatur und die Faszien, insbesondere die diagonalen Muskelketten und Faszienzüge, vorgedehnt. Durch die Drehung der Wirbelsäule um ihre Längsachse entsteht ein Dehnungsreiz auf die tiefen myofaszialen Strukturen der Wirbelsäule. Mit der vorgegebenen Winkelstellung des unten liegenden Hüft- und Kniegelenkes erfolgt ein Dehnungsreiz auf die Hüft- und Oberschenkelmuskulatur. Diese Reize auf die Dehnungsrezeptoren der Muskulatur, der Sehnen und der Faszien werden durch die Stimulierung der Auslösungszonen und durch gezielte Widerstände gegen die aktivierte Bewegung verstärkt.

7.5.3 Bewegungsmuster

Die Aufrichtung der Wirbelsäule und des Rumpfes in die Vertikale zunächst auf die stützenden Hände steht im Vordergrund. Dies geschieht im Wesentlichen über die abstützende Fläche auf der Außenseite des unten liegenden Beines. Von dort geht auch der fortbewegende Impuls für den Körper aus.

- Das **Hüftgelenk** wird zum Stützpunkt, es darf deshalb zu Beginn der Aktivierung den Kontakt mit der Unterlage nicht verlieren. Die Stützfläche vergrößert sich dabei auf der Außenseite des Beines. Gelingt dieser stützende Kontakt des Beines, so werden besonders die auswärts drehenden und abspreizenden Hüftmuskeln aktiviert.
- Die **Wirbelsäule** verlässt ihre anfangs bestehende leichte Seitneigung und streckt sich mit kleinen rotierenden Bewegungen in die Körperlängsachse. Sie ist die entscheidende, funktionell in jedem Detail unverzichtbare Achse, um die die Aufrichtung im Schrägen Sitz erfolgt. Die Wirbelsäule kann man dabei vergleichen mit dem Mast eines Schiffes, der aufgerichtet wird. Das Hüftgelenk und das Bein sind dabei mit dem Schiffsdeck und die Muskeln des Rumpfes mit den Drahtseilen, die den Schiffsmast mit dem Schiffsdeck verbinden (Wanten), vergleichbar. Der Schiffsmast wird allerdings als starre Einheit aufgerichtet und die Wirbelsäule als höchst bewegliche.

Der **Impuls der Fortbewegung** geht von der abstützenden unten liegenden Beckenseite und dem Bein aus. Die Richtung der Bewegung geht in die Körperlängsachse nach vorn zum Arm der oben liegenden Seite. Man kann sich vorstellen, dass dieser Arm, der aus dem Drehvorgang kommend gerade einen Schritt nach vorne gemacht hat, das Abstützen übernimmt. Das Körpergewicht wird zu dieser Hand verlagert. Die schrägen Bauchmuskelketten drehen dabei den Brustkorb und das Becken. Der unten liegende Fuß zeigt mit einer Inversion und Zehenbeugung das Abstoßen von der Unterlage an.

MERKE

Im Bewegungsmuster des Schrägen Sitzes zeigt sich die Dynamik in der Aufrichtung, insbesondere die Anforderung an die Wirbelsäule in höheren Körperpositionen und somit auch die Herausforderung bei kleiner werdenden Stützflächen des Körpers.

7.5.4 Beobachtungsmerkmale für die Bewegungsantworten (➤ Abb. 7.23)

Anmerkung: Das gesamte Bewegungsmuster des Reflexumdrehens setzt sich aus vielen Teilmustern zusammen. Bei diesem Teilmuster strecken sich Wirbelsäule und Rumpf während der Aufrichtung; entscheidend ist, wie das geschieht.

Die hier beschriebenen Beobachtungsmerkmale sollen Ihnen helfen, sich im gesamten Bewegungsmuster zunächst auf diesen Teilbereich zu konzentrieren.

PRAXISTIPP

- Wählen Sie ein oder zwei Merkmale aus, die Sie als Ziel für die jeweilige Therapiesitzung erreichen möchten, und behalten Sie diese während der Behandlung im Blick.
- Es ist hilfreich, den eigenen „Standort" zum/am Kind/Patienten so zu wählen, dass ein guter Blick auf das Teilmuster und die gewählten Beobachtungsmerkmale möglich ist.
- Vergessen Sie jedoch trotz Beschränkung auf Teilbereiche das gesamte Muster nicht.

- Das unten liegende Hüftgelenk hat Kontakt mit der Unterlage.
- Die Außenseite des unten liegenden Beines stützt den Körper ab, dabei nähert sich das Knie der Unterlage an.
- Der unten liegende Fuß zeigt eine Inversion und die Zehen beugen sich.
- Der Abstand zwischen dem Unterbauch und den Oberschenkeln vergrößert sich, dies ist besonders auf der unten liegenden Seite zu beobachten.
- Das oben liegende Hüftgelenk bleibt über dem unten liegenden aufgerichtet.
- Das oben liegende Bein rotiert leicht nach außen und spreizt sich ab (abduziert), der Unterschenkel und der Fuß werden dabei mit abgehoben.
- Der Fuß des oben liegenden Beines wird im oberen Sprunggelenk hochgezogen und die Zehen strecken sich.
- Die Wirbelsäule und der Rumpf strecken sich.
- Der Kopf stellt sich in die Längsachse des Körpers ein.
- Die Ellenbogen sind locker gestreckt.
- Die Hände stützen auf Daumen- und Kleinfingerballen, der Daumen ist abduziert, die Grundgelenke der Finger sind locker gestreckt, die Handinnenflächen haben keinen Kontakt zur Unterlage, die Fingerkuppen liegen locker auf der Unterlage auf.

7.5.5 Häufige Ausweichbewegungen

Ausweichbewegungen kommen fast in jeder Therapiesituation vor. Das Kind ist gewohnt, sich in seinen, durch die Bewegungsstörung bedingten, „Ersatzmustern" zu halten und zu bewegen. Sein ZNS stellt diese Muster solange zur Verfügung, bis es einen Zugang zu den angeborenen Bewegungsprogrammen und somit zu den präformierten Mustern erlangt. Die folgenden Ausweichbewegungen sollen helfen, das Therapieziel zu formulieren und diesen Zugang zu erschließen.

- Der Körper „hängt" auf den Armen, die Grundgelenke der Finger sind überstreckt.
- Die Arme schieben den Körper zurück und es kommt zum stabilen Sitzen auf der Gesäßhälfte der unten liegenden Seite.
- Das Brustbein und der Oberbauch werden nach vorn geschoben.
- Die unten liegende Beckenseite nähert sich dem unten liegenden Oberschenkel an, dabei wird der Abstand zwischen Oberschenkel und Unterbauch eng.
- Die oben liegende Beckenseite wird zum unten liegenden Oberschenkel bewegt.
- Der Körper wird von den Händen zurück geschoben.
- Das obere Bein stützt sich mit dem Fuß ab.
- Die Schultern werden hochgezogen.
- Der Kopf wird überstreckt (rekliniert) und das Kinn wird vorgeschoben.
- Der Rumpf wird seitlich geneigt (➤ Abb. 7.24).
- Der Oberbauch wird nach vorn geschoben.

7

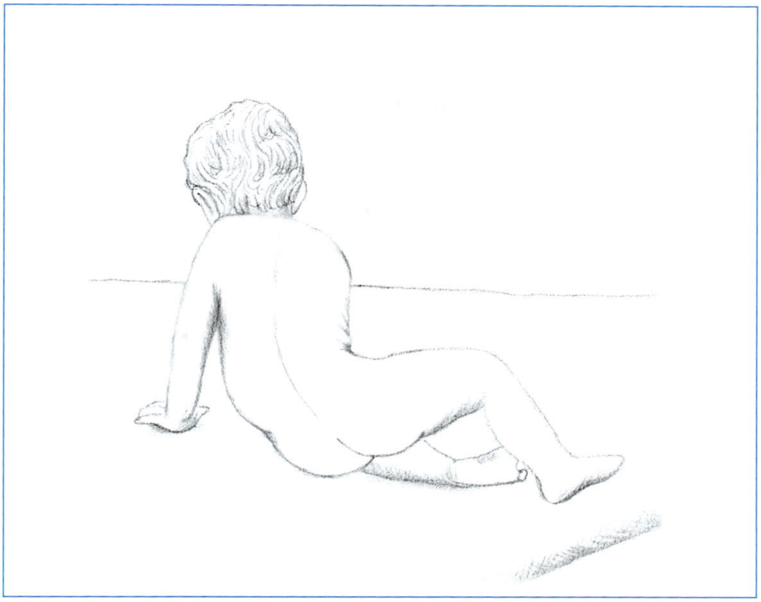

Abb. 7.24 Beispiel einer Ausweichbewegung im *Schrägen Sitz:* Wirbelsäule/Rumpf weichen aus der Körperlängsachse ab, der Rumpf „hängt" an den Armen. [L286]

PRAXISTIPP

Bei Ausweichbewegungen können folgende Maßnahmen durchgeführt werden.

- Achten Sie darauf, dass der spitze Winkel im untenliegenden Kniegelenk beibehalten wird.
- Achten Sie darauf, dass die Hüftgelenke übereinander stehen.
- Lösen Sie die obenliegende Zone der Spina aus, evtl. kombiniert mit der Rumpfzone der oben liegenden Brustkorbseite oder dem lateralen Epikondylus des unten liegenden Oberschenkels.
- Eine andere Möglichkeit bietet eine Kombination der Zone des M. gluteus medius der oben liegenden Beckenseite mit der Rumpfzone der unten liegenden Brustkorbseite (➤ Abb. 7.23).

KAPITEL

8 Erste Position (Hockposition) und weitere therapeutische Möglichkeiten

8.1 Erste Position (Hockposition auf Unterschenkeln und Unterarmen)

Die *Erste Position* ist eine **Startposition** zum **Aufstehen.** Das Bewegungsmuster der *Ersten Position* zeigt diese Aufrichtung in vertikale Körperpositionen im Rumpf und in den Extremitäten. Dabei sind die Bewegungsantworten, die auf die Stimulierung erfolgen, vergleichbar mit den Schrittphasen des Schrittzyklus (➤ 5.4, ➤ 5.5). Allerdings erfolgen diese Schrittbewegungen in den Hüft- und Kniegelenken – bedingt durch die Beugung dieser Gelenke in der Ausgangslage – nur als „angehaltene Bewegungen". Die dynamische Haltungsregulierung des Rumpfes, vor allem der Wirbelsäule, als Voraussetzung für die Bewegung der Extremitäten kann hingegen in dieser Position entsprechend gut aktiviert werden.

Deshalb ist es ein wesentliches Ziel, die Muskelfunktionen des Rumpfes während der Aufrichtung und die Bewegung zum gesichtsseitigen Arm zu aktivieren. Die drehende Streckbewegung der Wirbelsäule in und um die Körperlängsachse steht dabei im Vordergrund.

Man kann davon ausgehen, dass in der *Ersten Position* die dorsalen myofaszialen Strukturen der Wirbelsäule in eine Dehnung gebracht werden. Auf diese Weise herrschen für die Rumpfstreckung günstige Bedingungen. Wichtig ist dabei die Einstellung des Kopfes auf dem seitlichen Tuber frontale, die eine Streckung der Halswirbelsäule einschließt. Ergänzend zu der gezielten Auslösung der Zonen ist eine Steuerung des Bewegungsablaufs durch die Führung des Kopfes und den gezielten Widerstand gegen die Kopfdrehung angezeigt. Ferner ist eine sorgfältige Führung des Beckens über die Zonen wichtig. Es gilt eine Mittelstellung zwischen Beugung und Streckung zu erreichen, damit das Becken für die jeweilige Aufrichtung auf die Beine bei den Schrittbewegungen vorbereitet ist.

8.1.1 Ausgangslage (➤ Abb. 8.1)

- Der Kopf liegt wie im Reflexkriechen seitlich auf der Stirn (Tuber frontale).

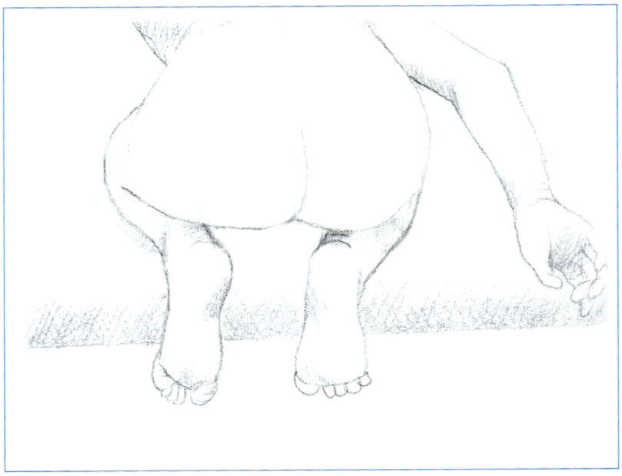

Abb. 8.1 Ausgangslage der *Ersten Position,* von hinten. Die Füße sind in der Achse der Unterschenkel, die Fersen unter den Tuber ossis ischii. [L286]

- Die Körperseiten werden nach der Drehung des Kopfes benannt. Das zu aktivierende Bewegungsmuster ist an diese Seitenzuordnung gebunden.
- Beide Beine sind in den Hüften und den Knien maximal gebeugt und das Kind/der Erwachsene liegt auf den Schienbeinen und ihrer seitlichen Muskulatur auf. Die Oberschenkel und die Knie schauen etwas seitlich unter dem Brustkorb hervor, damit ergibt sich eine leichte Abduktion und Außenrotation in den Hüftgelenken.
- Die Füße sind frei außerhalb des Behandlungstisches. Zwischen dem Fußrücken und dem Tischrand sollte so viel Abstand sein, dass sich die Füße, ohne den Tisch zu berühren, bewegen können. Die Fersen befinden sich unter den beiden Sitzhöckern (Tuber ischiadicum) des Beckens.
- Der Ellenbogen des gesichtsseitigen Armes liegt in Nasen- oder Augenhöhe, in ca. 135° Flexion im Schultergelenk und etwa 30° Abduktion in diesem Gelenk.
- Das Handgelenk liegt in einer Linie, die man sich durch das Schulter- und Hüftgelenk der Gesichtsseite denkt.
- Der Arm auf der Hinterhauptsseite ist im Schultergelenk einwärts rotiert, sodass die Innenfläche der Hand im Raum nach oben zeigt. Der Ellenbogen ist leicht gebeugt.
- Die Winkelstellungen der Gelenke, insbesondere der Schulter- und Hüftgelenke, können zur besseren Aktivierung des Bewegungsmusters leicht verändert werden. Beispielsweise kann es angebracht sein, eine vermehrte Flexion im Schulter-

gelenk der Gesichts- oder Hinterhauptsseite vorzugeben oder die Beine leicht versetzt zueinander in Schrittstellung einzustellen. Durch die leichte Schrittstellung verändert sich z. B. die Beckenstellung und die Stellung der Lendenwirbelsäule, denn das Becken wird durch diese Beinstellung schräg gestellt.

PRAXISTIPP

- Ein Ablegen des Körpers auf den Beinen sollte vermieden werden.
- Die gezielte Einstellung und Führung des Kopfes bei der Zonenauslösung hilft in der Regel, das bequeme Ablegen des Körpers auf den Beinen zu verhindern.
- Bei größeren Kindern oder erwachsenen Patienten kann eine verbale Aufforderung die Aktivierung unterstützen. Doch Vorsicht, versucht der Patient, zu eifrig mitzutun, können die Bewegungen entgleisen.

8.1.2 Auslösungszonen: Lage und Aktivierung (➤ Abb. 8.2)

Die **Auslösungszonen** befinden sich an den Extremitäten und am Rumpf, es sind dieselben wie im Reflexkriechen (➤ 5.4, ➤ 5.5). Zusätzlich kann die Brustzone des Reflexumdrehens – die Aktivierung verstärkend – eingesetzt werden.

Die Stimulierung der Zonen kann mit einem konstanten oder mit einem intermittierenden Druck erfolgen. Der Druck wird zu Beginn senkrecht zur Hautoberfläche in die Tiefe gegeben. Es werden über die Dehnungsrezeptoren der Faszien, der Muskulatur und der Sehnen propriozeptive Reize für die Aktivierung eingesetzt. Durch eine Veränderung der Druckrichtung während der Stimulierung kann die Aktivierung des Bewegungsmusters verstärkt werden. Durch die vorliegende Ausgangsposition ergibt sich jedoch bei einigen Zonen ein Unterschied gegenüber den Druckrichtungen im Reflexkriechen. Der besseren Übersicht wegen werden nachfolgend alle Zonen aufgeführt.

Der **Auslösungsdruck** geht in folgende Richtungen:

- Am Arm der Gesichtsseite (Epicondylus medialis humeri) und am Arm der Hinterhauptsseite (distales Ende der Speiche) zum jeweils nächsten Gelenk.
- Am gesichtsseitigen Knie (Epicondylus medialis femoris) zum Hüftgelenk.
- Am Akromion zur mittleren Brustwirbelsäule.
- Am inneren Randes des Schulterblatts zum stützenden Arm auf der Gesichtsseite.
- An der Fersenzone zum Kniegelenk. Wenn die Bewegungsantwort des Fußes erfolgt, verbindet man die Auslösung mit einem Widerstand gegen das „Herausschieben" der Ferse und das Strecken des Beines. Auf diese Weise werden der Stand und das Abstoßen des Beines verstärkt.
- An der Rumpfzone, der Spina iliaca superior inferior, und der Zone des M. gluteus medius zur jeweils stützenden Extremität. Auf diese Weise werden der stützende Ellenbogen der Gesichtsseite, das stützende Bein der Gesichtsseite oder das stützende Bein der Hinterhauptsseite richtungweisend für die Stimulierung (➤ Abb. 8.3).

MERKE

Durch die Auslösung der Fersenzone und den Widerstand gegen die Streckung des Beines wird die Spannung (Isometrie) der myofaszialen Strukturen des Beckens und des Beines erhöht.

8.1.3 Bewegungsmuster der Ersten Position

Das Bewegungsmuster der *Ersten Position* zeigt eine Vorwärtsbewegung des Rumpfes vom Bein der Hinterhauptsseite zum Arm der Gesichtsseite. Während dieser Bewegung wird der Körper auf die jeweils stützende Extremität aufgerichtet. Da die Winkelstellungen der Hüft- und Kniegelenke beibehalten werden, ist das Ausmaß dieser Bewegung gering. Die wesentliche Bewegung findet in der Wirbelsäule statt. Das besondere Augenmerk während der Aktivierung wird deshalb auf die Haltung und Bewegung des Rumpfes und der Wirbelsäule gelegt. Das Abstützen der Extremitäten während dieser Bewegung kann mit den Schrittphasen verglichen werden, die bereits beim Reflexkriechen beschrieben wurden (➤ 5.4, ➤ 5.5).

Bei der nachfolgenden Beschreibung werden die Schrittphasen der Beine hervorgehoben, da dort durch die Ausgangslage besondere Bedingungen bestehen. Die Arme verhalten sich in ihren Schrittbewegungen wie es bereits beim Reflexkriechen aufgezeigt wurde.

8

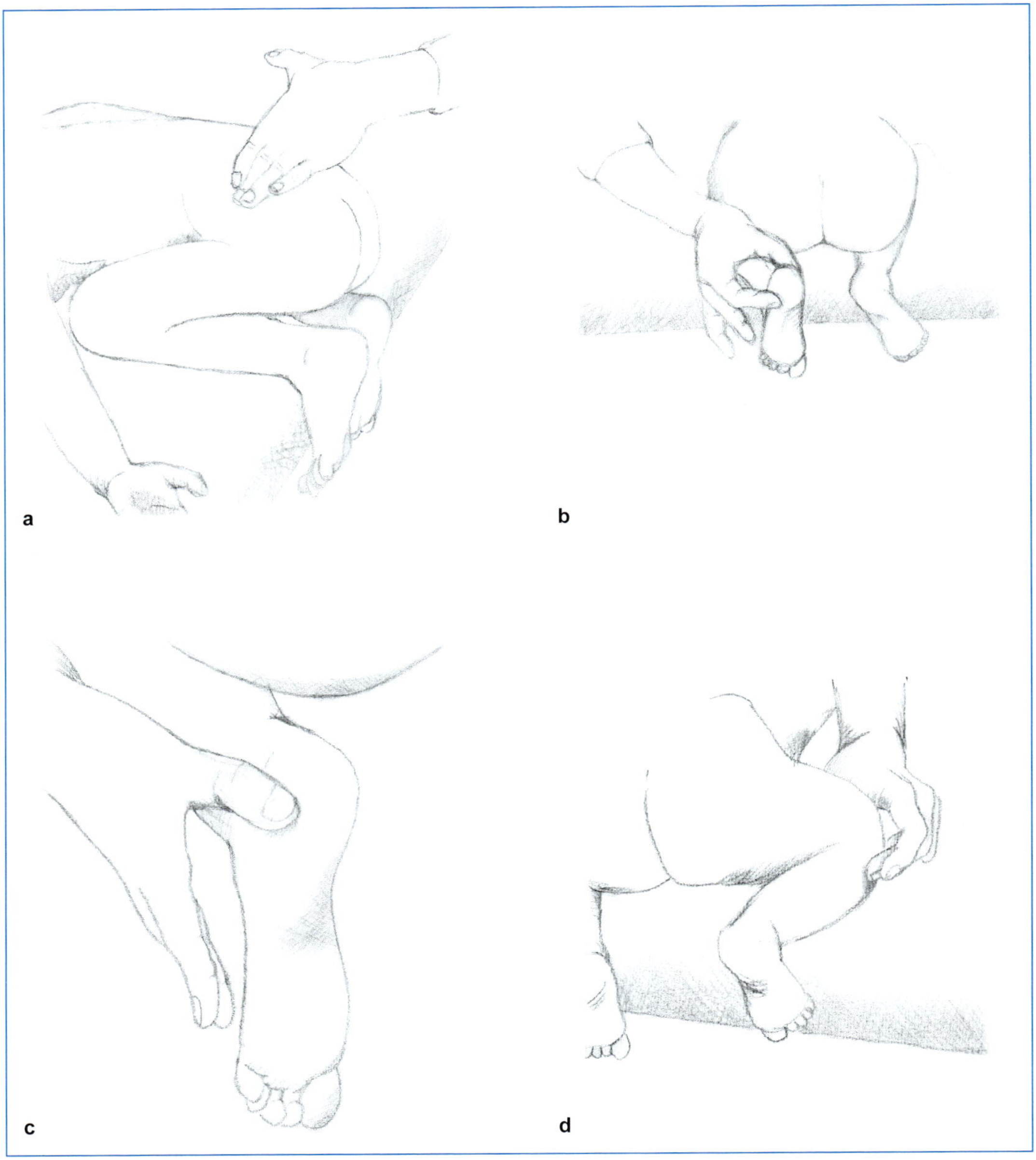

Abb. 8.2 Auslösungszonen, Beispiele: a) M. gluteus medius, b) Fersenzone mit Führung des Kalkaneus, c) Fersenzone (Tuber calcaneia), d) Knie der Gesichtsseite (medialer Epicondylus femoris). Der Fuß zeigt die Bewegungsantwort: Extension im oberen und Eversion im unteren Sprunggelenk. [L286]

Aufrichtung des Körpers

Die Aufrichtung des Körpers erfolgt zunächst auf den Knien/Unterschenkeln und den Ellenbogen/Unterarmen, erst in den weiteren Aufrichtungspositionen, die sich an die *Erste Position* anschließen, werden die Hände und Füße zum Abstützen des Körpers eingesetzt (➤ Abb. 8.6). Jedoch erfolgt die Vorbereitung für diese spätere Funktion bereits in der *Ersten Position.*

Durch das Stimulieren der Zonen und den Widerstand gegen die aktivierte Bewegung gelingt es, die Haltung des Rumpfes und insbesondere die Einstel-

8

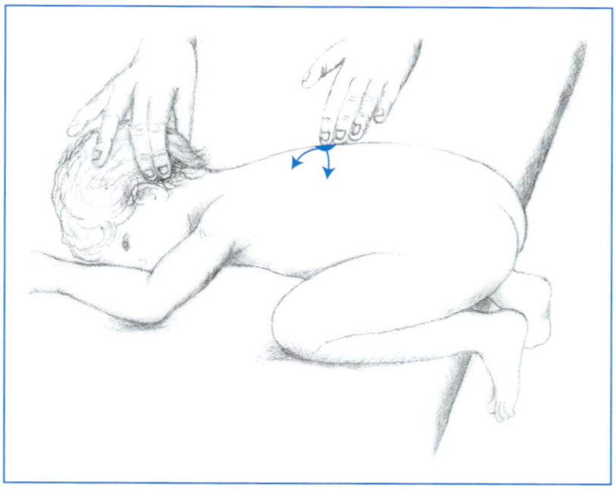

Abb. 8.3 Rumpfzone und Führung des Kopfes. Rumpfzone mit den beiden Druckrichtungen zur jeweils stützenden Extremität der Gesichtsseite und Führung/Widerstand am Kopf über die Linea nuchae. [L286]

lung der Wirbelsäule in allen Segmenten zu optimieren. Man hat sozusagen die gesamte Wirbelsäule vom Kreuzbein (Sakrum) bis zum Kopf in der Hand.

Die Beine lassen die Übergänge von einer Schrittphase zur anderen erkennen. Das Bein der Hinterhauptsseite zeigt einen Wechsel von der Standphase zur Stoßphase. Das gesichtsseitige Bein kann sich geringfügig beugen, was der Beugephase vergleichbar ist. Das Umstellen dieser Beugung in eine Bewegung des Beines zur Unterlage kann mit der Relaxationsphase verglichen werden. Voraussetzung dafür sind freie Iliosakralgelenke.

Erreicht das hinterhauptsseitige Bein die Stoßphase, wird der Körper vermehrt auf dem Bein der Gesichtsseite abgestützt, was als Standphase in diesem Bein bezeichnet werden kann.

Die Phasen sind zeitlich zueinander versetzt, sodass ein Übergang von einer Phase in die nächste entsteht. Aus der Bewegung des Beckens ist u. a. ersichtlich, welche Schrittphasen in den Beinen erfolgen. Hat das hinterhauptsseitige Bein die Standphase erreicht, richtet sich das Becken auf dieses Bein auf.

Das Becken steht bei der vorher beschriebenen Bewegung auf der Hinterhauptsseite weiter fußwärts (kaudal) als auf der Gesichtsseite. Diese Stellung ändert sich, wenn das hinterhauptsseitige Bein in die Stoßphase übergeht und das Abstützen des Körpers auf dem Bein der Gesichtsseite (Standphase) erfolgt.

Bei der Aktivierung nutzt man in der Regel diese Übergangsphasen, um die Bewegungsantworten zu optimieren.

Nimmt man das Bein auf der Gesichtsseite geringfügig aus der maximalen Beugung zurück, so kann der dynamische Wechsel zwischen den Schrittphasen der Beine durch einen Widerstand während der Zonenauslösung am Becken und/oder an den Beinen verstärkt werden.

Der Wechsel der Schrittphasen in beiden Beinen ist mit einer entsprechenden Haltungsanpassung des Rumpfes und des Beckens verbunden.

Wirbelsäule und thorakolumbaler Übergang

Die Ausgangstellung der *Ersten Position* bewirkt eine Vordehnung der myofaszialen Strukturen der Wirbelsäule. Dies ist für die Aktivierung der autochthonen Muskulatur günstig. Die Dehnungsreize werden durch die Führung und den Widerstand am Kopf sowie die Stimulierung über die Beckenführung intensiviert (➤ Abb. 8.3). Die Wirbelsäule wird dabei von ihren beiden „Enden“, kaudal und kranial, direkt angesprochen und ist um ihre Längsachse gegenläufig gedreht.

Dadurch bekommt die Muskulatur der Wirbelsäule, besonders die tiefe autochthone Muskulatur, zusätzliche Dehnungsreize und wird während der Aktivierung veranlasst, ihre streckende und rotierende Funktion in die Körperlängsachse zu übernehmen. Der Übergang von der Brust- zur Lendenwirbelsäule (12. BW–3. LW) wirkt dabei als Schaltstelle zwischen Ober- und Unterkörper (➤ 5.4, ➤ 5.5).

Die **Becken- und Brustkorbeinstellungen** in dieser Position bieten gute Bedingungen für die Entfaltung der Zwerchfellfunktion (ventral-dorsaler Ursprung). Als Folge ist eine vertiefte Atmung im unteren Brustkorb zu beobachten. Dabei vergrößert sich dessen sagittaler Durchmesser. Die Beckeneinstellung wird durch die ischiokrurale Muskulatur – diese wird durch die Ausgangsstellung im proximalen Anteil gedehnt – und die Bauchmuskulatur reguliert.

Beckenboden

Ein besonderes Augenmerk wird in der *Ersten Position* auf die Muskulatur des Beckenbodens gelegt. Durch die Ausgangslage wird auf den Beckenboden ein Dehnungsreiz ausgeübt. Seine Muskulatur ist auf diese Weise besonders gut ansprechbar. Die Verschlussmechanismen der ringförmigen Muskulatur sind eingebettet in die gesamte Muskelfunktion des Beckenbodens. Seine Aufgabe ist es, das Becken von unten zu verschließen und den Bauchinhalt des kleinen Beckens zum Bauchraum hin abzustützen. Es entsteht in der *Ersten Position* ein Wechselspiel zwischen der sich straffenden Bauchwand, dem sich streckenden Lendenbereich sowie dem durch diese Funktion entstehenden Druck auf die Bauchorgane. Die Muskulatur des Beckenbodens wirkt diesem Druck entgegen.

Der aktivierte Beckenboden ist bei Kindern besonders gut an der Kontraktion des ringförmigen Schließmuskels des Darmausgangs zu erkennen, z.B. bei der Behandlung eines Kindes mit einer Meningomyelozele.

Bedingungen für die Hüftmuskulatur

Durch die maximal gebeugten Beine befindet sich insbesondere die streckende und auswärts rotierende Hüftmuskulatur in einer Vordehnung (➤ Abb. 8.4). Es entstehen auf diese Weise günstige Bedingungen für die Funktion dieser Muskulatur.

Ist ein Bein während der Aktivierung Standbein geworden, bewegt sich das Becken zu diesem Bein, dabei

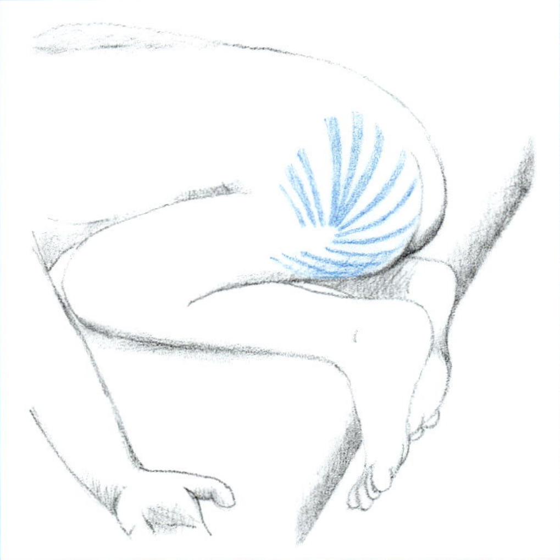

Abb. 8.4 Hüftmuskulatur (schematisch) durch die Ausgangsposition in einem Dehnungszustand und somit in Funktionsbereitschaft für die Aufrichtung des Beckens auf das Bein der Hinterhauptsseite [L286].

wird die Hüftpfanne (Acetabulum) über den Hüftkopf (Caput femoris) bewegt und es kommt zur Aufrichtung des Beckens auf dieses Bein. Vorbedingung für die beschriebene Bewegung ist, dass die in der Regel zu Beginn der Behandlung bestehende Beckenbeugung verlassen wird. Hierfür gilt es, die streckende Hüftmuskulatur und die gerade Bauchmuskulatur zu aktivieren. Durch die Vordehnung der Hüftstrecker in der Ausgangslage entstehen dafür günstige Bedingungen.

Die Schrittphasen können über die Hinterhauptsseite des Beckens mit der Auslösungszone des M. gluteus medius oder über den Fuß auf der Hinterhauptsseite mit der Fersenzone entsprechend initiiert werden. Doch auch über das Gesichtsknie mit der Auslösungszone am Epicondylus medialis wird der Bewegungsablauf auf der Gesichts- sowie der Hinterhauptsseite aktiviert.

Wie bereits aufgezeigt, kann z. B. das Bein auf der Gesichtsseite auf seinem Weg in die Beugung geringfügig weiter zurückgenommen werden, um den Weg in der Beugephase zu erweitern und einen Widerstand gegen die Beugung des Beines anzusetzen, wodurch eine verstärkte Stimulierung erreicht wird.

Weiterhin ist es in der *Ersten Position* möglich, die minimalen Gleitbewegungen in den Gelenkverbindungen zwischen den beiden Beckenschaufeln (Iliosakralgelenke) zu mobilisieren. Diese Gelenke sind bei bewegungsgestörten Patienten häufig blockiert. Die Auslösung der Zonen am Becken, die Spina iliaca anterior superior auf der Gesichtsseite und die Gluteuszone auf der Hinterhauptsseite, sind dafür besonders geeignet.

Die Dynamik im Wechsel der Schrittphasen und die damit verbundenen Änderungen der Bewegungsrichtung bewirken eine aktive Mobilisierung. Ferner bietet sich bei der Aktivierung in der *Ersten Position* ein direkter Druck auf das Kreuzbein (Os sacrum) kombiniert mit der Zone der Spina iliaca anterior superior zur Mobilisierung der Iliosakralgelenke an. Diese Vorgehensweise eignet sich für größere Kinder, Jugendliche oder erwachsene Patienten.

MERKE

Bei blockierten Iliosakralgelenken ist in der Regel auch die Beweglichkeit der Hüftgelenke eingeschränkt. Das Becken antwortet dann u. U. starr als Ganzes. Die beschriebene Bewegungsantwort wird erst erreicht, wenn die blockierten Gelenke frei sind. Dies kann möglicherweise erst nach einigen Seitenwechseln oder Behandlungen erreicht werden.

Die gesamte Bauchmuskulatur wird in der *Ersten Position* aktiviert, denn sie muss die auf ihr lastenden Buchorgane halten, während sie das Becken extendiert und an der Bewegung des Rumpfes zum Gesichtsarm mitwirkt. Nicht zu vergessen ist der M. iliopsoas, der in dieser Position den Impuls zur Bewegung zum stützenden Arm der Gesichtsseite unterstützt.

Füße als Indikatoren

Die Füße sind Indikatoren der jeweiligen Schrittphase der Beine. Der Fuß auf der Hinterhauptsseite nimmt in der Standphase eine Mittelstellung des oberen und unteren Sprunggelenkes mit einer lockeren Streckung der Zehen ein. Diese Bewegungsantwort des Fußes geht in der Stoßphase in eine Innendrehung von Ferse und Vorfuß über, dabei beugen sich die Zehen, wie beim Abstoßen im Gehen.

Während diese Bewegungsantwort des Fußes auf der Hinterhauptsseite entsteht, kann man in dem Fuß auf der Gesichtsseite noch den letzten Rest der Beugebewegung des Beines erkennen. Sie zeigt sich beim Kind in einer Auswärtsdrehung der Ferse im unteren Sprunggelenk (Eversion). Der Vorfuß macht diese Außendrehung mit und die Zehen strecken sich. Diese Antwort steht im Zusammenhang mit der Außenrotation und Abduktion des Hüftgelenkes bei der Schrittbewegung.

Wird das Bein auf der Gesichtsseite zum Standbein, so stellt sich der Fuß dieses Beines in eine Nullstellung im oberen und unteren Sprunggelenk ein. Die vorher angesprochene Dynamik des Phasenwechsels in den „Schritten" der *Ersten Position* zeigt sich deutlich in den beschriebenen Bewegungsantworten der Füße, die wie ein „Winken" der Füße anmuten.

MERKE

Die *Erste Position* sollte erst ab dem achten Lebensmonat eingesetzt werden, denn die Körperproportionen sind in einem früheren Alter in der Regel noch ungünstig für diese Ausgangsposition. Die Oberschenkel sind im Vergleich zum Rumpf recht kurz, der Bauch ist nach vorne ausladend und das Kind hat eine physiologisch bedingte Bauchatmung. Der Druck durch die Ausgangslage mit den maximal gebeugten Beinen ist demzufolge unangemessen.

PRAXISTIPP

- Größere Kinder oder auch erwachsene Patienten legen ihren Körper gerne zu Beginn der Therapie auf den Beinen ab, die Folge kann eine mangelhafte Durchblutung in den Beinen sein und der Patient kann beim Aufstehen aus der *Ersten Position* über Schwindel klagen.
- Es ist daher erforderlich, rasch eine aktive Ausgangsposition zu erreichen, denn dann ist gewährleistet, dass eine gute Durchblutung der Beine erfolgt.
- Bei Neubeginn der Therapie sind Pausen mit Ausstrecken der Beine beim erwachsenen Patienten angezeigt.

8.1.4 Beobachtungsmerkmale für die Bewegungsantworten

Anmerkung: Das gesamte Bewegungsmuster der *Ersten Position* setzt sich aus vielen Teilmustern zusammen. Die Differenzierung der Extremitäten und des Rumpfes erfolgt in den Schrittphasen des Kreuzganges; entscheidend ist, wie die Muster gestaltet sind. Die hier beschriebenen Beobachtungsmerkmale sollen Ihnen helfen, sich im gesamten Bewegungsmuster zunächst auf einzelne Teilbereiche zu konzentrieren.

PRAXISTIPP

- Wählen Sie ein oder zwei Merkmale aus, die Sie als Ziel für die jeweilige Therapiesitzung erreichen möchten, und behalten Sie diese während der Behandlung im Blick.
- Es ist hilfreich, den eigenen „Standort" zum/am Kind/Patienten so zu wählen, dass ein guter Blick auf das Teilmuster und die gewählten Beobachtungsmerkmale möglich ist.
- Vergessen Sie jedoch trotz Beschränkung auf Teilbereiche das gesamte Muster nicht.

Wirbelsäule

- Ist die Wirbelsäule insgesamt rund (kyphotisch), so streckt sie sich in der Therapie. Dies kann man am Abflachen in den einzelnen Abschnitten der Wirbelsäule sehen. Die Dornfortsätze senken sich dabei ab.
- Ist in der Ausgangslage die Brustwirbelsäule überstreckt, sind die Dornfortsätze abgesunken. Während der Aktivierung richtet sich die Wirbel-

säule auf; in der Regel sind die Dornfortsätze, die zunächst nicht zu sehen waren, dann sichtbar.
- Weist die Lendenwirbelsäule eine vermehrte Kyphose auf, so flacht sie während der Aktivierung ab.
- Der Übergang von der Brust- zur Lendenwirbelsäule streckt sich; es sollte darauf geachtet werden, dass keine Überstreckung erfolgt.
- Zeigt der Po durch eine Beugehaltung des Beckens zur Decke, lässt die Beugung während der Aktivierung nach und das Becken sinkt in die Richtung der Füße ab, so wie es eigentlich schon in der Ausgangslage hätte sein sollen. Dabei sollte darauf geachtet werden, dass dieses Absinken nicht durch ein Nach-Hinten-Schieben des Gesichtsarmes und des Rumpfes zustande kommt.

Beine

Die jeweilige Schrittphase in den Beinen ist durch die Antwort in den Füßen ersichtlich (➤ Abb. 8.2b):
- Die Standphase ist durch die Nullstellung in dem oberen und unteren Sprunggelenk gekennzeichnet. Die Zehen werden dabei gestreckt.
- Die Stoßphase des Hinterhauptsbeines ist durch die Innendrehung (Inversion) des Rück- und des Vorfußes gekennzeichnet. Die Ferse bewegt sich dabei in die Verlängerung des Unterschenkels. Diese Bewegung des Fußes ist mit der Beugung der Zehen verbunden.
- Die Beugephase auf der Gesichtsseite wird durch ein Nach-Außen-Drehen des Fersenbeines und des Vorfußes angezeigt. Der Fuß wird dabei im oberen Sprunggelenk hochgezogen.
- An der Spannung in den Beinen, besonders in den Oberschenkeln, lässt sich erkennen, dass sie den Körper tragen.

Bauch und Beckenboden

- Die seitliche Bauchwand strafft sich, der Bauch ist nur in leichtem Kontakt zu den Oberschenkeln.
- Der Beckenboden strafft sich, der Darmausgang (Anus) wird nach innen gezogen. Man sieht, wie sich der Ringmuskel zusammenzieht.
- Eine vorher „spitze" Form des Gesäßes wird runder.

8.1.5 Häufige Ausweichbewegungen

Ausweichbewegungen kommen fast in jeder Therapiesituation vor. Das Kind ist gewohnt, sich in seinen, durch die Bewegungsstörung bedingten, „Ersatzmustern" zu halten und zu bewegen. Sein ZNS stellt diese Muster solange zur Verfügung, bis es einen Zugang zu den angeborenen Bewegungsprogrammen und somit zu den präformierten Mustern erlangt. Die folgenden Ausweichbewegungen sollen helfen, das Therapieziel zu formulieren und diesen Zugang zu erschließen.
- Der Kopf stützt den Körper mit der Stirn ab, dabei buckelt der Übergang zwischen der Brust- und Halswirbelsäule.
- Der Kopf wird nach hinten gedrückt und die Halswirbelsäule wird überstreckt.
- Der Kopf wird über 30° gedreht, seitlich geneigt und liegt auf der Wange oder dem Ohr auf.
- Der Ellenbogen der Gesichtsseite verliert den Kontakt zur Unterlage.
- Die Schulter der Gesichtsseite wird hochgezogen.
- Der gesichtsseitige Unterarm wird aufgedreht, sodass der Daumen nach oben zeigt.
- Die gesichtsseitige Hand wird nach außen abgespreizt oder nach innen gezogen.
- Der Arm auf der Gesichtsseite schiebt den Schultergürtel zur Hinterhauptsseite.
- Die Schulter auf der Hinterhauptsseite sinkt zur Unterlage ab.
- Die Brustwirbelsäule wird rund und buckelt (➤ Abb. 8.5b).
- Die Brustwirbelsäule wird überstreckt oder weicht seitlich ab.
- Der Bauch hängt durch oder beult seitlich aus.
- Die Beine rutschen auseinander und die Oberschenkel werden nach innen gedreht.
- Die Füße berühren sich oder zeigen nach außen, in beiden Fällen verliert das Fersenbein die Stellung unter den Sitzhöckern.
- Das Becken wird gebeugt, dabei zeigt der Po nach oben und in der Lendenwirbelsäule entsteht ein Hohlkreuz.
- Das Becken sinkt auf der Hinterhauptsseite zur Unterlage ab, dabei wird das Bein auf dieser Seite zur Körpermitte gezogen (adduziert) und im Hüftgelenk nach innen gedreht (innenrotiert ➤ Abb. 8.5a).

PRAXISTIPP

Bei Ausweichbewegungen können folgende Maßnahmen durchgeführt werden.

- Die Ausgangsposition überprüfen und korrigieren und dabei darauf achten, dass der Kopf nicht in die Unterlage gedrückt wird.
- Die Rumpfzone mit weiteren Zonen kombinieren:
  - Mit der Zone des Epikondylus
  - Mit der Fersenzone
  - Mit der Spina iliaca anterior superior
  - Oder mit dem Epikondylus medialis des Knies auf der Gesichtsseite
- Bei einer BWS-Kyphose, wie in ➤ Abb. 8.5 lösen Sie die Rumpfzone aus und kombinieren diese mit einer Kopfführung, wie in ➤ Abb. 8.3 gezeigt.

8.1.6 Weitere Aufrichtung aus der Ersten Position

Die weiteren Aufrichtungspositionen, die aus der *Ersten Position* in die Vertikale führen, finden evtl. Anwendung für manche individuellen Problemlösungen (➤ Abb. 8.6). So stehen, ausgehend von der *Ersten Position,* noch weitere fünf Positionen zur Verfügung, bis sich der Körper auf den Füßen und Händen aufgerichtet hat.

Diese Positionen werden im Einzelfall in einer dynamischen Folge der entsprechenden Sequenz eingesetzt. Jedoch kommen sie in der Regel nur selten zur Anwendung. Die Begründung liegt auf der Hand: Die

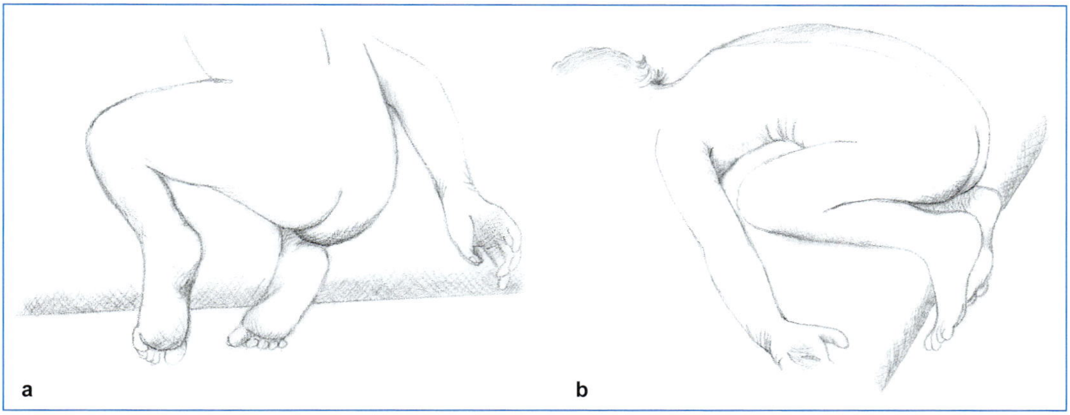

Abb. 8.5 Beispiele von Ausweichbewegungen: a) das Bein auf der Gesichtsseite schiebt das Becken zur Hinterhauptsseite; b) die gesamte Wirbelsäule ist kyphosiert, das Becken ist gebeugt. [L286]

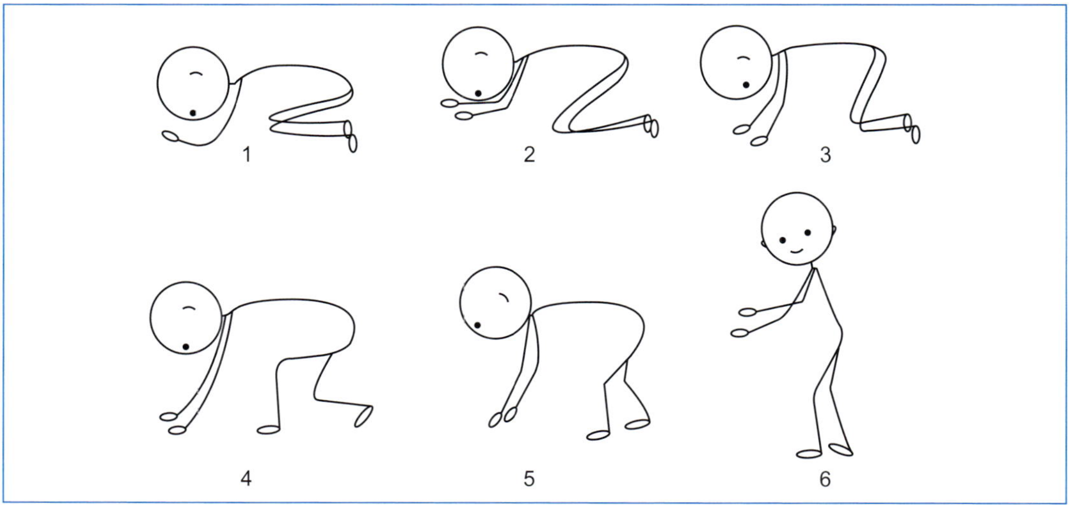

Abb. 8.6 Erste bis sechste Position: Von der *Ersten Position* zum Stehen [L286]

meisten Bewegungsstörungen, die zu behandeln sind, befinden sich in der Regel auf einem niedrigen Aufrichtungsniveau der posturalen Ontogenese. Dies gilt besonders für die Qualität der Bewegung.

Jede zu hoch aufgerichtete und demzufolge unangemessene Körperposition ist dann eine Überforderung für das sensomotorische System. Es hat sich gezeigt, dass die *Erste Position* im Gegensatz zu den weiteren Positionen für viele Patienten ein angemessenes Aufrichtungsniveau bietet, in welchem bestehende Aufrichtungsdefizite korrigiert werden können.

Gelingt es, die angeborenen Bewegungsprogramme in der Ausgangslage der *Ersten Position* zu starten und die vorher beschriebenen Bewegungsmuster zu aktivieren, so werden diese erfahrungsgemäß auch in der weiteren Aufrichtung des Körpers spontan eingesetzt.

8.2 Weitere therapeutische Möglichkeiten

Weitere Ausgangslagen ermöglichen die Aktivierung von Bewegungsmustern, die sich ebenfalls auf den gesamten Körper beziehen. Sie werden im Folgenden als Figuren bezeichnet. Diese Ausgangspositionen sind sehr labil. Die Therapeutin stimuliert durch eine angemessene Veränderung der Körperposition und mit gezielten Dehnungsreizen auf die myofaszialen Strukturen.

8

Wie sich in der Praxis zeigt, bietet ihr Einsatz offensichtlich eine ergänzende und erweiternde Reizinformation zur Programmsuche. Die Ausgangslagen eignen sich z. B., um die Beweglichkeit der Wirbelsäule zu aktivieren. Sie kommen in der Regel therapeutisch nur sehr selten zur Anwendung und wenn, dann höchstens ergänzend zum Reflexkriechen in der Bauchlage und dem Reflexumdrehen in der Rücken- und Seitenlage.

8.2.1 Passgang

Ausgangslage und Aktivierung

- Das Kind liegt mit den Oberschenkeln oder dem Becken auf dem Tischrand, ohne dass die Füße den Boden berühren, dabei zeigen der Bauch und das Gesicht zum Tisch.
- Die Therapeutin steht hinter dem Kind oder sitzt vor ihm auf dem Behandlungstisch. Sie umgreift mit beiden Händen die Ellenbogen des Kindes und führt die Arme im Schultergelenk außenrotiert in nahezu maximale Beugung. Der Oberkörper und die Arme werden dabei ca. 45° von der Tischoberfläche abgehoben.
- Indem über die Ellenbogen ein Zug kopfwärts (kranial) ausgeübt wird, entsteht ein intensiver Dehnungsreiz auf die Faszien und die Muskulatur des Rumpfes und der Arme, der durch eine Drehung des Rumpfes verstärkt werden kann.
- Der Zug über die Arme kann gleichseitig oder wechselseitig erfolgen.

Beobachtungsmerkmale für die Bewegungsantworten

Das Kind zieht seinen Körper mit den Armen nach oben und stützt sich dabei in den Händen der Therapeutin ab. Insbesondere die ventrale Muskulatur wird dabei gefordert. Gibt man den Zugreiz auf einem Arm, erfolgt das Abstützen auf dem jeweils entgegengesetzten Arm. Der Arm, auf den der Zug ausgeübt wird, zieht den Körper verstärkt nach oben. Auf diese Weise werden intensive Dehnungsreize gegeben.

- Die Halswirbelsäule streckt sich, dabei vergrößert sich der Abstand zwischen den Ohren und den Armen.
- Der Kopf stellt sich in die Körperlängsachse ein, dabei zeigt der Scheitel in die Verlängerung der Achse.
- Der Abstand zwischen den Schultergelenken und dem Kopf vergrößert sich.
- Je nach Abstützen in der Hand der Therapeutin beugt sich das Bein auf dieser Seite und wird mit der Innenseite des Knies auf dem Tisch aufgesetzt, dies geschieht im Hüftgelenk mit einer Außenrotation, Abduktion und Flexion. Das Becken wird dabei schräggestellt und auf der Seite des beugenden Beines mit dem Beckenkamm dem Brustkorb angenähert. Dabei ist die Lendenwirbelsäule zu dieser Seite konkav.
- Stimuliert man weiter, so wird das Becken auf das gebeugte Bein aufgerichtet, der Brustkorb

streckt sich und die Wirbelsäule stellt sich in die Mitte ein. Das Bein der gegenüberliegenden Seite beugt sich im Hüft- und Kniegelenk, dabei wird es in der Hüfte außenrotiert und abduziert.

- Das Knie setzt auf dem Tisch auf. Für die Wirbelsäule bedeutet es eine erneute Seitneigung zum gebeugten Bein, jedoch zur anderen Seite. Das Becken wird schräggestellt, der Beckenkamm auf der Seite des gebeugten Beines nähert sich dabei dem Brustkorb an.
- Während der Beugung der Beine werden die Füße hochgezogen und die Zehen gestreckt.

Der Zug auf den Arm kann sehr effektiv mit einem Widerstand am aufgesetzten Knie/Becken der gegenüberliegenden Seite kombiniert werden. Auf diese Weise wird die Wirbelsäule im Übergang von der Brust- zur Lendenwirbelsäule verstärkt angesprochen.

In der Regel wird der Passgang bis zu dieser Bewegungsantwort therapeutisch eingesetzt. Bei weiterer Aktivierung in die Vertikale würde ein Fuß nach dem anderen aufgesetzt und der Körper auf den Füßen aufgerichtet.

Zu beobachten ist, dass durch die Anwendung des Passganges die spontane Aufrichtung in die Vertikale forciert wird.

MERKE

Der Passgang ist bei Kindern und Erwachsenen einsetzbar. Der Einsatz sollte jedoch sorgsam bedacht werden. Bei der Armplexus-Parese kann der Passgang eine gute Wahl sein.

8.2.2 Schlucht

Ausgangsposition und Aktivierung

- Arm und Bein einer Seite werden auf dem Tisch aufgesetzt. Der Arm liegt mit dem Ellenbogen und dem Unterarm auf, das Bein mit dem Knie und dem Unterschenkel. Der Fuß befindet sich frei über dem Tischrand.
- Die andere Seite wird von der Therapeutin an dem Ellenbogen/Oberarm und dem Knie/Oberschenkel vom Tischrand weggehalten, ca. 90°-Beugung in den Schulter- und Hüftgelenken werden angestrebt.
- Zur leichteren Einnahme der Körperposition können zu Beginn beide Beine und Arme auf dem Tisch aufgesetzt werden und langsam die eine Körperseite über den Tischrand bewegt werden.

Durch die Verlagerung des Körpers weg vom Tisch und durch wechselweise leicht rotierende Druckimpulse in das Hüft- und Schultergelenk wird die Aufrichtung auf die jeweilige Extremität aktiviert. Es wird dabei die Wirbelsäule in ihrer streckenden und im Übergang von der Brust- zur Lendenwirbelsäule gegenläufigen Drehbewegung gefordert.

Beobachtungsmerkmale für die Bewegungsantworten

- Es kommt zu einem wechselseitigen Abstützen der Arme und Beine auf dem Tisch oder in der Hand der Therapeutin. Dies wird mit einem stimulierenden Druckreiz in das Schulter- oder Hüftgelenk verstärkt.
- Durch die wechselseitige Stimulierung über die Schulter- und Hüftgelenke kommt es zur gegenläufigen Aktivierung der Wirbelsäule sowie des Schulter- und Beckengürtels.
- Nach der Aktivierung können in der spontanen Motorik meist physiologische Schrittbewegungen der Extremitäten z. B. beim Krabbeln beobachtet werden.

KAPITEL

9 Zusammenarbeit von Therapeuten, Eltern und Kindern

Zehn Männer sind leichter zu behandeln als eine Frau, zehn Frauen sind leichter zu behandeln als ein Kind.

Chinesisches Sprichwort

9.1 Voraussetzungen

Der langfristige Erfolg einer Therapie hängt in der Regel maßgeblich von der Mitarbeit und der Einstellung des Patienten zur Therapie ab. Denn eine Bereitschaft zur Mitarbeit und eine positive Einstellung zur Therapie ermöglichen erst eine regelmäßige und regelgerechte Anwendung der therapeutischen Maßnahme.

„The patient is the one who has the disease" (Samuel Chen „House of God" Regel Nr. 4).

Dieser Ausspruch drückt zweierlei aus.

- Zum einen brauchen Arzt und Therapeut einen gewissen emotionalen Abstand zum Patienten, um ihm helfen zu können. Der Arzt und der Therapeut stellen ihr Wissen und ihre Erfahrung zur Verfügung und Begleiten den Heilungsprozess.
- Zum anderen ist der Patient für sich selbst verantwortlich, er entscheidet sich für oder gegen eine Therapie, die ihm angeraten wird. Sein Interesse muss es sein, nach seinen Möglichkeiten, an seiner Heilung tatkräftig mitzuarbeiten.

9.1.1 Motivation zur Mitarbeit

Werden mit der Vojta-Therapie Kinder, insbesondere Säuglinge und Kleinkinder, behandelt, so können diese die Verantwortung für sich und ihren Körper noch nicht übernehmen. Stellvertretend tun dies ihre Eltern. Demzufolge ist die Entscheidung der Eltern und ihre Mitarbeit die Voraussetzung, um das Behandlungsziel zu erreichen. Sie können die Motivation erhöhen, wenn Sie folgende Grundregeln beachten.

- Eltern, möglichst Mutter und Vater, in die fundierte Befundaufnahme zu Beginn einbeziehen und für sie den Befund formulieren.
- Eltern umfassend über die Vojta-Therapie informieren und verständlich erklären, dass mit dieser Therapie ein Zugang zum neuronalen Netzwerk und somit zu genetisch vorgeformten Mustern des Kindes möglich ist.
- Chancen und eventuelle Grenzen der Therapie aufzeigen.
- Ein erreichbares Therapieziel (Nahziel) formulieren und dieses immer wieder am Beginn und am Ende einer Therapiesitzung besprechen.
  - Bei einem Säugling ist ein Zeitraum von sechs bis acht Wochen anzustreben.
  - Bei einer infantilen Zerebralparese – ein Krankheitsbild, welches evtl. mehrere Jahre behandelt werden muss – ist ein überschaubarer zeitlicher Rahmen von drei bis sechs Monaten ins Auge zu fassen.
- Mit den Eltern das Schreien des Kindes, das in der Regel durch die Aktivierung in der Therapie ausgelöst wird, besprechen und an dessen Akzeptanz arbeiten.
- Eltern von Frühgeborenen bereits in der Klinik anleiten und dabei die Schwestern mit einbeziehen
- Mit den Eltern die optimale tägliche Dosierung der Therapie festlegen und erklären, warum diese für ihr Kind notwendig ist.
- Eltern zu Anfang nicht überfordern, d. h. sie vielleicht zunächst nur in zwei „Übungen" anleiten; diese jedoch dann drei oder vier Mal täglich regelmäßig durchführen lassen.

Klare Absprachen sind erforderlich, die wie Spielregeln bei einem Spiel gelten.

9.1.2 Der „Therapievertrag"

In der Psychologie werden diese Absprachen als äußeres und inneres Setting bezeichnet und entsprechen einem ungeschriebenen Therapievertrag, den Eltern/Patienten und Therapeuten miteinander eingehen:

- **Therapeut:** In diesem Vertrag gehen die Therapeuten für das äußere Setting die Verpflichtung ein, ihr Wissen und Können zum Wohle dieses Kindes/Patienten einzusetzen. Das regelmäßige Angebot der Behandlung gehört ebenso dazu, wie die Anleitung von Eltern oder eines erwachsenen Patienten zur selbstständigen Therapiedurchführung und die Überwachung und Korrektur des Therapieprogramms.

- **Eltern/Patienten:**
  - Die Eltern/Patienten gehen die Verpflichtung ein, die vereinbarten Termine wahrzunehmen und die Therapie regelmäßig, gemäß der individuellen Anleitung, zuhause durchzuführen.
  - Ferner ist es unbedingt notwendig, dass Eltern/Patienten innerlich mit dem Therapieziel und dem Weg, der zu diesem Ziel führt, übereinstimmen. Dieser inneren Übereinstimmung, dem sogenannten inneren Setting, sollte die gebührende Aufmerksamkeit durch die Therapeuten zuteilwerden.

Das Anerkennen der äußeren und inneren Bedingungen durch die Eltern/Patienten ist für einen erfolgreichen Therapieverlauf unverzichtbar, denn erst auf diesem Fundament kann eine tragfähige Beziehung aufbauen, die den Forderungen im Therapieprozess standhält. Zu diesen Forderungen gehört nicht nur das Verstehen der Therapieinhalte und das Erlernen und Durchführen des Therapieprogramms, sondern gerade zu Beginn auch das Einordnen des Schreiens bei einem Säugling während der Therapie (➤ 9.6.5).

Die Mitarbeit hängt in erheblichem Maße auch von der Einstellung zur Erziehung, den Möglichkeiten des persönlichen Einsatzes, dem Umfeld und der Information über das Ausmaß der Bewegungsstörung mit möglichen Auswirkungen auf die weitere Entwicklung eines Kindes ab. Diese Faktoren wirken sich auf eine erfolgreiche Anwendung der Therapie aus. Denn nur gemeinsam lässt sich ein Therapieerfolg erreichen. Die gegenseitige Akzeptanz der persönlichen Stärken und Schwächen ist dabei ein wesentlicher Punkt, um einer Über- oder auch Unterforderung entgegenzuwirken. Auf diese Weise kann Vertrauen entstehen und es können Anforderungen gestellt und angenommen werden.

MERKE

- Eltern wollen in der Regel das Beste für ihr Kind, sie möchten ihm eine ungestörte Entwicklung ermöglichen. Die Bedürfnisse des Kindes sind ihnen wichtig, sie sind bestrebt, alles zu vermeiden, was dem Kind schaden könnte.
- Verläuft die Entwicklung ihres Kindes nicht normal, so sind sie in großer Sorge und suchen Hilfe, oftmals bei verschiedenen Fachleuten. Unterschiedliche Befunde und Aussagen über die Entwicklungschancen ihres Kindes verunsichern sie. Ebenso die verschiedenen Meinungen zu den anzuwendenden Therapien.

Eltern werden unterschiedlich auf die Vojta-Therapie aufmerksam. In der Regel überweist ein Arzt die Eltern zur Therapie. Manche Eltern kommen durch die Empfehlung anderer Eltern, die die Vojta-Therapie mit ihrem Kind erfolgreich eingesetzt haben. Oder Eltern sind auf Grund eigener Recherche auf die Vojta-Therapie aufmerksam geworden. Sie kommen mit unterschiedlichen Vorinformationen und Erwartungen. Alle Eltern verbindet, dass sie sehr bald feststellen, dass es nicht nur die Durchführung der Therapie zu erlernen gilt, sondern dass es auch ratsam ist, den Umgang mit ihrem Kind während und nach der Therapie zu hinterfragen und ihn bewusst wahr zunehmen.

MERKE

- Grundlage einer erfolgreichen Therapie sind:
  - Vertrauen
  - Zuverlässigkeit
  - Ehrlichkeit
  - Verantwortung für sich und andere übernehmen
  - Achtung vor anderen
  - Akzeptanz der Andersartigkeit einer Person
- Die Beziehung in der Zusammenarbeit zwischen Eltern, Therapeutin und Kind ist das tragende und verbindende Element.
- Beziehung und Zusammenarbeit heißt auch, sich über das gemeinsame Handeln auszutauschen.

9.2 Kommunikation in der Zusammenarbeit

9.2.1 Verbale und non verbale Kommunikation

Im Allgemeinen versteht man unter Kommunikation die sprachliche, also **verbale Kommunikation.** Doch der verbale Austausch von Informationen wird begleitet und unterstützt von einer nonverbalen Kommunikation durch die Körpersprache, wie Mimik, Gestik und Körperhaltung.

In der Zusammenarbeit während der Vojta-Therapie sind ebenfalls beide Arten der Kommunikation vertreten, die verbale als Erläuterung und Erklärung der Therapiedurchführung, die natürlich ganz selbstverständlich mit einem der Bedeutung angemessenen Gestus verbunden ist.

Die **nonverbale Kommunikation** wird außerdem sehr stark durch das Handeln selbst bestimmt. Dabei wird das Kind angefasst, denn es muss zur Aktivierung der Lokomotionsmuster in bestimmte Ausgangslagen gelegt werden. Die Auslösungszonen werden stimuliert und Bewegungsabläufe werden geführt oder es wird ein Widerstand gegen die Bewegungen gesetzt. In der Anleitung werden auch die Hände der Mutter oder des Vaters geführt, um z. B. die Druckrichtung bei der Zonenauslösung zu spüren. Es kommt demzufolge zu einer ausgeprägten nonverbalen Kommunikation durch die körperliche Interaktion zwischen Therapeutin und Kind, Therapeutin und Eltern oder Eltern und Kind. Diese nonverbale Kommunikation ist für die Eltern-Kind-Therapeuten-Beziehung in der Regel bedeutender als die verbale.

MERKE

Die Durchführung der Therapie ist immer verbunden mit einer verbalen Kommunikation, da Informationen und Erläuterungen gegeben werden, und einer non verbalen Kommunikation, die sich in Gestik, Mimik und Berührung ausdrückt.

9.2.2 Verschiedene Ebenen der Kommunikation

Wenn Menschen kommunizieren, dann tauschen sie Botschaften aus. Dies geschieht ebenso in der Anleitung zur Vojta-Therapie. Es gibt demzufolge Sender und Empfänger. Die Botschaften erreichen den Empfänger jedoch nur, wenn der jeweilige Eingang, wie z. B. der des „Wissen-Wollens", des „Zulassens" oder des „Handeln-Wollens" auch auf Empfang geschaltet ist. Das Beispiel mit den 4 Ohren verdeutlicht dies (➤ Abb. 9.3). Kommunikation erfolgt auf verschiedenen Ebenen. Man unterscheidet folgende Ebenen:

- Kognitive Ebene: Wissensvermittlung
- Emotionale Ebene: Beziehung
- Handlungsebene: z. B. die Vojta-Therapie

Es ist für eine Therapeutin nicht immer leicht zu erkennen, über welche Ebene die Mutter/Bezugsperson oder das Kind im Gespräch oder während der Behandlung besonders gut zu erreichen ist, d. h. welches Ohr bei der Mutter für die Botschaft der Therapeutin offen ist und welche Botschaft die Mutter nonverbal übermitteln möchte. Die Therapeutin braucht ein feines Gespür, um in den unterschiedlichen Therapiesituationen die Mutter oder den Vater einzuschätzen und entsprechend zu reagieren.

Konrad Lorenz drückt es sehr anschaulich aus:

- Gesagt ist noch nicht gehört,
- gehört ist noch nicht verstanden,
- verstanden ist noch nicht getan,
- getan ist noch nicht beibehalten.

Kognitive Ebene

Auf dieser Ebene werden Sachinformationen weitergegeben. Eltern bekommen Informationen, die für das Verständnis und für die Durchführung der Therapie zuhause erforderlich sind.

Diese Ebene ist wichtig, wird aber häufig überschätzt. Natürlich sind der Intellekt und die Ratio ein wertvoller Teil des Menschen, aber sie können besonders dann nicht losgelöst von den Gefühlen gesehen werden, wenn praktisches Handeln gefordert wird. Die Einsicht über Information hat nicht zwangsläufig ein praktisches Umsetzen zur Folge. Jede Information über Literatur, den Arzt und die Therapeutin, welche die Therapie verständlich und Zusammenhänge transparent macht, gibt Eltern dann ein gutes Rüstzeug für ihr Handeln, wenn sie motiviert sind, diese Informationen umzusetzen (➤ 9.6).

Emotionale Ebene

Viele Botschaften, die Eltern und Therapeuten untereinander und mit dem Kind austauschen, werden nicht durch Worte, sondern durch die Körpersprache ausgetauscht. Mimik und Gestik, sowie die Stimmlage (Höhe und Festigkeit der Stimme) und auch die Lautstärke der Stimme gehören dazu. Dieser Austausch erfolgt innerhalb von Sekunden, ist nicht bewusst und begleitet die Durchführung der Therapie. Diese Signale sind Ausdruck der Gefühle.

Die emotionale Ebene gibt Aufschluss über die gefühlsmäßige Einstellung zur Therapie und ihrer Akzeptanz. Stehen Eltern oder Therapeuten gefühlsmäßig nicht hinter dem, was sie tun oder sagen, so werden körperliche Signale ausgesendet, die nicht mit dem Handeln übereinstimmen (➤ Abb. 9.1). Ein Kind spiegelt in seinem Verhalten diese Signale zurück, denn es spürt, wenn die Gefühle der Erwachsenen nicht ehrlich sind.

Es ist meist nicht das Kind, das die Anforderungen in der Vojta-Therapie als schlimm empfindet, sondern es sind die Mutter oder der Vater. Ein Kind drückt über sein Verhalten, z. B. Verweigerung, Abwehr und unangemessenes Schreien, letztendlich das Verhalten der Bezugsperson aus. Ein Kind spürt, dass bei den ihm vertrauten Personen etwas nicht stimmig ist und ist verunsichert. Wenn ihm Ausdrucksmöglichkeiten über die Sprache fehlen, setzt es seine körperlichen Möglichkeiten zur Abwehr des vermeintlich Unguten ein oder seine stimmlichen Mittel in Form von unangemessenem Schreien.

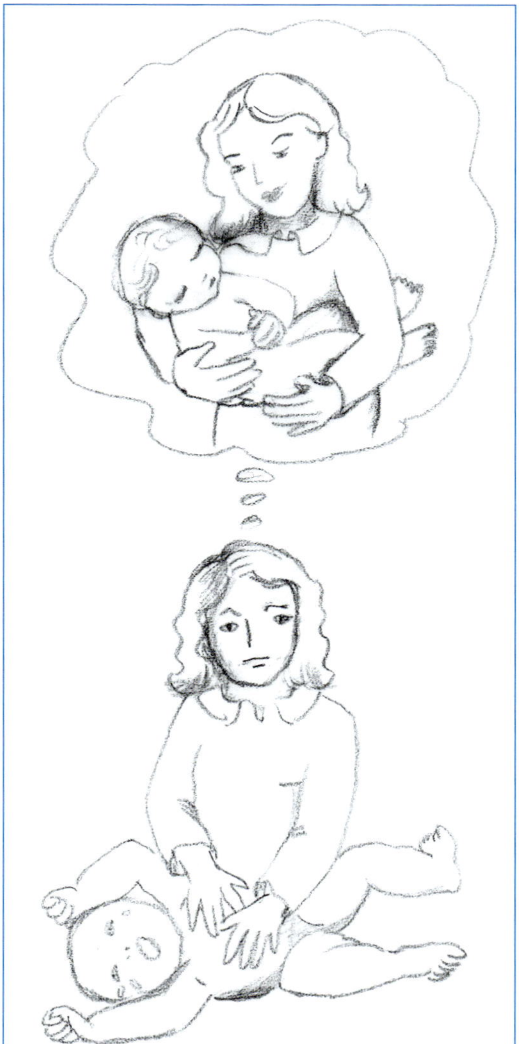

Abb. 9.1 Rolle annehmen, soll ich oder soll ich nicht? Die Ambivalenz bereitet der Mutter – sie steht stellvertretend für die Bezugsperson – Probleme, das Kind spürt, dass sie sich nicht entscheiden kann und wird verunsichert. [L286]

Ein Kind mit einer Bewegungsstörung befindet sich häufig in einer sehr labilen emotionalen Stimmung. Diese Gefühlslage führt leichter zum Weinen. Aufgrund seiner eingeschränkten motorischen Möglichkeiten, sich zu äußern, wird es häufig von anderen auch nicht gleich verstanden.

Unklare und ambivalente Gefühle der Eltern

Unklare und ambivalente Gefühle bei den Eltern verhindern den gezielten Einsatz der Therapie, denn es fehlt eine eindeutige Motivation zum erforderlichen Handeln (➤ 9.1.1). Eine Klärung der Gefühle ist deshalb notwendig, doch kann das nur von den Eltern selbst erfolgen. Die Therapeutin kann jedoch mit der gebotenen Sensibilität diesen Prozess begleiten. Es ist zu empfehlen, dies durch „Fragen" und nicht durch „Sagen" zu tun. Bereits die einfache Frage an eine Mutter oder einen Vater während der Anwendung: „Wie fühlen Sie sich oder was fühlen Sie, wenn Sie Ihr Kind behandeln?", kann den Anstoß geben, auszusprechen, was in diesem Augenblick empfunden wird. Dadurch kann sich auch die Anspannung in einer Therapiesituation abschwächen. Schließt sich dann bei den Eltern eine Klärung durch Reflexion und ein Bewusstmachen der Gefühle an, so lösen sich Verkrampfungen und es entsteht ein positiver Handlungsspielraum. Die Mutter oder der Vater müssen die eigenen Gefühle nicht mehr verbergen oder unterdrücken, es wird vielmehr legitim, sich zu ihnen zu bekennen. Eine eindeutige Entscheidung für oder ggf. auch gegen den Einsatz der Therapie wird die Folge sein.

PRAXISTIPP

Merkt man, dass bei Eltern eine ambivalente Einstellung zur Vojta-Therapie besteht, sollte man auf eine Klärung hinarbeiten. Dadurch wird die Kommunikation und Interaktion ehrlicher, die Energie- und Reibungsverluste werden geringer und die Beziehung zwischen allen Beteiligten verbessert sich.

9

Einfühlendes Verstehen gehört zu der Entwicklung einer Beziehung. Die gefühlsmäßige Verbundenheit, ja auch die Zuwendung, steht demnach über dem fachlichen Können. Kommt dieses hinzu, wird die Behandlung effektiv. Es kann gefolgert werden, dass die emotionale Basis für die Durchführung der Vojta-Therapie ein wichtiges, weil tragendes Element darstellt. Der Handlungsbedarf liegt demzufolge nicht ausschließlich in der Erklärung der Therapie und der Korrektur der Durchführung.

MERKE

Die beste und ausgeklügeltste Vorgehensweise in der Therapie kann versagen, wenn die emotionale Basis nicht zustande kommt.

Rollendiffusion der Mutter

Zu beobachten ist insbesondere eine Ambivalenz der mütterlichen Gefühle, deren Ursache einer Mutter zunächst meist nicht bewusst ist. Forscht man nach, zeigt sich ein Zwiespalt zwischen der Vorstellung von der Mutterrolle und der zusätzlichen Aufgabe, als Mutter die Vojta-Therapie durchzuführen. Man spricht dann von einer Rollendiffusion.

Bei einer Ambivalenz in der Rollenannahme fragen sich Mütter: „Bin ich Mutter oder Therapeutin?" (➤ Abb. 9.1) So kann es sein, dass z. B. eine Mutter einem bestimmten Mutterbild entsprechen möchte, zu dem die Durchführung der Therapie aber anscheinend nicht passt. Ist diese Mutter sehr in ihrer Rolle fixiert und sind ihr die mit der Rolle verbundenen Gefühle nicht bewusst, ist ein Konflikt in der Regel vorprogrammiert. Der geforderte Einsatz in der Vojta-Therapie wird dann als zu schwere Last empfunden. Es kommt zu einem in der Person begründeten (intrapersonellen) Konflikt; Trauer, Schmerz oder Ablehnung liegen mit dem Wunsch, helfen zu wollen, im Streit. Die Unterdrückung dieser Gefühle erzeugt ein schlechtes Gewissen und der Druck auf die Mutter und das Kind erhöht sich.

Eine Mutter sucht Auswege aus diesem Dilemma, die manchmal mit dem Abbruch der Therapie einhergehen. Die Therapie wird dabei als unzumutbar und schrecklich bezeichnet und wohl auch so empfunden, denn mit dieser Feststellung liegt für die Mutter das Problem in der Therapie begründet und nicht in der eigenen Person.

In der Regel stehen gerade Mütter ihrem Kind von Natur aus emotional sehr nahe. Deshalb können sie das Kind auch gut in der Therapie führen. Sie wissen sehr genau über die Tagesform des Kindes Bescheid, sie können Belastungsgrenzen einschätzen und sich ihnen behutsam annähern. Sie fühlen mit dem Kind und sind mit ihm körperlich verbunden und eingebunden. Gelingt es, die Therapie als gemeinsame positive Aufgabe anzunehmen, dann lassen sich Wege zu einer geregelten Durchführung finden.

Handlungsebene

Auf dieser pragmatischen Ebene erfolgt die Ausführung der Therapie, jedoch ist für eine erfolgreiche Ausführung die Tragfähigkeit der beiden vorher beschriebenen Ebenen notwendig. Sie sind die Basis, auf der die praktische Arbeit beginnen kann. Bei der Ausführung der Therapie durch die Mutter zeigt sich, ob die Informationen und die Anleitung, die die Therapeutin gegeben hat, von der Mutter verstanden wurden und ob sie von ihr umgesetzt werden kann. An der Art der Durchführung und an den Fragen der Eltern wird deutlich, wo noch Informationsbedarf besteht. Allerdings zeigt sich dabei auch, wenn emotionale Schwierigkeiten die Anwendung der Therapie erschweren oder gar blockieren.

Die Durchführung der Therapie unterliegt keinen starren Regeln. Es sind zwar für die Reflexlokomotion bestimmte Rahmenbedingungen, wie Ausgangspositionen und Auslösungszonen, erforderlich, doch sind für den Einzelfall Variationen möglich und notwendig, um für das jeweilige Kind den besten therapeutischen Weg zu finden. Wenn der Philosoph Popper sagt: „Das ganze Leben ist Problemlösung", so scheint die Durchführung der Vojta-Therapie dem zu entsprechen, denn das Erlernen der Handhabung, die emotionalen Schwankungen der Tagesdisposition und den täglichen Zeitplan gilt es in Einklang zu bringen. Es ist zu erwarten, dass diese Koordinierung des Alltags nicht ohne Schwierigkeiten und Probleme erfolgt. Die Lösung dieser Probleme ist eine ständige Aufgabe und Herausforderung.

Durch die vorgegebenen Ausgangslagen in der Therapie wird die spontane Bewegungsfreiheit des

9

Kindes eingeschränkt. Das Kind erfährt, dass es sich zeitweise nur in einem vorgegebenen Rahmen bewegen kann. Es erfährt Grenzen, die es akzeptieren muss, die ihm jedoch helfen seinen Bewegungsrahmen zu vergrößern. Es muss konzentriert bei sich und seinem Körper bleiben. Zudem werden Anstrengung und Ausdauer gefordert und dabei erfährt das Kind auch seine Leistungs- bzw. Belastungsgrenzen. Diese Grenzen verschieben sich, wenn die Bewegungsmuster vollständiger aktiviert werden können und sich die vegetativen Funktionen stabilisieren. Dadurch entsteht im Verlauf der Therapie ein größerer Spielraum.

MERKE

- Ein Kind erfährt in einem vorgegebenen Bewegungsrahmen, dass es angemessenen Anforderungen gewachsen ist.
- Es erfährt durch die Vojta-Therapie Halt und Orientierung für Körper und Psyche. Dies gibt ihm Sicherheit auch für andere Lebenssituationen.
- Die Bindung zu den Bezugspersonen kann gestärkt werden.

9.3 Beziehung und Zusammenarbeit im Behandlungsteam

Die Dosierung der Vojta-Therapie, insbesondere bei Säuglingen und Kleinkindern, erfordert täglich eine mehrmalige Anwendung der Therapie. Gewährleistet werden kann dies nur durch die Anleitung und den Einsatz der Eltern/Bezugspersonen. Demzufolge sind neben der Therapeutin mehrere Personen in die Therapie einbezogen, die sich untereinander abstimmen müssen. Randbedingungen, wie die Berufstätigkeit der Eltern, müssen bedacht werden. So richtet sich die Zuständigkeit z. B. nach der zeitlichen Verfügbarkeit des Vaters, der Mutter oder evtl. der Kinderfrau.

Das Behandlungsteam besteht in der Regel aus mindestens drei Personen, der Therapeutin, der Mutter oder dem Vater und dem Kind. Wie die Erfahrung zeigt, sollte es nicht mehr als vier Personen umfassen. Die beteiligten Personen sollten für das Kind feste Bezugspersonen sein und möglichst zuverlässig zur Verfügung stehen. Insbesondere bei Säuglingen und Kleinkindern ist dieser feste Bezug wichtig [Bowlby, J.; Stern, D.].

9.3.1 Voraussetzungen einer erfolgreichen Team-Arbeit

Die Vojta-Therapie ist erfolgreich, wenn die Eltern mit der Therapeutin zusammen ihr Kind möglichst optimal behandeln. Damit dies gelingt, bedarf es bestimmter Voraussetzungen. Eine der wichtigsten Voraussetzungen ist die Motivation (➤ 9.1.1) der Eltern, ihr Kind auf diese Weise zu behandeln.

Die Motivation liegt immer in der Person selbst, denn nur der einzelne Mensch hat ein Motiv zum Handeln. Er kann nicht von außen motiviert werden. Allenfalls kann eine engagierte Therapeutin die Eltern für die Vojta-Therapie begeistern. Leiten die Eltern daraus ab, dass genau diese Therapie den erhofften Nutzen bringt, dann sind sie auch motiviert, die Therapie anzuwenden. Mit der Anleitung zur Therapie schafft die Therapeutin dann den entsprechenden Handlungsspielraum, den die Eltern brauchen.

Die Motivation der Therapeutin kann sich durchaus von der der Eltern unterscheiden, denn vielleicht ist sie motiviert, ihr Fachwissen einzusetzen und auszuprobieren. Und ein Kind ist u. U. motiviert, weil es seine Mutter in der Therapiezeit ganz für sich alleine hat und sie nicht mit der übrigen Familie teilen muss.

Die Motivation als Summe der „Beweggründe“ geht dem Handeln voraus. Bei der Anwendung der Vojta-Therapie entsteht die Motivation der Eltern aus der Einsicht, dem Kind notwendige motorische Möglichkeiten zu eröffnen. Eltern sind in Sorge um ihr Kind, besonders wenn es ein Säugling ist, der in seiner Entwicklung verzögert, bewegungsgestört oder behindert ist. Viele Rückmeldungen von Eltern in Gesprächen, Briefen und einer anonymen Befragung zeigen sehr eindrucksvoll die tiefgreifende Erschütterung des eigenen Selbstverständnisses, wenn der Wunsch, ein gesundes Kind zu bekommen, nicht in Erfüllung geht. Sie zeigen aber auch sehr deutlich, welche Hoffnungen auf die Therapie gesetzt werden und auch welche Schwierigkeiten mit der Durchführung der Therapie verbunden sind.

Die Motivation der Eltern wächst mit dem Erfolg. Der Erfolg belohnt die Anstrengung und Mühe bei der Therapie und ist Ansporn für ein Weitermachen. Folgende Beispiele zeigen Hoffnung und Motivation, Schwierigkeit und Erfolg.

Aus der Praxis

Jonas, acht Monate – Armplexusparese

Jonas rechter Arm ist als Folge einer schweren Geburt gelähmt. Er ist heute 8 Monate alt und bekommt seit dem zehnten Lebenstag Vojta-Therapie. Mit großem Erfolg, denn die Beweglichkeit seines Armes und der Hand sind größtenteils wieder hergestellt. Das Erreichen dieses Ergebnisses erforderte einen erheblichen Einsatz und einige Einschränkungen im Alltag der Mutter. Frau M. behandelte und behandelt Jonas viermal täglich. Der Tagesplan der Familie war und ist genau eingeteilt.

Frau M. sagt: „Die Vojta-Therapie bestimmt unser Leben und manchmal bin ich an meiner Belastungsgrenze angelangt, denn unsere dreijährige Tochter Mareike soll auch zu ihrem Recht kommen. Mein Mann übernimmt die Therapie am Wochenende, dann kann ich auch einmal etwas für mich tun und mit Mareike ausgiebig spielen.

Während der Woche ist der Zeitplan jedoch sehr eng. Morgens um ca. 7 Uhr starten Jonas und ich mit der Therapie. Mareike muss mit dem Frühstück warten, bis der erste Durchgang mit Jonas geschafft ist. Dieses erste Mal morgens ist immer ein schwieriger Beginn. Im Laufe des Tages geht es dann leichter.

Jonas weiß schon genau, was ihn erwartet, wenn er auf die Turnmatte auf dem Esstisch gelegt wird und Schlafanzug und Windeln ausgezogen werden. Die Zeichen stehen dann auf Arbeit, das mag er gar nicht. Er brüllt aus Leibeskräften und versucht sich wegzudrehen. Ich habe gelernt, sein Verhalten einzuschätzen. Es ist die Anstrengung und dass er tun muss, was von ihm verlangt wird, und nicht tun kann, was er möchte. Das macht ihn wütend. Ich lasse mich nicht beirren und behandele ihn auf dem Rücken, der Seite und auch noch mit dem Passgang. Mit fester Stimme ermutige ich Jonas und lobe ihn, wenn er gut mitmacht.

Auch für mich bedeutet die Therapie eine enorme Anstrengung. Nicht weil ich große Kraft einsetze, sondern weil ich mich enorm konzentrieren muss, um im richtigen Moment einen dosierten und gezielten Auslösungsdruck zu geben. Ich darf Jonas nicht wegrutschen lassen und ihn nicht zu fest halten. Diese flexible Vorgehensweise ist enorm anstrengend.

Ich beobachte dabei, wie sich der Arm und die Hand bewegen. Glücklich bin ich, wenn Jonas sich auf den Gesichtsellenbogen stützt und die Hand sich zur Faust schließt. Schaue ich auf den Arm, wenn er auf der Hinterhauptsseite bewegt wird, so freue ich mich, wenn er sich vom Körper abspreizt und sich die Hand öffnet. Ich kämpfe um jeden Millimeter, denn ich weiß inzwischen, dass Jonas diese Funktionen braucht, um die Hand spontan einzusetzen.

Jonas und ich schwitzen, aber wir halten durch. Jeder Durchgang erfolgt mindestens zweimal. Dann ist die Zeit vorbei. Ich streichle Jonas, lege ihm meine Hände auf den Bauch und warte, bis er ruhig wird. Wird die Windel angezogen, so ist dies ein Signal, dass er fertig ist. Ein Kuss und eine Umarmung schließen sich an, dann ist wieder alles im Lot. Meistens dauert es nur ein/zwei Minuten, dann ist er wieder gut aufgelegt, schluchzt noch hin und wieder und interessiert sich für die durchsichtige Kugel mit den Enten.

Der Vormittag vergeht wie im Flug. Mareike muss nach dem Frühstück in den Kindergarten, die Wohnung muss aufgeräumt werden und um 11 Uhr ist zum zweiten Mal die Behandlung von Jonas dran. Dann hole ich Mareike ab und bereite das Mittagessen zu. Mareike und Jonas schlafen danach. Um 14:30 Uhr behandele ich Jonas das dritte Mal und dann schließlich um 18 Uhr das vierte Mal. Dieses vierte Mal geht dann immer am leichtesten, die Reaktionen sind meist viel vollständiger. Auf diese Weise schließe ich ermutigt für diesen Tag die Therapie ab. Doch ich weiß, dass der nächste Tag und viele weitere noch vor uns liegen, in denen die Vojta-Therapie unser Leben bestimmt.

Mein Mann und ich sehen, welche Fortschritte Jonas macht, und sind trotz aller Mühe sehr motiviert weiterzumachen und stolz auf unseren Erfolg. Unsere Therapeutin begleitet uns sehr intensiv und wir schöpfen bei ihr immer wieder Kraft.“

Aus der Praxis

Lisa, drei Jahre – Meningomyelozele

„Als mir der Arzt nach der Geburt in der Klinik sagte, dass unsere Tochter mit einer Fehlbildung der Wirbelsäule geboren wurde und dass sie höchstwahrscheinlich nicht selbstständig werde laufen können, brach für mich eine Welt zusammen. Der Kinderneurologe, der Lisa untersuchte, machte mir allerdings Hoffnung, dass wir mit der Vojta-Therapie gute Chancen hätten, Lisa doch auf die Beine zu bekommen. Diese Aussage motivierte mich, die Vojta-Therapie mit Lisa anzuwenden. Ich entschloss mich, für mein Kind zu kämpfen und dabei lernte ich mich selbst, meine eigenen Fähigkeiten und die meines Kindes kennen, aber auch unserer beider Grenzen. Wenn mein Kind weinte, weinte ich mit, bis ich merkte, dass das Weinen meiner Tochter nichts mit Schmerzen zu tun hatte, und allmählich verstand ich, dass ihm nicht die Bedeutung zukam, die ich ihm zunächst beigemessen hatte. Lisa spielte vergnügt, bis die Zeichen auf Arbeit standen, dann protestierte sie, und in den Pausen und direkt nach der Therapie war sie wieder vergnügt. Mein Mann unterstützte mich nicht, ich sah plötzlich meine Ehe und meinen Mann mit anderen Augen, mit dieser Erkenntnis musste ich erst einmal fertig werden. Ich hätte, bevor unsere Tochter geboren wurde, nie gedacht, dass ein Miteinander so vielschichtig und so schwierig sein kann."

9.3.2 Interaktionen zwischen Kind und Behandler

Die Durchführung der Vojta-Therapie bedeutet Interaktion, wechselseitiges Handeln von Therapeutin, Vater, Mutter und dem Kind. Auf diese Weise wird gemeinsam auf das Therapieziel hingearbeitet.

Kommunikation über Hände und Körper

In der Vojta-Therapie wird im Wesentlichen über die Hände und den Körper kommuniziert; die Stimme und die Sprache sind ein unterstützendes Element. Für einen Säugling sind eine klare feste Stimme, die Stimmlage und die Modulation der Stimme wichtig. Ein Säugling lässt sich durch eine tiefe ruhige Stimme und ein sicheres Anfassen beruhigen. An der Stimme eines Erwachsenen kann man häufig recht gut erkennen, ob innere Empfindung und äußere Handlung im Einklang sind.

MERKE

- Die Hände sind das „Sprachrohr" der Therapeuten und Eltern. Über sie bekommt das Kind mehr Informationen als durch Worte.
- Begleitend sollte mit ruhiger fester Stimme gesprochen werden und das Gesagte muss mit dem Handeln übereinstimmen.

Zwiesprache zwischen Behandler und Kind

Während der Therapie fassen die Hände der Mutter oder Therapeutin den Körper des Kindes auf eine ganz bestimmte Weise an. Sie lösen Zonen aus, führen die Bewegung und setzen, wenn erforderlich, sehr zielgerichtet Widerstände ein. Auf diese Weise zeigen sie dem Kind den Weg, den es gehen soll. Das Hinspüren zu den Händen und das Achten auf die gegebenen Signale gehört mit zu den Aufträgen für das Kind. Signalisieren die Hände Sicherheit und Geborgenheit, so wird sich das Kind den Anforderungen stellen und mitmachen. Bei Säuglingen ist dieses Verhalten sehr eindrucksvoll zu beobachten. Es erfolgen in dieser Zwiesprache stumme Absprachen zwischen Behandler und Kind.

Natürlich prüft ein Kind in der Therapiesituation ebenso wie im Alltag die Verlässlichkeit der Erwachsenen, es testet, ob getroffene Vereinbarungen eingehalten werden und hält sich selbst manchmal nicht daran. Erst wenn die Erwachsenen auf den gemeinsamen Regeln bestehen und diese auch selbst einhalten, fügt sich auch das Kind. Manchmal geschieht dies mit einem verschmitzten Lächeln, als wollte es signalisieren, dass es nur testen wollte, ob die Erwachsenen es auch ernst meinen. Erwachsene empfinden dieses Verhalten oft als ungebührlich und, wenn es sich wiederholt, wird anstatt mit ruhiger Konsequenz oft genervt darauf reagiert.

Mögliche Reaktionen des Kindes

Typische Verhaltensweisen des Kindes sind z. B., dass es sich wegschiebt, nicht liegen bleibt, gegen die Hände der Mutter drückt oder die verabredete Lage seines Armes nicht zulässt oder nicht beibehält, obwohl es dies könnte. Drückt man diese Körpersprache in Worten aus, so könnte man sich vorstellen, dass das Kind meist in dem Augenblick, in dem die Hände des Erwachsenen zögerlich oder unkonzentriert werden und für einen Moment das Ziel verlieren, sagen würde: „Du zeigst mir den Weg nicht mehr, den ich jetzt gehen soll, das verunsichert mich." Es bedient sich in seinen Äußerungen recht unterschiedlicher Mittel, von charmantem Flirt bis zu sprachlicher Ablenkung oder Protest. Im Grunde will es nur sagen: „Falle nicht auf meine Herausforderung herein, wenn ich Dinge sage und tue, um Dich aufzuregen. Denn sonst werde ich versuchen, noch mehr solcher Siege zu erringen." Das Kind probiert also aus, wann die Erwachsenen nein sagen und ob es ihnen ernst damit ist. Auf diese Weise erfährt es Grenzen, die für seine Orientierung wichtig sind.

MERKE

- Eltern sind auch im Alltag verpflichtet, ihrem Kind notwendige Grenzen zu setzen und ihm damit eine Orientierung zu geben.
- Die Therapiesituation bietet eine gute Gelegenheit dafür, da sie eine überschaubare Handlungsebene bietet.

Die körperliche Zwiesprache sollte um eine sparsame und auf die momentane Handlung bezogene verbale ergänzt werden, denn auf diese Weise werden Aufmerksamkeit und Ernsthaftigkeit verstärkt. Die Verständigung und das gegenseitige Verstehen funktionieren dann besser.

MERKE

Ein Kind testet, wie im Alltag, so auch während der Therapie, ob die Mutter oder Therapeutin mit dem, was sie tun und sagen, innerlich übereinstimmen und es ernst meinen.

Rückmeldungen des Kindes verstehen

Die Rückmeldungen eines Kindes richtig zu deuten und im Laufe der Zeit zu verstehen, ist für Eltern auch im Alltag ein Lernprozess. Bei einem bewegungsgestörten oder behinderten Kind wird dieses Verstehen erschwert, weil die Ausdrucksmittel zur Verständigung, wie Motorik, Sprache, Mimik und Verhalten, meist vom Üblichen abweichen. Es kann passieren, dass eine Mutter durch die Körpersprache des Kindes meint, abgelehnt zu werden, weil das Kind ihr z. B. die Arme nicht entgegenstreckt und ihr damit nicht signalisiert: „Ich möchte zu dir." In Wirklichkeit hat dieses Kind durch seine Bewegungsstörung nur nicht die entsprechenden motorischen Möglichkeiten und streckt anstatt der erwarteten Bewegungsäußerung die Arme auf die Unterlage (dystone Attacken). Das heißt in der normalen Körpersprache eines Kindes, dass es dem Gegenüber signalisiert, nicht näher zu kommen. So können Missverständnisse entstehen. Werden sie nicht ausgeräumt, kann die Beziehung zwischen Mutter und Kind belastet werden.

Aus der Praxis

Patrick, achtzehn Monate – Zerebralparese

Eine Mutter berichtete: „Das Kind war so anders, es fühlte sich so steif an und es schmiegte sich nicht an mich und streckte mir nie die Arme entgegen. Ich empfand dies als Ablehnung und mochte es auch gar nicht so gerne anfassen. Ich schob es, wenn ich es nicht gerade versorgen musste, in den Garten." Dieses Kind hatte eine Zerebralparese und konnte sich nicht anders äußern. Als die Mutter diese Zusammenhänge verstanden hatte, lernte sie mit der Zeit, ihr Kind zu verstehen und es in seinen Möglichkeiten anzunehmen. Sie konnte sich dann auch über die erweiterten Ausdrucksmöglichkeiten freuen, die ihr Kind durch die Therapie bekam und spontan einsetzte.

Viele Mütter sprechen diese Berührungsängste nicht aus, weil sie meinen, sie seien dann schlechte Mütter. Doch diese Vorerfahrung wird in die Durchführung der Vojta-Therapie hineingetragen. Sie bereitet manchmal große Schwierigkeiten und kann ein echtes Hemmnis darstellen, denn die Therapie erfordert Körpereinsatz und dadurch Nähe zum Kind. Diese Nähe sollte ehrliche Zuwendung ausdrücken, damit sich das Kind angenommen fühlt. Hat die Mutter Angst vor dieser Nähe und ist nicht bereit Hilfe anzunehmen, wird das Kind sich z. B. mit unverhältnismäßigem Schreien oder einer Gegenwehr äußern.

Im Therapieprozess bietet sich eine gute Möglichkeit, die Erfahrungen aus dem Alltag um eine spezielle Forderung zu erweitern. Konkrete Kriterien zur Beurteilung der aktivierten Bewegungsmuster während der Therapie sind dabei sehr hilfreich.

Schreien des Kindes als Rückmeldung

Für viele Eltern ist das Schreien ihres Kindes während der Vojta-Therapie – zumindest zu Therapiebeginn – eine zusätzliche Belastung, die ernst genommen werden muss. Deshalb werden in den folgenden Ausführungen einige grundsätzliche Aspekte zum Schreien eines Säuglings aufgezeigt, um das Schreien während der Therapie einzuordnen.

MERKE

Schreien ist eine wichtige Lautäußerung eines Säuglings.

- Nach der Geburt ist es ein Zeichen, dass das Kind selbstständig atmen kann und lebensfähig ist.
- Es ist zudem Ausdruck für die Fähigkeit, Laute zu artikulieren, diese im Laufe der Entwicklung zu variieren, zu differenzieren und damit zu kommunizieren.
- Schreien zeigt außerdem folgende Bedürfnisse an: Hunger, Verunsicherung, ungewohnte Anforderungen, Veränderung von gewohnten Abläufen, Unwohlsein und Schmerzen.

Schreien des Kindes in der normalen Entwicklung

Eltern empfinden den ersten Schrei nach der Geburt sehr positiv, ja sie sind glücklich, wenn ihr Kind kräftig schreit. Dieses kräftige Schreien zeigt den Lebenswillen des Kindes und es zeigt auch, dass seine Atmung funktioniert.

Dieses Schreien ist jedoch auch Ausdruck von Verunsicherung durch veränderte Bedingungen nach der Geburt. Zu diesen Veränderungen trägt die ungewohnte Umgebung bei, denn das Medium Luft und trockene Tücher fühlen sich anders an als das feuchte Milieu intrauterin. Auch die Begrenzung und der Halt, den die Gebärmutter bisher gewährleistet hat, sind noch nicht durch die eigene Steuerung der Körperhaltung ersetzt.

Bereits intrauterin erfahrene Funktionen des Körpers werden unter anderen Bedingungen (Schwerkraft) gefordert. Eigenständiges Atmen mit entfalteter Lunge und damit verbundener Umstellung des Kreislaufs gehört ebenso zu dem ungewohnten Erlebnis, wie das Regeln der Körpertemperatur. Niemand käme auf die Idee, diese Wahrnehmungen und das damit verbundene Schreien als negativ anzusehen.

Schreit ein Säugling in seiner weiteren Entwicklung, so sind Eltern alarmiert. Das ist sicher gut so, denn der Säugling kann nur auf diese Weise auf sich aufmerksam machen. Dem Erwachsenen obliegt es jedoch, genau hinzuhören, was der Säugling mit seinem Schreien ausdrückt. Dieses Hinhören ist erforderlich, um angemessen und vor allem in Ruhe zu reagieren. Es gelingt auf diese Weise in der Regel sehr schnell, z. B. ein Schreien aus Hunger von einem Schreien infolge Unwohlsein oder Schmerzen zu unterscheiden.

Das Schreien ist auch Ausdruck für die Fähigkeit, Laute zu artikulieren und diese im Laufe der weiteren Entwicklung zu variieren, zu differenzieren und damit zu kommunizieren. Es ist ein langer Weg vom ersten Schrei zum ersten Wort und zum ersten Satz (M. Papousek, ➤ weiterführende Literatur).

Schreien während der Therapie

Das Schreien in der Therapie hat verschiedene Gründe. Im Gegensatz zu einem sich normal entwickelnden Säugling hat ein Säugling mit einer zentralen Koordinationsstörung in der Regel nicht nur eine unkoordinierte Bewegung, sondern meist auch unkoordinierte vegetative Funktionen, wie z. B. eine gestörte Atmung. Gestörte Atmung und gestörte Lautäußerung sind in der Regel zusammen zu beobachten und sind durch schrilles oder gepresstes Schreien gekennzeichnet. Manchmal ist auch nur ein Wimmern oder monotones Schreien zu hören. Eine solche stimmliche Äußerung kann auch auf Störungen der Sprechmotorik hinweisen. Verfolgt man das Schreien während der Therapie, so zeigt sich zunächst die vorher genannte Lautäußerung auch hier.

Außerdem kann auch die völlig neue und zunächst ungewohnte Anforderung ein Auslöser für das Schreien sein. Man spricht in diesem Zusammenhang vom Schreien durch die Aktivierung der Bewegungsmuster (Aktivierungsschreien). Ein Säugling erfährt seinen Körper durch die Therapie anders als in seiner bisher gewohnten spontanen Bewegung. An die Stelle der dem Kind vertrauten unkoordinierten Bewegungen treten durch die Vojta-Therapie in der Regel koordinierte Bewegungsmuster, diese sind aber für den Säugling zunächst fremd.

Er muss die gewohnte Körperhaltung und Bewegung zu Gunsten einer flexibleren Haltung und Bewegung verlassen, er muss also Gewohntes aufgeben, und dies tut er nicht aus eigener Motivation, sondern weil es von außen von ihm verlangt wird.

Ein Säugling weint oder schreit in einer ungewohnten Situation leichter als ein größeres Kind. Zu beobachten ist, dass diese Verunsicherung bei den ersten Anwendungen meist größer ist als zu einem späteren Zeitpunkt, zumal in der Anfangszeit noch die beste Vorgehensweise für die Aktivierung der Bewegungsmuster herausgefunden werden muss.

Wird aber ein Therapieprogramm konstant eine gewisse Zeit beibehalten, so wird es auch von einem Säugling akzeptiert. Die Therapie nimmt dann in der Regel einen festen Platz im Tagesablauf ein und wird auf diese Weise vertraut. Der verlässliche Rhythmus des Therapieangebots, verteilt über den Tag, trägt zur Akzeptanz bei.

Wird eine Umstellung des Therapieprogramms und somit der Vorgehensweise erforderlich, so kann sich kurzfristig, solange die Mutter in der Durchführung unsicher ist, bei dem Säugling ebenso eine Verunsicherung einstellen, die sich durch vermehrtes Schreien äußert. Ist die Mutter jedoch wieder vertraut mit der neuen Vorgehensweise und der Säugling erfährt den gewohnten körperlichen Halt, wird er zu seiner üblichen Lautäußerung zurückfinden, sodass sein Protest in der Regel nur noch durch die Anstrengung hervorgerufen wird.

MERKE

Schreien in der Therapie kann unterschiedliche Gründe haben. Ursachen können sein:

- Eine ungewohnte Anforderung, die mit Anstrengung verbunden ist.
- Ein Wahrnehmen ungewohnter Bewegungsabläufe und Verlassen einer gewohnten Haltung.
- Eine Veränderung der gewohnten Umgebung, wenn die Therapie nicht zuhause durchgeführt wird.
- Eine aufgeregte oder unsichere Mutter.
- Eine Umstellung des Therapieprogrammes.

- Auch ein leicht erregbarer Säugling auf Grund unkoordinierter, labiler vegetativer Funktionen, z. B. einer gestörten Atmung und Lautäußerung (Qualität des Schreiens), neigt eher zum Schreien. Es darf jedoch kein Schreien durch Schmerzen sein, denn Schmerzen sind kontraindiziert.

Über den Umgang mit einem schreienden Kind

PRAXISTIPP

Es ist wichtig, genau hinzuhören, um das Schreien einzuordnen:

- Das Kind darf keine Schmerzen haben oder sich nicht wohl fühlen, weil sich z. B. ein Infekt entwickelt.
- Das Kind sollte nicht durch Signale von der Mutter/dem Behandler verunsichert werden.
- Es soll sich nicht über Gebühr anstrengen. Bei einer angemessenen Anstrengung ermutigt man das Kind mit ruhiger, fester Stimme weiter zu machen und lobt es für seinen Einsatz.
- Es sollte während und nach der Therapie die Veränderung der Stimme beobachtet werden, denn die Therapie wirkt positiv auf die Atmung und die Sprechmotorik ein. Dies zeigt sich z. B.:
  - durch eine vertiefte Atmung,
  - durch eine meist tiefere Stimmlage, (schrilles oder gepresstes Schreien verändert sich),
  - nach der Therapie sollte die Lautäußerung vielfältiger und differenzierter sein.

Eltern und Therapeuten sollten sehr genau hinhören, um die Lautäußerungen des Kindes einordnen zu können. Diese Lautäußerungen zeigen vom schimpfenden bis zum wütenden Schreien ein großes Spektrum an Ausdrucksmöglichkeiten.

Für den geübten Beobachter gibt die Art des Schreiens Auskunft über das Befinden eines Kindes. Die Qualität des Schreiens gibt Auskunft über die Umstellung der Funktionen von Atmung und Sprechmotorik.

Beispielsweise wird ein anfangs schrilles hohes Schreien einige Tonlagen tiefer, ein gepresstes Schreien mit einer vertieften Ausatmung offener. In den Pausen hört ein Säugling normalerweise auf zu schreien. Auch nach der Therapie schreit er in der Regel nicht weiter. Er wendet sich meist nach einer kleinen Weile der Erholung wieder interessiert seiner Umgebung und den Personen zu, die gemeinsam mit ihm gearbeitet haben. Zu beobachten ist häufig eine wahre Explosion an Lautvariationen.

In der Regel hört ein Kind ab etwa 2 Jahren – eine normale geistige Entwicklung vorausgesetzt – auf zu schreien, denn in diesem Alter ist eine Verständigung über eine ihm angepasste Sprache möglich. Absprachen und Eingehen auf die Mitteilungen des Kindes, die die augenblickliche Therapiesituation betreffen, erleichtern die Zusammenarbeit.

MERKE

- Nach der Therapie hört ein Säugling in der Regel auf zu schreien und wendet sich nach einer kurzen Erholungspause wieder den Spielsachen und seiner Umgebung zu.
- Voraussetzung ist, dass die Erwachsenen ihn nicht bedauern, sondern ihm anerkennend sagen, wie gut er seine Sache gemacht hat.
- In der Regel hört ein Kind mit ca. zwei Jahren auf, während der Therapie zu schreien, da man verbal mit ihm kommunizieren kann.

Rückmeldungen der Erwachsenen an das Kind

Das Kind orientiert sich in seinem Verhalten am Verhalten der Erwachsenen. Äußerungen dem Kind gegenüber sollten ehrlich sein (➤ Abb. 9.2). Das Verhalten der Bezugspersonen dem Kind gegenüber ist z. B. nicht ehrlich, wenn die Einstellung zur Therapie eher ablehnend ist, aber andererseits man ja das „Beste" für sein Kind tun möchte und die Therapie halbherzig durchführt. Ein Kind kann dadurch in **Verhaltenskonflikte** kommen, denn es soll etwas tun, was seine Eltern eigentlich ablehnen. Für ein Kind fehlt in einer solchen Situation eine klare Orientierung, es wird verunsichert und reagiert in der Regel mit Fehlverhalten.

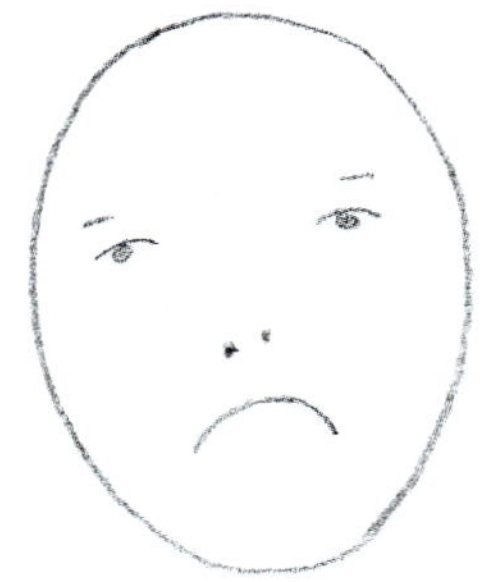

Abb. 9.2 Diskrepanz zwischen verbalem Ausdruck und Mimik: Unehrliche Rückmeldungen verunsichern ein Kind und es gerät in Verhaltenskonflikte. [L286]

Die Rückmeldungen von Erwachsenen an das Kind während oder auch nach der Therapie sollten dem tatsächlichen Verhalten und der Leistung des Kindes entsprechen. Auf diese Weise spiegeln die Eltern das Verhalten des Kindes und seine Leistung wider. Das Kind kann aus der **Bestätigung,** der **Anerkennung** und der **Ermutigung** durch die Eltern seine Fähigkeiten ablesen und eine entsprechende Selbsteinschätzung entwickeln. Spiegeln die Eltern oder die Therapeutin Unrealistisches dem Kind zurück, bekommt es eine falsche **Selbsteinschätzung.**

In Alltagssituationen wie auch in der Therapie spiegeln Eltern dem Kind seine Leistung wider. Dabei kommt es darauf an, dem Kind seine reale Leistung zu spiegeln. Es ist jedoch häufig zu beobachten, dass die Mutter dem Kind eine nicht reale Leistung spiegelt und diese oft auch noch mit einer falsch verstandenen übermäßigen Zuwendung verstärkt. Das Kind bekommt dadurch ein falsches Bild von sich und ein falsches Selbstverständnis und Selbstwertgefühl. Die Anerkennung ist dann keine echte, denn sie antwortet auf das ehrliche Bedürfnis nach Wahr-

9

heit (Wer bin ich?) mit etwas Falschem und letztendlich Unehrlichem.

MERKE

- Ein Kind ist darauf angewiesen, dass Erwachsene ihm sein reales Verhalten oder seine wahre Leistung spiegeln, das gilt auch in der Therapie.
- Dieses Spiegeln ist für seine Persönlichkeitsentwicklung wichtig.

Wenn etwas gut gelungen ist, braucht es eine echte Bestätigung. Ebenso wichtig ist es, wenn etwas nicht gelungen ist, beispielsweise die Feststellung: „Das probieren wir noch einmal, denn es war nicht so gut." Jedoch sollte möglichst für das Kind verständlich ausgedrückt werden, was genau gut war und was nicht, z. B.: „Dein Arm ist weggerutscht und ist nicht auf seinem Platz geblieben, schau hin, du kannst ihn sehen. Nun probieren wir diese Seite noch einmal und sehen, ob es diesmal klappt."

9.3.3 Konflikte und Meinungsverschiedenheiten

Wie bei jeder Zusammenarbeit kann es bei der Durchführung der Vojta-Therapie durchaus Meinungsverschiedenheiten und Konflikte geben. Sicher werden auch Fehler gemacht, das ist normal. Entscheidend ist, wie man damit umgeht. Sieht man Konflikte und **Fehler als Chance,** so tragen sie zur Verbesserung bei. Im Qualitätsmanagement werden z. B. Fehler als Juwelen bezeichnet, weil mit ihnen eine Verbesserung möglich wird.

MERKE

- Meinungsverschiedenheiten, Konflikte und Fehler sind zwischen Eltern und Kindern normal. Das gilt es auszuhalten, auch in der Therapie.
- Weicht man den Konflikten aus, so lernt das Kind nicht, sich in Konfliktsituationen angemessen zu verhalten. Die Frustrationsgrenze ist dann sehr niedrig.
- Fehler sollte man als Chance sehen, sich zu verbessern. Wer keine Fehler macht, entwickelt sich nicht weiter.

Wenn Konflikte mit Kindern im Alltag nicht ausgehalten werden, tun sich Eltern auch in der Therapie schwer dies zu tun. Weicht man täglich Konflikten aus und geht den vermeintlich „leichteren" Weg, so lernt ein Kind nicht, sich in Konfliktsituationen angemessen zu verhalten.

Die **Frustrationsgrenze** ist dann häufig sehr niedrig, es kommt zur Verweigerung der Mitarbeit bis zur Rebellion, und die Eltern fühlen sich dann mit der Situation überfordert.

Häufig wird mit zu viel Reden dem ungebührenden Verhalten begegnet, aber konsequentes Handeln wird vermieden. Anstelle dem Kind, insbesondere dem Säugling, über das Festhalten Halt zu geben, wird er in der unglücklichen Verfassung belassen und nur verbal bedacht. Natürlich bedeutet Halten nicht planloses Zugreifen, sondern gezieltes dem Kind zugewandtes und wohlwollendes Anfassen [4].

Aus der Praxis

Martin, sieben Monate – mittelschwere Bewegungsstörung

Frau S. kommt mit ihrem 7 Monate alten Säugling Martin seit einigen Wochen zur Vojta-Therapie. Martin ist zu früh geboren, von seinem Kalenderalter muss man deshalb 4 Monate abziehen, will man seine Entwicklung einschätzen. Martin ist ein freundliches Kind, aber seine Toleranzgrenze ist niedrig.

Diagnose: Eine Bewegungsstörung (ZKS) mit deutlichen Aufrichtungsproblemen im Rumpf, so lautet die Diagnose. Martin ist vegetativ wenig belastbar und hat Schwierigkeiten bei der Nahrungsaufnahme. Er ist unruhig und unstet, an Sicherheit im Rumpf fehlt es ihm und es gelingt ihm kaum, ein Spielzeug zu erkunden.

Schwierigkeiten in der Durchführung der Therapie

In der Therapie entgleitet er der Mutter ständig und schlängelt sich wie ein Aal aus ihren Händen. Frau S. kommt ziemlich frustriert zum nächsten vereinbarten Termin. Bei der Durchführung des Reflexkriechens zeigt sich, dass Frau S. zwar, wie vereinbart, das Kind auf den Bauch legt, jedoch sofort nachgibt, wenn Martin sich von ihren Händen wegbewegt.

Nach dreimaligem Anlauf und unter Mithilfe der Therapeutin gelingt es, Martin einigermaßen in eine sichere Ausgangslage zu bringen und mit der Aktivierung zu beginnen. Der Protest hält sich in Grenzen. Doch als die Mutter ohne die Führung durch die Therapeutin weiter fortfahren soll, schlängelt sich Martin wieder heraus. Die Mutter lässt zwar ihre Hände am Kind, aber nur sehr zögerlich, was sich auch in ihrer leisen zaghaften Stimme zeigt. Martin äußert sich jetzt heftig mit seiner hohen, etwas gepressten Stimme.

Gespräch in der Therapiepause

In der anschließenden Pause besprechen die Therapeutin und Frau S. die Situation. Die Therapeutin fragt Frau S., was sie empfindet, wenn sie mit Martin turnt. Frau S. sagt, dass sie auch im Alltag immer Schwierigkeiten hat, Martin in seinem Bewegungsdrang zu begrenzen, z. B. sei es immer beim Wickeln schwierig, ihm die Windel anzuziehen, weil er ständig entgleitet. Sie mag ihn jedoch nicht festhalten und sie sagt auch, dass sie ihm gerne die Freiheit in seiner Bewegung lassen möchte. Im Laufe des Gesprächs werden nochmals die Probleme des Kindes herausgearbeitet und als wichtigstes Problem wird der fehlende Halt im Rumpf festgestellt. Das war Frau S. natürlich vom Verstand her auch bewusst, aber von ihren Gefühlen nicht so klar.

Weiterer Verlauf

Es waren noch einige Behandlungstermine erforderlich, bis Frau S. akzeptieren und durch die Praxis erfahren konnte, dass sie in der Therapie durch ihr gezieltes und festes Anfassen einen entscheidenden Anteil hatte, damit Martin zu seinem notwendigen Halt kommen konnte. Sie sprach allmählich auch mit einer festen ruhigen Stimme und unterstützte damit ihr Handeln. Martin wurde ruhiger und fühlte sich sichtlich wohler. Er konnte mit der Zeit sehr genau zwischen Arbeit, Pausen und dem Ende der Therapie unterscheiden. Er äußerte sich mit differenziertem Schreien, das nicht eskalierte, und beruhigte sich nach der Therapie wieder sehr schnell. Frau S. wurde bestärkt und ermutigt durch das Verhalten und die Fortschritte, die ihr Sohn machte.

Kinder brauchen Regeln, denn Regeln und Regelmäßigkeit sind eine wichtige Orientierung für Kinder. Kinder haben ein anderes Zeitverständnis als Erwachsene, sie brauchen einen geregelten Tagesablauf mit immer wiederkehrenden verlässlichen Signalen. Mahlzeiten, Körperpflege, Spielzeiten, Vorlesen vor dem Schlafengehen und auch die Therapie sollten in diesem Ablauf ihren festen Platz haben. Auf diese Weise kann sich das Kind an **Regeln und immer wiederkehrenden Ritualen** orientieren und fühlt sich sicher. Rituale sind für Kinder Anker im Alltag, an denen sie sich festhalten können. Für das entwicklungsgestörte Kind ist diese klare Orientierung besonders wichtig. Es ist u. U. durch seine Bewegungsstörung im Anteilnehmen an ganz selbstverständlichen alltäglichen Abläufen eingeschränkt und braucht deshalb mehr Zeit und mehr verlässliche Signale als sich normal entwickelnde Kinder. Regeln helfen Probleme zu lösen und sorgen für einen verlässlichen Ablauf. Klare Aufträge und überschaubare Freiräume sowie Grenzen lassen sich mit Regeln leichter aufzeigen. Es ist aber wichtig, dass diese Regeln auch von den Erwachsenen eingehalten werden.

Ein Kind fragt die Verlässlichkeit der Erwachsenen immer wieder ab. Das tut es im Familienalltag und genauso in der Therapiesituation. Die Erwachsenen haben die Pflicht, verlässlich zu sein und sich genau wie das Kind an die verabredeten Regeln zu halten.

MERKE

- Regeln und Rituale erleichtern den Alltag und besonders den Alltag, in dem die Therapie einen festen Platz hat.
- Mit Regeln, an die sich alle halten, vermeidet man Willkürentscheidungen, die ein Kind nicht nachvollziehen kann.
- Für Verlässlichkeit sorgen: Aus Sicht des Kindes heißt der Auftrag:
  - „Bitte sei nicht inkonsequent mit mir, denn das verwirrt mich, sodass ich umso mehr versuche, meinen Willen durchzusetzen.
  - Falle nicht auf meine Herausforderung herein, wenn ich ausprobiere, wie weit ich gehen kann, denn ich lerne daraus.
  - Zeige mir Grenzen auf, wo es erforderlich ist, doch stecke sie nicht zu eng, denn sonst kann ich mich nicht entfalten.
  - Lasse mich aber bitte nicht ausufern, denn sonst verliere ich meine Orientierung".

Diese Grundbedürfnisse eines Kindes sind in den Alltagssituationen genauso vorhanden wie während der Therapie. Doch in der Therapiesituation kann man nicht ausweichen, sondern muss einen Konflikt aushalten und eine Lösung finden. Dem Kind bietet sich auf diese Weise eine Lernerfahrung, denn es werden klare, konkrete Anforderungen gestellt, die es unter bestimmten Bedingungen in der Lage ist zu erfüllen; seine Leistung wird real eingeschätzt und – wie zuvor beschrieben – dementsprechend gespiegelt.

Zum Alltag gehören Aufgaben, die Kinder, aber auch Erwachsene, gerne und weniger gerne tun. Die sie gut oder weniger gut können. Die Therapie ist mit Regelmäßigkeit, mit Regeln verbunden und strebt ein erkennbares Ergebnis an. Die Dinge, die in der Durchführung der Therapie weniger gut klappen, werden in der Regel auch weniger gern gemacht. Rutscht z. B. beim Reflexkriechen der Kopf ständig weg oder gelingt es nicht, das Bein auf der Hinterhauptsseite in der erforderlichen Stellung zu belassen, so geht eine Mutter u. U. schon mit der Vorstellung an die Therapie heran, das sie das doch nicht schafft, also versucht sie es nicht weiter. „Es ist einfach zu schwierig", sagen Mütter dann und vermeiden es, die Therapie durchzuführen. Doch es zeigt sich wie in vielen anderen Lebenssituationen, dass ungeliebte Dinge als schwierig eingeschätzt werden.

MERKE

Nicht weil die Dinge schwierig sind, wagen wir sie nicht, sondern weil wir sie nicht wagen, sind sie schwierig.

9

9.3.4 Was erleichtert die regelmäßige Anwendung der Vojta-Therapie?

Eine Mutter berichtete, nicht zuletzt auch als Ermutigung für andere Eltern, was ihr in der Bewältigung therapeutisch schwieriger Phasen geholfen hat und wie sie mit den immer wieder einmal aufkeimenden Zweifeln an einer schadlos bleibenden Mutter-Kind-Beziehung fertig wurde. Sie fasste drei Punkte zusammen:

- Angenehme Rituale im therapeutischen Alltag (s. Kasten) schaffen.
- Die Einsicht, dass das Kind weitaus mehr gewinnt als das Erreichen eines therapeutisch gesetzten Ziels (➤ 9.5).
- Der Austausch mit der Therapeutin und anderen Eltern, die ihr Kind mit der Vojta-Therapie behandeln.

Aus der Praxis

Angenehme Rituale zur Erleichterung

Der berichtenden Mutter ist es gelungen, ihren Behandlungsalltag in feste Rituale einzubinden, von denen einige durchaus auch Belohnungscharakter haben, denn sie sagte sich: „Hand auf's Herz, auch Erwachsene leisten mehr, wenn sie als Ziel, eine Belohnung vor Augen haben." Wenn es etwa gelingt, das notwendige Übel des viermal täglichen Aus- und später wieder Anziehens für Angenehmes und Spielerisches zu nutzen, dann wird plötzlich aus einem leidigen, zeitfressenden Ärgernis **positiv definierte Eltern-Kind-Zeit,** manchmal auch pädagogisch wertvolle. Zu der positiven Eltern-Kind-Zeit gehören mit kleineren Kindern z. B. Fingerspiele, Liedersingen oder Kitzeleien; mit größeren Kindern können Eltern „Selber-Anzieh-Spiele" ausdenken oder Gespräche führen, für die sonst nur wenig Zeit bleibt.

Des Weiteren hat sich an jede Behandlungssituation eine gegenseitige **Zuwendungseinheit** angeschlossen, die Ritualcharakter hatte und sich von anderen Spielsituationen unverwechselbar unterschied. Diese Zeit wurde nicht als Trost verstanden, sondern gehörte als **Entspannungsteil** nach erfolgter Arbeit fest zum Programm. Damit ist es gelungen, die Anstrengung und Anspannung, die die Therapie mit sich brachte, abzubauen. Beispielsweise entstand ein ganz spezielles Lied, das nur Mutter und Sohn kannten, weil es nur hinter der – während der Therapie für die Familie und für Freunde verschlossenen – Behandlungstür gesungen wurde.

Aus diesem gemeinsamen Ausruhen nach erfolgter Arbeit entstanden **Innigkeit** und **intime Zweisamkeit,** die eine eigene Welt bedeuteten. Die Mutter stellte fest, dass sie mit keinem ihrer beiden anderen Kinder so ausgiebig und viel gekuschelt hat wie mit dem „Vojta-Kind".

Ferner glaubt sie, dass diese hohe Qualität der Beziehung in Intensität, Zweisamkeit und Zuwendung, verbunden mit enormer Quantität, einen großen Gewinn für die Beziehung darstellen, denn wer verbringt täglich mit seinem Kind locker 40 Minuten an ungeteilter, inniger Zweisamkeit?

Gewinn für Mutter und Kind

Die Mutter stellte fest, dass ihr Kind mehr gewinnt als das therapeutisch festgesetzte Ziel. Sie berichtete, dass sie und ihr Kind durch das tägliche „Trainieren" von wechselseitigen Leistungsanforderungen und -antworten viel gelernt haben, u. a. über die Wichtigkeit von nonverbalen, körpersprachlichen und stimmabhängigen Signalen und wie entscheidend es ist, dass diese mit dem Inhalt dessen, was gesagt wird, übereinstimmen.

„Mein Kind erkennt sofort, wenn dies nicht so ist, und es hat durch unser tägliches „Training" an Sensibilität für Kommunikation gewonnen, z. B. was die unterschiedliche Verbindlichkeit unterschiedlicher Stimmlagen bedeutet. Außerdem liegt seine Frustrationsgrenze ungleich höher als bei den Geschwisterkindern. Es hat deutlich weniger „gequengelt" und sich mit großer Konzentration und Ausdauer alltäglichen Aufgaben gewidmet. Es hat z. B. Geburtstage gegeben, an denen ich dachte, ich täte ihm mit einer Therapiepause etwas Gutes. Wir haben beide meist maximal bis mittags ausgehalten, dann habe ich behandelt und wir stellten beide erleichtert fest, dass damit die alte Ausgeglichenheit wieder hergestellt war."

Austausch mit der Therapeutin

„Ohne die teilnehmende, fachlich und auch psychisch kompetente Begleitung unserer Therapeutin durch alle Höhen und Tiefen der bis heute anhaltenden Behandlung hätten wir diesen Weg nicht gehen können".

Mitarbeit des Kindes

Kinder sind stolz, wenn sie mithelfen dürfen und übernehmen in der Regel gerne kleine Aufgaben. Das kann man auch bei Kindern in der Vojta-Therapie voraussetzen. Vor, während und nach der Therapie ergeben sich viele Möglichkeiten der Mitarbeit auch bei Säuglingen.

Ein Kleinkind übernimmt den immer wiederkehrenden Ablauf und es können mit ihm je nach Sprachverständnis kleine Absprachen für die Durchführung der Therapie getroffen werden. Ein Kind kann aktiv beim Aus- und Anziehen mithelfen und auch beim Hinlegen in die Ausgangsposition. Während der Therapie kann es den Auftrag bekommen: „Spür zu meinen Händen hin und bleib in Kontakt mit ihnen oder lass deinen Arm und dein Bein in der Ausgangslage liegen."

PRAXISTIPP

Geben Sie Ihrem Kind auch während der Therapie eine ehrliche Rückmeldung und fangen Sie mit einer positiven an, benennen Sie dabei, was gut oder nicht gut war, z. B.:
- „Spürst Du meinen Finger an Deinem Arm oder am Fuß?" Präzisieren Sie nach einer gewissen Zeit Ihre Frage: „Spürst Du meinen Finger an Deinem Ellenbogen oder der Ferse?"
- „Ich konnte spüren, dass du an meinem Finger geblieben bist, hast Du das auch gespürt?"
- „Dein Bein müssen wir aber noch einmal besser hinlegen, das ist weggerutscht."

Auf diese Weise kann das größere Kind sich auf das gemeinsame Handeln konzentrieren und nimmt seinen Körper differenziert wahr.

Eine Anerkennung beim Mittun sollte natürlich jedes Mal erfolgen, das verstärkt die Bereitschaft mitzuhelfen. Die **Aufmerksamkeit** und **Konzentration** des Kindes ist dabei auf die Wahrnehmung seines Körpers und auf das gemeinsame Handeln gerichtet. Rückmeldungen müssen selbstverständlich ernst genommen werden, so wird z. B. abgefragt, wie der Druck an einer Zone wahrgenommen wird. Man fragt ein Kind: „Spürst du, wo mein Finger ist? Bei größeren Kindern, fragt man, wie fühlt sich der Druck an, kannst Du ihn aushalten oder ist er Dir unangenehm?" Aus diesen Rückmeldungen eines Kindes kann u. a. auf eine evtl. gestörte Sensibilität geschlossen werden.

PRAXISTIPP

- Sagen Sie Ihrem Kind: „Du, das ist auch für mich anstrengend, aber manchmal muss man sich anstrengen, auch wenn es unbequem ist."
- Wichtig ist, dass das Kind sich nicht allein gelassen fühlt und ermutigt wird, weiter zu machen.

9

Gelingt es, ein Kind auf diese Weise einzubeziehen, erfährt es, dass seine Mitarbeit wichtig ist. Die **Anerkennung** seiner Mithilfe bestärkt es in seinem Selbstbewusstsein. Es erfährt durch das praktische miteinander Arbeiten **Teamarbeit.**

Größere Kinder arbeiten leichter mit, wenn sie ein Ziel erreichen wollen. Die Therapieziele sollten jedoch in absehbarer Zeit erreichbar sein. Ein Kind, das eine Bewegungsstörung hat, empfindet seinen Körper, so wie er ist, als ganz normal. Man kann deshalb nicht erwarten, dass es nach körperlichen Veränderungen strebt. Erst im Kindergarten und in der Schule, wenn es sich mit anderen Kindern vergleicht, werden ihm seine Einschränkungen bewusst. Erst dann versteht es leichter, warum es behandelt wird.

PRAXISTIPP

Definieren Sie kurzfristig erreichbare Ziele. Therapieziele bei größeren Kindern können z. B. sein: „Wir wollen sehen, ob Du leichter alleine mit dem Löffel essen kannst oder ob Du besser verstanden wirst, wenn Du mit anderen sprichst." Es macht wenig Sinn zu sagen: „Wir turnen, damit Du laufen kannst", wenn abzusehen ist, dass das Kind dieses Ziel erst in einigen Jahren erreicht.

Ein behindertes Kind braucht mehr Zeit

Ein Kind braucht für seine kleinen Aufgaben Zeit, und dies erfordert von den Erwachsenen Geduld. Dies gilt besonders für ein behindertes Kind. Erwachsene müssen lernen, einem behinderten Kind ein Einsetzen seiner Fähigkeiten zu ermöglichen. Aus einer gewissen Hilflosigkeit des Kindes erwächst leicht eine Abhängigkeit von den Erwachsenen. Wenn das Kind daran gewöhnt ist, dass die Mutter das Anziehen und das Füttern übernimmt, dann wird es wahrscheinlich nicht einfordern, dies selbst zu tun, obwohl es das könnte.

Bei einem behinderten Kind ist meist das Reaktionsvermögen verlangsamt. Der Antrieb, sich einer Sache zuzuwenden und sie tatsächlich anzupacken, kann reduziert sein. Eltern stellen sich dann die Frage: „Versteht das Kind nicht, was es machen soll oder will es im Augenblick nicht mittun und zieht sich zurück? Fordern wir angemessen oder verlangen wir zu viel?" Eltern entwickeln jedoch in der Regel mit der Zeit ein gutes Gespür für ihr Kind.

Häufig wird bei einem behinderten Kind versäumt, schon zu einem frühen Zeitpunkt die Weichen für Selbstständigkeit zu stellen. Diese Selbstständigkeit beschränkt sich manchmal nur auf kleine Handlungen, doch ist es immens wichtig, schon im Kleinkindalter zumindest selbstständiges Essen und ein gewisses Maß an selbst durchgeführter Körperhygiene zu erreichen.

MERKE

Größtmögliche Selbstständigkeit ist ein hohes Gut, sie anzustreben ist auch für ein von einer Behinderung bedrohtes Kind wichtig, z. B.:

- Weitestgehend selbstständiges Essen, dies auch unter ästhetischen Gesichtspunkten, um dem Kind auch außerhalb der Familie eine möglichst große Akzeptanz zu ermöglichen.
- Körperhygiene z. B. beim Toilettengang.

Die Hände des Kindes werden in der Vojta-Therapie auf diese Tätigkeiten vorbereitet, doch es bedarf permanenter Ermutigung, Aufforderung und auch Zulassens, die Hände für alltägliche Funktionen auch zu nutzen.

Wird dem Kind keine Chance gegeben, selbstständig zu handeln, wird es sich fügen und größtenteils untätig bleiben. Von Eltern fordert dies **Geduld** und **liebevolle konsequente Ausdauer.** Aus Zeitmangel und aus einer gewissen Routine wird diese Erziehung zur größtmöglichen Selbstständigkeit häufig unterlassen.

Die Erziehung eines behinderten Kindes fordert im Vergleich zu einem gesunden Kind erheblich mehr Einsatz und Regelmäßigkeit; dies stellt für alle Beteiligten eine Herausforderung im Alltag dar. Es sollte dennoch eine Erziehung angestrebt werden, die möglichst viel Selbstständigkeit zulässt. Alles, was das Kind selbst tun kann, sollte ihm auch abverlangt werden. Im jugendlichen Alter profitiert es von dieser Selbstständigkeit.

Aus der Praxis

Moritz, sechs Jahre – Dyskinesie

Zustand zu Beginn der Therapie

Moritz war 6 Jahre alt, als er zur Vojta-Therapie kam. Er kam aus dem Ausland gezielt wegen der Vojta-Therapie nach Deutschland. Moritz hatte eine frühkindliche Hirnschädigung erlitten, bei der Geburt war die Nabelschnur fest um den Hals gewickelt, er erlitt einen Herzstillstand und wurde reanimiert. Seine Bewegungsstörung zeigte sich als Dyskinesie, demzufolge konnte er keine ruhige Haltung einnehmen, denn die posturale Sicherung seines Körpers war nicht möglich.

Seine Bewegungen waren bizarr, ausfahrend und nicht zielgerichtet. Wenn er einen Gegenstand ergreifen wollte, verfehlte seine Hand das Ziel erheblich und sein Kopf drehte sich von dem Gegenstand weg, den er haben wollte, sodass er den Blickkontakt verlor. Er konnte mühsam schwankend mit Schienen gehen, wobei er aber nach einigen Schritten immer wieder hinfiel. Stehen bleiben konnte er nicht. Der Mund stand offen und die Spucke lief aus dem Mund. Seine Mimik entgleiste, Nahrung, die ihm in den Mund geführt wurde, konnte er nicht kauen, sondern er schlang und würgte sie hinunter, wobei er sich häufig verschluckte. Da ihm die Hand-Auge-Mund-Koordination fehlte, war alleine essen für ihn nicht möglich, ebenso konnte er sich nicht alleine an- und ausziehen oder die Körperhygiene beim Toilettengang übernehmen.

Moritz war sehr intelligent und fing an, sich mit anderen Kindern zu vergleichen. Er konnte Aufträge gut verstehen, jedoch meist nicht umsetzen. Durch das Unvermögen des Sohnes übernahmen die Eltern, besonders die Mutter, alle Aufgaben für ihn. Dies war Zeit seines Lebens eingeübt und ihm vertraut.

Erste Therapieerfahrungen

Die Therapie gestaltete sich anfangs äußerst schwierig, da schon das Einnehmen einer Ausgangslage problematisch war. Die Bewegungsunruhe und die ausfahrenden und überschießenden Bewegungen der Extremitäten erschwerten das Einnehmen der Ausgangslage und das Auslösen der Zonen erheblich.
Als Therapieziel wurde von Beginn an, neben der Rumpfstabilität, die Hand-Auge-Mund-Koordination angestrebt. Denn nur mit diesen Voraussetzungen konnten selbstständiges Essen und der Gebrauch der Hände mit der zielgerichteten Blickfixierung möglich werden.

Moritz Eltern fanden die Ziele natürlich erstrebenswert. Jedoch erst im Laufe der Zeit wurde ihnen klar, welcher Einsatz dafür notwendig war. Viermal täglich etwa 20 Minuten behandeln bedurfte einer festen Tageseinteilung. Ein Arbeitsplatz musste eingerichtet werden. Herr K. konnte einen Tisch auf die entsprechende Arbeitshöhe anpassen und die Tischplatte mit Schaumstoff und Wachstuch beziehen, damit für Moritz eine stabile und nicht zu harte Unterlage zur Verfügung stand.

Erschwernisse bei der Therapiedurchführung

Frau K. konnte sich im Gegensatz zu ihrem Mann in der ersten Zeit nur schwer auf ihren körperlichen Einsatz einlassen und meinte, sie sei so ungeschickt, ihr Mann könne das alles viel besser. Schon allein die konsequente Durchführung der Therapie, die für Herrn K. selbstverständlich war, da er durch seine ärztliche Tätigkeit einen leichteren Zugang zur Therapie hatte, war für Frau K. eine unglaubliche Herausforderung. Moritz war bisher gewohnt, mit seinem Charme bei der Mutter seinen Willen durchzusetzen. Er hatte erfahren, dass seine Mutter für sein Wohlbefinden zuständig war und ihm alle Unannehmlichkeiten abnahm, und er bestand auf dieser Leistung. Gelang es Moritz nicht, seine Mutter mit Charme umzustimmen, versuchte er, mit ihr zu streiten und zu diskutieren.

Frau K. ließ sich immer wieder in Diskussionen verstricken, bis sie nicht mehr weiter wusste, dann schrie sie Moritz an und schimpfte ihn aus. Nach einer Weile tat ihr ihre Entgleisung leid und sie entschuldigte sich bei Moritz. Das Verhalten der Mutter bestärkte offensichtlich Moritz in seiner Rolle und alles fing wieder von vorn an. Die Therapie blieb dabei auf der Strecke.

Herr K. war, anders als seine Frau, häufig zu streng mit Moritz und überforderte ihn sehr leicht. Er zwang ihn geradezu, noch mehr zu arbeiten. Moritz weinte dann und schimpfte heftig. Herr K. sagte ihm dann recht barsch, er solle sich nicht so anstellen, ein Indianer kenne keinen Schmerz. Herr K. tat sich schwer, die Rückmeldungen von Moritz einzuschätzen.

Verlässliche Absprachen

Die Therapeutin analysierte zusammen mit den Eltern die Situation und verabredete mit Frau K., sich während der Therapie nicht mehr auf Diskussionen einzulassen. Anstelle des vielen Redens wurden mit Moritz **klare Absprachen** getroffen. Die Absprachen bezogen sich auf die Therapie und auf seinen Körper. Diese Vorgehensweise hatte den Vorteil, dass sich alle an die Absprachen halten mussten, Moritz wurde keine Gelegenheit mehr gegeben, von dem gemeinsamen Handeln abzuschweifen. Er musste sich auf die Hände seiner Mutter und auf seinen Körper konzentrieren.

Frau K. hatte erkannt, dass sie ihre Einstellung und ihr Verhalten ändern musste, damit Moritz sein Verhalten ändern konnte. Mit Herrn K. wurde verabredet, auf die Rückmeldungen von Moritz einzugehen und sie ernst zu nehmen. Er lernte mit der Zeit, die Leistungsgrenzen seines Sohnes zu erkennen und die Forderung darauf einzustellen. Er lernte auch, Moritz mit Anerkennung zu ermutigen.

Nachdem Frau K. ihr Verhalten umgestellt hatte, versuchte Moritz noch wiederholt seine alten Verhaltensmuster, mit denen er bisher Erfolg hatte, einzusetzen. Er versuchte jedoch immer seltener, seine Mutter herauszufordern und zu testen, wie standhaft sie blieb. Hatte er keinen Erfolg, grinste er schelmisch und übernahm seine Aufgaben. Diese Aufgaben waren: vor der Therapie beim Ausziehen mitzuhelfen, während der Therapie den Aufforderungen nachzukommen und entsprechende Rückmeldung zu geben und nach der Therapie beim Anziehen zu helfen.

Es wurde verabredet, dass Moritz zunächst mit den Fingern ohne Besteck essen durfte. Dies konnte Frau K. nur schwer akzeptieren, denn das Essen war mit erheblichem Kleckern und Schmieren verbunden und sie fühlte sich in ihrem ästhetischen Empfinden gestört.

Situation nach etwas mehr als einem Jahr

Es bedurfte fast eines Jahres konsequenter täglicher Therapie, bis Moritz seine Hände einigermaßen mit den Augen verfolgen konnte und sie annähernd dort einsetzen konnte, wo er sie einsetzen wollte. Es reihten sich erst mit Hilfe, dann mit reduzierter Hilfe, die ersten Erfolge aneinander. Das Ausziehen und Anziehen erfolgte in kleinen Schritten und nach und nach erweiterte Moritz sein eigenständiges Können. Mit jedem Erfolgserlebnis wurde er selbstbewusster und ehrgeiziger, mehr zu probieren. Die Mutter war stolz auf ihren Sohn, und das sagte sie ihm auch. Sie ermutigte ihn und forderte von ihm konsequent, möglichst viel alleine zu tun.

Die Spucke lief nur noch bei Erregung aus dem Mund und das Grimassieren wurde weniger. Nach ca. einem Jahr gelang es Moritz, sich überwiegend alleine anzuziehen, Brot mit der Gabel aufzuspießen und zum Mund zu führen. Er versuchte mit dem Löffel zu essen, denn er wollte es den anderen gleichtun. Doch das erwies sich als besonders schwer, denn er konnte die Unterarm- und die Handmuskulatur nicht entsprechend einsetzen. Der Gabel- und der Löffelstiel wurden zur Erleichterung mit Schaumstoffgriffen von einem Fahrradlenker präpariert, auf diese Weise wurden sie griffiger.

Die Mundmotorik verbesserte sich. Er konnte kauen und sein Mundschluss gelang besser. Lange fiel es Moritz schwer, mit der Oberlippe das Essen vom Löffel abzustreifen. Dafür gelang es ihm inzwischen, einen Becher mit beiden Händen zum Mund zu führen und zu trinken. Seine Sprache wurde zunehmend verständlicher und klarer. Mit 10 Jahren ging Moritz in eine Waldorfschule, er konnte inzwischen mit einem etwas dickeren Stift schreiben. Vorwiegend schrieb er jedoch am PC, der mit einer Tastatur mit großen Tasten ausgestattet wurde. Das Dreiradfahren verschaffte ihm einen größeren Bewegungsradius. Er malte ausgiebig Bilder. Alles was er tut, macht er sehr genau und ehrgeizig. Für seine Schularbeiten braucht er allerdings viel Zeit. Seine Leistungen entsprechen dem Niveau der Klasse, doch er muss sich dafür erheblich mehr einsetzen als seine Klassenkameraden. Er braucht trotz der erreichten Fortschritte viel Unterstützung.

Weitere Entwicklung

Moritz hat inzwischen das Abitur gemacht und Informatik studiert. Er interessierte sich für die Entwicklung von Computerspielen, gewann mehrere Male bei Mathematik-Wettbewerben, auch auf europäischer Ebene. Microsoft hat ihn eingeladen und er entwickelt Computerspiele. Moritz hat inzwischen eine eigene Firma gegründet. Er wohnt mit entsprechender Betreuung in einer Wohnung. Dort bewegt er sich ohne Hilfsmittel fort, indem er sich an Möbeln oder Wänden abstützt. Außerhalb der Wohnung fährt er im Rollstuhl.

Die Veränderung des Erziehungsverhaltens der Eltern machte eine konsequente Anwendung der Therapie möglich und verhalf Moritz zu vermehrter Selbstständigkeit und damit zu einer besseren Lebensqualität. Die Mutter konnte akzeptieren, dass Moritz unabhängiger von ihr wurde. Sie konnte ihn zunehmend loslassen.

Im therapeutischen Alltag bringt der beschriebene Prozess in anderen Fällen oft erhebliche Schwierigkeiten und so manches Scheitern der therapeutischen Intervention mit sich. Denn es gelingt nicht allen Eltern, so einsichtig zu sein, wie es die Eltern von Moritz waren, und die erforderliche Konsequenz für sich zu ziehen.

Das Erziehungsverhalten und die Einstellung zu Grundwerten des Zusammenlebens, zu Regeln und Regelmäßigkeit und der Übernahme von Verantwortung für andere sind für die entsprechende Durchführung der Therapie mitentscheidend.

9.3.5 Interaktionen zwischen Eltern und Therapeutin

Die erste Begegnung von Mutter, Kind und Therapeutin – nach Möglichkeit sollte auch der Vater mitkommen – ist eine besondere, werden doch schon zu diesem Zeitpunkt emotionale Weichen für die weiteren Male gestellt. Unbewusste Signale werden über die Körpersprache und die Stimme ausgetauscht. Oft entscheiden Sekunden, ob man zueinander findet.

MERKE

Zahlen verdeutlichen, wie wichtig die erste Kontaktaufnahme zwischen Eltern und Vojtatherapeutin ist. In einem Gespräch machen für die Akzeptanz der Person,

- 60 % die Körpersprache (Gesichtsausdruck, Mimik, Körperhaltung und Bewegung),
- 33 % die Sprache (wie wird gesprochen, ist es eine angenehme Tonlage, eine klare Formulierung, eine entsprechende Farbigkeit und manches mehr, wie z. B. Dialekt),
- und nur 7 % der tatsächliche Inhalt aus (Möller, ➤ weiterführende Literatur).

Es werden Botschaften ausgetauscht, dabei muss die Botschaft das offene Ohr des Empfängers erreichen, sonst redet man aneinander vorbei und Eltern fühlen sich unverstanden. Dies ist z. B. dann der Fall, wenn die Therapeutin fachliche Informationen zur Vojta-Therapie gibt und nicht merkt, dass die Eltern in diesem Augenblick eine emotionale Unterstützung brauchen, weil sie in tiefer Sorge um ihr Kind sind. ➤ Abb. 9.3 zeigt die „unterschiedlichen Ohren".

Mit der ersten Begegnung werden entscheidende Impulse für gegenseitiges Vertrauen gesetzt. Dieses Vertrauen muss im Laufe der Behandlung wachsen und tragfähig werden, denn es kann das Durchführen der Therapie entscheidend beeinflussen.

Saint-Exupéry lässt, als der kleine Prinz den Fuchs auffordert, mit ihm zu spielen, diesen sagen: „Ich

9

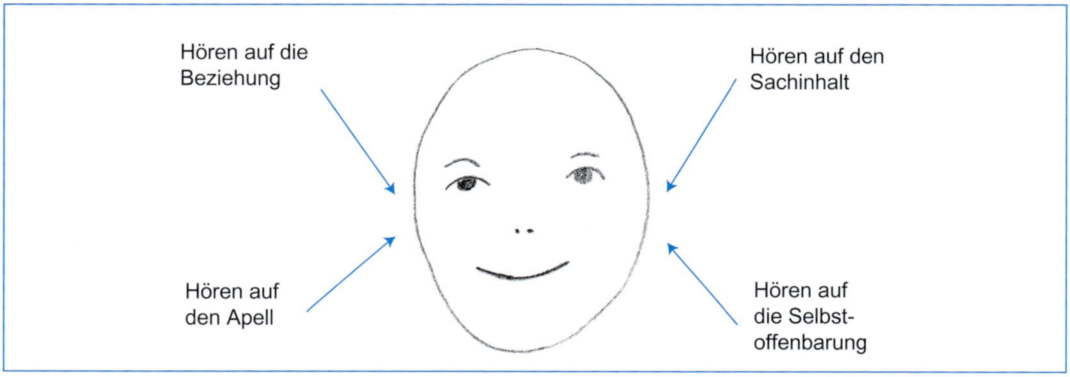

Abb. 9.3 Vier Ohren hören eine Botschaft unterschiedlich. [L286]

kann nicht mit dir spielen, denn du hast mich nicht gezähmt“ (Saint-Exupéry „Der kleine Prinz“). Nicht gezähmt bedeutet so viel wie: Wir sind nicht miteinander vertraut. So könnte auch eine Feststellung am Beginn der Therapie lauten. Vertrauen entsteht, wenn man verlässlich ist und sich angenommen fühlt.

Die Fachkompetenz der Therapeutin spielt dabei – wie oben beschrieben – meist eine untergeordnete Rolle. Das unausgesprochene Anliegen der Mutter ist meist: „Siehst du meine Not, meine Angst! Hilf mir!“ Die Therapeutin wird gefühlsmäßig eingeschätzt: „Kann ich ihr vertrauen? Gibt sie mir Halt? Geht sie gut mit meinem Kind um, werde ich mit meinem Kind angenommen, bin ich willkommen?“ Wir verfügen alle über archaische Fähigkeiten, uns ohne Worte mitzuteilen, aber wir sind uns dessen nur selten bewusst. Erwachsene sind sich häufig ihrer Körpersprache nicht bewusst. Es wird unterschätzt, welchen großen Anteil diese Körpersprache für das Miteinander hat.

MERKE

- Das Bewusstsein denkt und das Unbewusste lenkt. Das Zusammenspiel von beiden macht das Zusammenleben und -handeln aus.
- In der Vojta-Therapie sind Eltern, Therapeuten und Kinder in einer engen Beziehung zueinander.
- „Ein Zehntel wirkt bewusst, Neunzehntel wirken unbewusst und das Unbewusste ist schneller als der Blitz“. (Möller, ➤ weiterführende Literatur).

Erste Kontaktaufnahme in der Therapie

Die Erfahrung zeigt, dass beim ersten Behandlungstermin die Kontaktaufnahme zwischen Therapeutin, der Mutter bzw. den Eltern und dem Kind im Vordergrund steht. Diese Kontaktaufnahme sollte aber durchaus zielgerichtet sein und schließt die Bewegungsanalyse des Kindes ein.

Fragen wie: „Darf ich mein Kind denn fordern, es hat doch so einen ungünstigen Start in diese Welt gehabt?“, oder: „Wenn ich die Vojta-Therapie einsetze, wird dann alles wieder gut?“, zeigen sehr deutlich die innere Zerrissenheit, in der sich die Eltern befinden

Väter stehlen sich häufig aus der Verantwortung, indem sie sagen: „Meine Frau kann das viel besser, außerdem tut mir das Kind so leid und ich bin so sensibel.“ Es wird sehr schnell deutlich, dass nicht wirkliche Sensibilität gemeint ist, sondern die fehlende Bereitschaft, sich auf das Kind mit seinen Problemen einzulassen, und die Entschlossenheit, an der Problemlösung mitzuarbeiten.

MERKE

- Es ist wichtig den Vater, wenn möglich schon zum ersten Termin mit einzubestellen. Auf diese Weise bekommt er die direkte Information über den Befund und die Therapie. Selbst wenn er die Therapie nicht durchführt, kann er seine Frau entsprechend unterstützen.
- Wünschenswert ist es, dass der Vater in die Therapiedurchführung einbezogen wird, z. B., dass er einmal täglich oder am Wochenende die Therapie übernimmt.

Haben die Eltern Vorerfahrungen mit anderen Therapien gemacht, sehen sie die Vojta-Therapie als neue Chance. Das erleichtert den Einstieg.

Eine klare Information durch den Arzt bzgl. Diagnose, Indikation und Prognose sowie über die Vojta-Therapie ist außerordentlich hilfreich. Leider erfolgt diese so wichtige und für Eltern wie für Therapeuten unterstützende Information häufig nicht im erforderlichen Maße. Dadurch fällt besonders der niedergelassenen Vojtatherapeutin die Aufgabe zu, anhand ihrer Untersuchung den Eltern behutsam zu erklären, warum sie bei ihrem Kind die Vojta-Therapie einsetzt. Denn ohne eine entsprechende Befunderhebung lässt sich kein Therapieziel formulieren und die Therapie nicht begründen. Die Therapeutin braucht dafür Sicherheit und Erfahrung in der Vojta-Therapie.

Eltern kommen häufig durch ungenaue Vorinformationen verunsichert zur Therapeutin. Besonders dann, wenn **unreflektiert Vorurteile** durch Außenstehende weitergegeben werden. Auf diese Weise ist schon gleich zu Beginn ein Wermutstropfen des Zweifels mit auf den Weg gegeben worden, der das Zusammenfinden erschwert (➤ 9.3). Auch die ärztliche Auskunft an die Eltern: „Machen Sie mit Ihrem Kind ein bisschen Gymnastik“ ruft nicht gerade die Vorstellung hervor, intensiv und gezielt mit einem Kind arbeiten zu müssen.

9

MERKE

- Eine umfassende Vorinformation für Eltern über Diagnose und die Chancen und Grenzen der Vojta-Therapie erleichtern den Einstieg bei der Therapeutin.
- Unreflektierte Vorurteile außenstehender Personen verunsichern Eltern und erschweren den Therapieeinstieg.
- Die Therapeutin braucht eine emotionale Distanz zu den Eltern und dem Kind, damit sie ihre fachliche Kompetenz gezielt einsetzen kann.

Grundordnung der therapeutischen Interaktion

PRAXISTIPP

Folgende Grundordnung der therapeutischen Interaktion hat sich bewährt:

- Sorgen Sie für eine entspannte Atmosphäre.
- Für Zuhören und Reden sollte man allen Beteiligten nahezu gleiche Anteile einräumen, dies gilt natürlich für die Erwachsenen, doch sollte auch das Kind, ja selbst der Säugling, angemessene Äußerungsmöglichkeiten erhalten. Ein größeres Kind lernt auf diese Weise auch zuzuhören, denn es erfährt, dass seine Mitteilungen ernst genommen werden.
- Bleiben Sie bei sich und bei der Sache und verlieren Sie den Inhalt nicht aus den Augen.
- Schweigen Sie, wenn es erforderlich ist, und lassen Sie schweigen, damit bohrende Fragen vermieden werden.
- Geben Sie Eltern die Möglichkeit zum Fragen, ohne sie zu bedrängen, warten Sie lieber, bis sie selbst ein Bedürfnis zum Fragen haben.
- Lassen Sie alle Beteiligten erfahren, dass größtmögliche Offenheit weiterführt
- Beachten Sie die Gleichwertigkeit der Partner Eltern, Kind und Therapeutin.
- Formulieren Sie erreichbare Ziele.
- Vereinbaren Sie verbindliche Absprachen.
- Entwickeln Sie gemeinsame Strategien, um sich dem Therapieziel anzunähern.
- Es sollten nicht mehr als drei, maximal vier Personen einschließlich der Therapeutin sein, die die Therapie mit dem Kind durchführen, denn das Kind sollte die Möglichkeit haben, sich auf konstante Bezugspersonen einzustellen
- Vereinbaren Sie regelmäßige Termine, die in der ersten Zeit der Therapie kurze Abstände haben sollten.
- Ebenso sollte das Einhalten von Bedingungen besprochen werden, die einem Therapievertrag entsprechen (➤ 9.2).

Erste Behandlungen: gezieltes Vorgehen

Ein bewegungsgestörtes Kind braucht, wie alle Kinder, **konkrete erlebbare Situationen,** in denen es sich selbst im Miteinander und in der Auseinandersetzung mit anderen erfährt. Die Durchführung der Therapie kann eine solche sein.

PRAXISTIPP

In der Praxis zeigt sich immer wieder, dass **sich wiederholende Regelmäßigkeiten** in der Vorgehensweise einstellen. Der folgende Überblick zeigt, was bei der Anleitung der Eltern hilfreich ist.

Erster Termin

Beim ersten Termin steht im Vordergrund:

- Gegenseitiges Kennenlernen
- Diagnostik: Analyse der Haltungs- und Bewegungsmuster mit einem schriftlich festgelegten Befund.
- Formulierung des Therapieziels verbal und schriftlich für einen überschaubaren Zeitraum z. B. ca. acht Wochen bis drei Monate.
- Elterngespräch mit Eingehen auf Fragen der Eltern
- Anleitung für das Handling bei Säuglingen wie: Aufnehmen, Hinlegen, Tragen, Wickeln, Stillen, Füttern u. a. Ansprechen des Kindes z. B. während des Ausziehens, vor, während und nach der Therapie.

Zweiter und dritter Termin

Beim zweiten und dritten Termin steht in der Regel Folgendes an:

- Eltern können zwischenzeitlich aufgetretene Fragen stellen.
- Die Therapeutin findet heraus, mit welcher Ausgangslage und mit welcher Zonenkombination die Reflexlokomotion am besten zu aktivieren ist.
- Die Therapeutin bezieht das Kind ein. Es bekommt verbal und über die Hände die entsprechende Rückmeldung, was schon ganz gut klappt und was noch nicht. Das größere Kind wird gleich zu Anfang aufgefordert mitzuhelfen. Es bekommt z. B. Aufträge wie: „Leg dich auf den Bauch oder hilf mit, deinen Arm nach vorn zu legen." Wenn das Kind der Aufforderung folgt, braucht es Anerkennung: „Das hast Du gut gemacht."
- Für die Mutter/Bezugsperson wird eine gute Arbeitshaltung und ein passender Arbeitsplatz mit der entsprechenden Tischhöhe für zuhause besprochen.
- An einer Therapiepuppe wird ihr gezeigt, wie sie vorgehen soll und woran sie sich orientieren kann, damit die erforderliche Ausgangslage erreicht wird.

- Es wird der Mutter/Bezugsperson im Einzelnen gezeigt, an welcher Stelle die rechte und linke Hand zufasst und wie der eigene Körper einzusetzen ist. Ihr wird empfohlen, sich Stichworte aufzuschreiben oder sich eine Skizze anzufertigen. Dies wird bewusst der Mutter/Bezugsperson überlassen, da man besser behält, was man sich selbst aufschreibt.
- Es ist ratsam, erst nach der Vorinformation das an der Therapiepuppe erfahrene Vorgehen am Kind umzusetzen. Dabei führt die Therapeutin die Hände der Mutter/Bezugsperson. Hierbei bekommt die Therapeutin schon einen Eindruck, an welcher Stelle noch Hinweise gegeben werden müssen und wo Hilfe benötigt wird.
- Schon von Anfang an wird die Mutter angeleitet, die Lokomotionsmuster von beiden Seiten zu aktivieren. Sie lernt dabei, dass möglicherweise beide Seiten unterschiedlich reagieren.
- Um Eltern nicht zu überfordern, sind manchmal täglich zwei „Übungen" oder sogar nur eine, diese jedoch konsequent und in guter Qualität, durchzuführen besser als z. B. drei und diese in weniger guter Qualität.
- Auf die verbale Kommunikation mit dem Kind vor, während und nach der Therapie achten und den Eltern die Bedeutung für die Sprechentwicklung erklären.
- Zum Schluss wird die tägliche Dosierung für zuhause besprochen und begründet. Die erforderliche Frequenz und die Auswahl der einzelnen Übungen werden festgelegt.
- Mit größeren Kindern werden Regeln vereinbart. Die Aufgabe und das Behandlungsziel bis zum nächsten Termin werden abgesprochen, z. B.:
  - einen Arbeitsplatz finden
  - die eigene Körperhaltung bewusst einsetzen
  - mit dem Kind zusammen die Ausgangslage erarbeiten
  - eine oder zwei Zonen finden und tasten, evtl. auch schon auslösen, Merkmale zur Beurteilung der Bewegungsmuster werden mitgegeben
  - Beim dritten Termin wird aufgearbeitet, welche Fragen und Schwierigkeiten in der Zwischenzeit aufgetreten sind.
  - Es wird gemeinsam mit dem Kind die Durchführung zuhause, in der Ambulanz oder Praxis wiederholt, bestätigt bzw. korrigiert und ggf. erweitert.
  - Das Therapieziel immer wieder am Beginn und am Ende der Therapiesitzung im Gespräch mit den Eltern aufnehmen, dies gilt auch für alle weiteren Sitzungen.

Aus der Praxis

David, sieben Monate – zentrale Koordinationsstörung

Situation zu Beginn der Therapie

Frau P. war bisher zweimal mit ihrem 7 Monate alten Säugling David bei der Vojta-Therapeutin, und sie hatte die Aufgabe, zu Hause mit ihrem Kind die Ausgangslage des Reflexkriechens einzunehmen, bei der sich das Bein der Gesichtsseite über dem Tischrand befindet.

Erster Termin

Die Aufgabe war wie folgt formuliert:

- Mit der rechten Hand den Kopf in der Ausgangslage seitlich auf der Stirn führen.
- Den Ellenbogen auf der Gesichtsseite in Höhe der Nase auf dem Tisch mit Hilfe ihres Körpers zu halten.
- Mit der linken Hand die Zone auf der gesichtsseitigen Beckenseite auslösen.

Ihre Vorgehensweise sollte Frau P. mit ruhiger Stimme begleiten. Zudem sollte sie auf die folgenden Beobachtungsmerkmale achten:

- Ob der Kopf seitlich auf der Stirn liegen bleibt und die Nase frei ist. Frau P. konnte die Auflage des Kopfes sehen und ggf. den Kopf wieder richtig einstellen.
- Ferner sollte kein Hohlkreuz entstehen, hierfür war die linke Hand verantwortlich, die das Becken entsprechend führen musste und die Spinazone auslösen sollte.

Zweiter Termin

Frau P. sagte, es sei ihr schwer gefallen, mit beiden Händen Unterschiedliches auszuführen. Wenn sie den Kopf ihres Sohnes beobachtete und seine Lage einstellte, hätte sie vergessen, ihre linke Hand einzusetzen. David sei dann immer weggerutscht, aber sie hätte es wiederholt probiert. Viermal täglich hätte sie nicht behandelt, allenfalls zweimal.

Frau P. zeigt, wie sie zuhause mit David gearbeitet hat, dabei bleibt David recht gut (seitlich auf der Stirn) liegen. Er schreit zwar und protestiert, weil ihm offensichtlich die Lage nicht passt, doch da Frau P. ruhig bleibt und mit ihm redet, steigert er sich nicht in sein Schreien. Sein

Unmut ist jedoch unüberhörbar. Frau P. antwortet auf die Frage, wie sie sich beim Schreien ihres Kindes fühle, erstaunlich klar: „David äußert auch in anderen Situationen, die ihm nicht passen, Unmut. Das darf er, denn schließlich muss er auch akzeptieren lernen, dass man sich manche Aufgaben nicht aussuchen kann, die müssen eben gemacht werden." Sie fügte hinzu: „Solange wir beide eine solche Situation gemeinsam bewältigen können, wird es ihm wohl auch nicht schaden." Diese Einstellung der Mutter erleichterte der Therapeutin die Korrektur der Kopfführung und die Auslösung der Beckenzone. Um sich weiter mit dem Reflexkriechen vertraut zu machen, behandelt Frau P. von jeder Seite noch einmal, dann wird die Therapie für dieses Mal beendet. David beruhigt sich schnell und interessiert sich für ein Spielzeug.

Hausaufgabe

Für Zuhause bekommt Frau P. die Aufgabe, von jeder Seite dreimal zu aktivieren und dies auch ohne Pausen durchzuführen. Sie wird bestärkt in ihrem Vorgehen und zu viermal täglicher Therapie aufgefordert. Als Beobachtungsmerkmale wurden ihr, wie beim letzten Mal, Hinweise für Kopf und Lendenwirbelsäule mitgegeben, und außerdem sollte sie auf die Streckung der Halswirbelsäule achten. Diese konnte sie daran erkennen, dass sich der Abstand zwischen den Schultern und den Ohren vergrößerte und sich die Einziehung zwischen Halswirbelsäule und Kopf ausglich.

Jedes Mal nach Beendigung der Therapie sollte Frau P. David auf den Bauch legen und beobachten, ob er Funktionen, die in der Therapie aktiviert wurden, in seiner spontanen Motorik einsetzt. Beispielsweise, ob er sich auf seine Ellenbogen stützt und ob die Halswirbelsäule besser gestreckt und das Hohlkreuz ausgeglichener ist.

Ausblick

Bei den weiteren Terminen, die zu Beginn zwei- bis dreimal wöchentlich vereinbart wurden, konnte Frau P. jedes Mal ein ergänzender Baustein für die Therapie mitgegeben werden. Innerhalb von 2 Wochen umfasste das Therapieprogramm das Reflexkriechen und das Reflexumdrehen aus der Rückenlage, angepasst an Davids Problemstellung. Das Reflexumdrehen aus der Seitenlage wurde mit der Therapeutin zusammen eingesetzt und sollte als nächstes auch zuhause erfolgen.

Frau P. wurde von Mal zu Mal sicherer und sie stellte fest, wenn sie zuhause viermal behandelte, dass das dritte und vierte Mal leichter und schneller abliefen. Diese Beobachtung bestärkte sie, viermal zuhause zu behandeln. Frau P. beobachtete allerdings, dass der Tagesablauf sehr durch die Therapie bestimmt wurde und es einer Planung bedurfte, um die Therapieangebote entsprechend über den Tag zu verteilen. Ihre Bewegungsfreiheit für spontane Besuche oder einen Stadtbummel sei durch die Therapie eingeschränkt.

9.4 Erschwernisse bei der Umsetzung der Vojta-Therapie

Nach Vojta zu therapieren, ist intensive Arbeit für das Kind und seine Eltern. Es ist intensive Arbeit für das Kind, das mehrfach täglich an seine Leistungsgrenze geführt wird, und intensive Arbeit für die Eltern, die die Therapie konsequent durchführen sollen. Deshalb wird die Therapie oftmals als hart bezeichnet und vielleicht auch so empfunden. Es fällt vielen Eltern nicht leicht, ihrem Kind und auch sich selbst diese **Leistung** abzuverlangen. Erschwerend kommt hinzu, dass ihr privates Umfeld häufig die Therapiedurchführung und damit den Therapieerfolg erschwert. Denn Eltern, die sich für die Vojta-Therapie entscheiden, stoßen in ihrem Umfeld sehr oft auf Unverständnis und Kritik, weil sie ihr Kind nicht nur fördern, sondern in erheblichem Maße auch fordern. Sie fühlen sich dabei einer eher emotionalen, manchmal auch mit Vorurteilen besetzten und weniger sachlichen Argumentation ausgesetzt, der sie sich zunächst nicht gewachsen fühlen, denn gegen Vorurteile lässt sich nicht argumentieren.

9

9.4.1 Vorurteile aus dem Umfeld

Eltern sehen sich oft dem Vorwurf ausgesetzt, dass sie ihr Kind quälen und ihm psychischen Schaden zufügen. Gerade zu Beginn der Therapie können solche Unterstellungen erheblich verunsichern und belasten. Es entsteht dann gar zu leicht eine Ambivalenz zwischen der Einsicht vom Kopf und der Ablehnung vom Herzen, wie das folgende Beispiel zeigt.

Aus der Praxis

Clara, sieben Monate – zentrale Koordinationsstörung (ZKS), rechts betont

Die Mutter eines bewegungsgestörten Kindes schilderte diese Ambivalenz zwischen Verstand und Emotion folgendermaßen: „Jedes Mal, wenn ich von der Therapeutin weggehe und ich gesehen habe, wie positiv mein Kind reagiert hat, wie es nach der Therapie seine durch die Bewegungsstörung stark eingeschränkte Hand eingesetzt hat und wie logisch die Erklärung der Therapeutin war, bin ich mit mir im Reinen und meine Gefühle sind positiv. Bin ich dann zuhause alleine auf mich gestellt, gelingt mir die Anwendung der Therapie zunächst noch mit dem entsprechenden Elan und positiven Gefühlen. Je länger jedoch der Abstand bis zum nächsten Termin bei meiner Therapeutin ist, desto schwerer tue ich mich, da ich noch nicht so geübt im Anpassen der Therapie bin. Außerdem hängt das Gelingen der Therapie sehr von meiner Tagesform und der meiner Tochter ab.

Am Schlimmsten ist es aber, wenn meine Schwiegermutter, die im selben Haus wie wir wohnt, dazu kommt, wenn ich mit meinem Kind turne. Sie macht mir immer wieder Vorhaltungen, was ich da mit dem Kind mache, das könne doch nicht gut sein. Ein so kleines Kind so zu fordern – unsere Tochter ist 7 Monate alt – könne doch nicht gut sein. Sie hätte von einer Bekannten gehört, die wiederum von einer Freundin berichtete, dass ein Arzt gesagt hätte, man solle Kindern nicht gegen ihren Willen etwas abverlangen.

Augenblicklich überfallen mich Schuldgefühle und ich fühle mich schlecht, und mein Kopf, der zwar noch die sachliche und logische Erklärung der Therapeutin gespeichert hat, kann nicht mehr über meinen Gefühlen stehen. Ich kämpfe mit den Tränen, und meine Tochter spürt meine Verzweiflung. Dann klappt auch die Therapie nicht mehr.

Meine Therapeutin kann ich glücklicherweise jederzeit anrufen und bekomme baldmöglichst einen neuen Termin. Sehr hilfreich war der Rat, den mir meine Therapeutin gegeben hat. Sie riet mir, alleine mit meinem Kind zu turnen und Unbeteiligte nicht zuzulassen: ‚Machen Sie einfach die Tür zu und sagen Sie, das ist eine gemeinsame Angelegenheit zwischen meiner Tochter und mir. Wenn wir fertig sind, stehen wir gerne zur Verfügung. ‘ Diese Vorgehensweise entlastet mich sehr und schützt mich vor obiger Verunsicherung.

Anfänglich waren meine Schwiegermutter oder auch Freunde beleidigt, doch inzwischen respektieren sie meine konsequente Haltung."

9.4.2 Unsensible Äußerungen Außenstehender

Die Zweifel, die von vermeintlich gutmeinenden Außenstehenden gesät werden, hinterlassen Spuren. Bemerkungen von anderen Eltern wie: „Ich mache auch Krankengymnastik mit meinem Kind, aber Gott-sei-Dank reicht bei meinem Kind eine andere Therapie", beinhalten die Botschaft: Dein Kind muss ja ganz schön schlimm dran sein, wenn es eine so intensive Therapie braucht. Für Eltern, die sowieso schon in Sorge um ihr Kind sind, sind solche Äußerungen nicht sehr hilfreich. Oder es wird von „sanften" Therapien berichtet, die den gleichen Erfolg hätten, und den Vojta-Eltern wird ein schlechtes Gewissen eingeredet, da sie ja offensichtlich nicht sanft mit ihrem Kind umgehen.

9.4.3 Leistung der Eltern

Eltern, die ihr Kind mit der Vojta-Therapie behandeln, leisten sehr viel. In der Regel tragen Mütter die

Hauptlast, sie sind es, die das Kind täglich behandeln und den Tagesablauf organisieren. Väter, die sich den Anforderungen der täglichen Therapie stellen, sind eher die Ausnahme. Eine Mutter, die ihr Kind konsequent behandelt hat, fasste ihren Einsatz wie folgt zusammen: „Die Behandlung meines Kindes erforderte:

- Kraft und Stärke,
  - weil ich als Co-Therapeutin psychisch und physisch gefordert war und ebenso von meinem Kind große Leistung verlangte und es häufig an seine Leistungsgrenze führte,
  - weil ich häufig auf Aktivitäten verzichten musste, woraus andere Eltern mit Kleinstkindern Kraft schöpfen können, z. B. Krabbelgruppe, private Treffen im Freundeskreis mit offenen Abenden, Aktivitäten an Wochenenden mit Freunden und viele andere Aktivitäten, die alle Ausnahmen bei der konsequenten drei bis viermal täglichen Anforderung bedeuten würden,
  - weil sich in der Familie, insbesondere mit dem Partner, eine andere Definition von Rollenvorstellungen und Aufgabenverteilungen ergeben hat,
  - weil ich aushalten musste, wenn der sensible Punkt der Therapie etwa vom Partner anders betrachtet oder durchgeführt wurde.
- Überzeugung und Durchhaltevermögen:
  - In schwierigen Therapiephasen überfielen mich Zweifel an meinem Tun und meine Überzeugung wurde immer wieder auf die Probe gestellt.
  - In der Auseinandersetzung mit Unverständnis, Kritik und Anfeindungen seitens anderer Eltern oder anderer am Erziehungs- oder Therapieprozess beteiligter Menschen, wie Erzieherinnen, andersdenkender Therapeuten in Kindergarten und Schule und Beraterinnen in Frühförderzentren. Diese Auseinandersetzungen, die oft über viele Jahre hinweg andauerten, hatten als Folge nicht selten anhaltende Schuldgefühle.
- Enormes Organisationstalent:
  - Ich musste äußerst viel organisieren, um die höheren Anforderungen an die Regelmäßigkeit in der Alltagsgestaltung zu gewährleisten, auch im Hinblick auf die Organisation einer Betreuung für die beiden Geschwisterkinder während der Turnzeiten.
  - In allen vom Alltag abweichenden Situationen wie Urlaub, mehrtägigem Besuch bei Freunden oder der Familie galt es, Bedingungen für die Durchführung der Therapie zu schaffen. Diese Anforderungen fielen in die Zeit, in der ich ohnehin gefordert war, mich mit der Behinderung meines Sohnes auseinander zu setzen und mit seinem Anderssein zu leben. Es war eine Gratwanderung täglicher Entscheidungen: Wo kämpfe ich und wo ist es klüger, die Dinge als gegeben hinzunehmen?"

9.4.4 Vorbelastung bei Komplikationen

Normale Schwangerschaft

Normalerweise entsteht während der Schwangerschaft eine enge Verbundenheit zwischen Mutter und Kind, eine ständige Zwiesprache erfolgt auch durch die körperliche Interaktion. Die Mutter gibt dem Kind Halt, Nahrung und emotionale Wärme, damit es gedeihen kann. Das Kind bewegt sich in dem geschützten intrauterinen Raum und signalisiert der Mutter: Hier bin ich, ich wachse und stütze mich bei dir ab, du gibst mir Orientierung und Begrenzung.

Diese Symbiose ist gepaart mit der freudigen Erwartung der Mutter auf den Augenblick der Geburt. Dann kann sie endlich das Kind in die Arme schließen und es sehen, mit den Händen fühlen und sich ihr Kind unverwechselbar einprägen. Diese erste Phase nach der Geburt ist für Mutter und Kind außerordentlich wichtig, denn auch das Kind prägt sich seine Mutter ein. Diese Einprägung geschieht vorwiegend über den Geruch. Mit diesen ersten Sinneseindrücken verbindet sich ein Wiedererkennungswert: Das ist mein Kind, das ist meine Mutter.

Auch in der weiteren Entwicklung des Kindes dauert diese enge Verbundenheit noch lange Zeit an. Die Durchtrennung der Nabelschnur, der erste Atemzug mit dem ersten Schrei bedeutet für das Kind den ersten Schritt auf dem Weg ins eigenständige Leben.

Komplikationen in der Schwangerschaft

Treten Komplikationen in der Schwangerschaft auf, so ist diese Zweisamkeit belastet. Eine Mutter spürt ängstlich zu ihrem Kind hin und achtet auf jede kleine Unregelmäßigkeit. Kommt es gar zu einer **Frühgeburt,** so wird die Symbiose künstlich beendet und Kind und Mutter müssen aus medizinischen Gründen getrennt werden. Die Phase der ersten Prägung kann nicht zustande kommen, **Verlust, Trauer,** evtl. auch **Schuldgefühle** breiten sich unbewusst aus. Sie werden aber, wenn überhaupt, meist erst nach langer Zeit geäußert. Man kann gar zu oft beobachten, dass diese Gefühle ein Überbehüten des Kindes und Fernhalten von Forderungen zur Folge haben. Es ist der unbewusste Versuch einer Wiedergutmachung für erlittene Verluste und frühes Leid zu beobachten.

Abgesehen von den bei manchen Frühgeborenen oft über längere Zeit auch zuhause vorzunehmenden Maßnahmen, wie Monitoring, zusätzliche Sauerstoffgaben oder Nahrungszuführung über eine Magensonde, ist durch die Unreife der Atmungsorgane (bronchopulmonale Dysplasie) eine erhöhte Anfälligkeit für Infekte der Atemwege ein dauerhaftes Problem. Ein Infekt kann wiederum eine starke Beeinträchtigung des Allgemeinzustands bedeuten. Klinikaufenthalte können sich häufen. Die Eltern kommen aus der Spirale der Angst und Sorge um ihr Kind und der vermeintlichen Unfähigkeit, das Kind zu beschützen, kaum heraus.

Der Schlaf-wach-Rhythmus stellt sich u. U. erst nach vielen Monaten ein, sodass eine ungenügende Nachtruhe noch zu dem ohnehin schon strapazierten psychischen und physischen Zustand der Mutter hinzukommt. Das Essen bleibt sehr oft ebenfalls problematisch, ein Grund dafür ist sicher auch, dass das Kind nicht erfahren konnte, dass Stillen einen sehr differenzierten Einsatz der Mundmotorik bedurfte und dass Nahrungsaufnahme Anstrengung und gezielten Einsatz des ganzen Körpers bedeutet.

Bewegungsstörungen in unterschiedlicher Ausprägung sind bei **Frühgeborenen** sehr häufig und eine Vojta-Therapie ist dann angebracht. Zu der bereits belastenden Grundsituation kommt dann auch noch die Belastung durch die Therapie. Alte Wunden der frühen Zeit können wieder aufbrechen und diese nicht verarbeitete Zeit wieder präsent werden lassen. Gar zu leicht wird dann der Therapie die Schuld an dem Ungemach gegeben und die negativen Gefühle werden in sie projiziert. Es bedarf einer besonders einfühlsamen Elternführung, damit dem Kind die Therapie nicht vorenthalten wird und die Eltern, besonders die Mutter, gestützt werden.

Komplikationen bei der Geburt

Treten Komplikationen bei der Geburt zum errechneten Zeitpunkt auf oder sind Notfallmaßnahmen, wie ein Kaiserschnitt, erforderlich, wird die Verbundenheit zwischen Mutter und Kind ebenfalls jäh beendet und banges Hoffen und Angst ergreifen die Mutter. Wird bei dem neugeborenen Kind eine Fehlbildung oder eine Behinderung festgestellt, so ist die Verzweiflung groß, und die Frage nach entsprechenden Therapien wird gestellt, die dem Kind ein möglichst normales Leben gewährleisten. Die Vojta-Therapie ist in vielen Fällen angezeigt und gibt den Eltern eine Perspektive und neue Hoffnung.

Aus der Praxis

Säugling – Spina bifida

Zitat einer Mutter mit einem Kind, das mit Spina bifida, einem „offenen Rücken", geboren wurde: „Erst habe ich die Mitteilung der Ärzte nur wie durch einen Nebel aufgenommen. Ich glaube, ich hatte so etwas wie einen Schock oder war es nur ein Selbstschutz? Erst im Alltag und durch die vielen Untersuchungen und Eingriffe wurde mir allmählich das Ausmaß der Fehlbildung klar und ich ahnte die Auswirkungen.

Die Vojta-Therapie empfand ich als große Chance, denn ich konnte meiner Tochter ein gezieltes Angebot machen. Durch die Therapie bekamen wir eine Zukunftsperspektive und konnten Hoffnung schöpfen. Es wurde meinem Mann und mir auch deutlich gesagt, dass unsere Tochter behindert bleiben wird, jedoch zum Laufen kommt. Die Prognose mit der Vojta-Therapie war günstig, deshalb entschloss ich mich für die Therapie."

9

9.4.5 Akzeptieren der „anderen Einzigartigkeit"

Ein chinesisches Sprichwort sagt: „Solange du dem anderen sein Anderssein nicht verzeihen kannst, bist du weit ab vom Weg der Weisheit".

Jedes Kind ist durch seine von der Natur gegebene Variabilität einmalig. Das Akzeptieren dieser Eigenart des Kindes ist die Bedingung für eine erfolgreiche Therapie.

Ein behindertes Kind weicht in vielen Bereichen von der vertrauten Norm ab und diese Abweichungen vom Spektrum der Norm können u. U. zunächst befremden. Das Kind ist jedoch genauso einzigartig wie jedes gesunde Kind. Seine Einzigartigkeit wird jedoch als Andersartigkeit empfunden. Es bleibt häufig in dieser Andersartigkeit Außenstehenden verschlossen. Eltern gelingt es in der Regel sehr gut, das Kind so wie es ist zu akzeptieren und zu respektieren. Jedoch müssen sie ebenso akzeptieren, dass viele Ziele, die gesunde Kinder erreichen, für ihr behindertes Kind unerreichbar bleiben.

Es ist umso wichtiger, die individuellen Chancen und Möglichkeiten eines Kindes in den Vordergrund zu stellen. Durch Ermutigung und Anerkennung seiner körperlichen Leistung kann das Verhalten positiv konditioniert werden. Es ist jedoch immer wieder zu beobachten, dass überwiegend die Defizite im Vergleich zu gesunden Kindern gesehen werden und nicht in erster Linie die individuellen Möglichkeiten, die mit der Therapie unterstützt und neu eröffnet werden können. Wird das Kind in den Augen der Eltern oder auch der Therapeuten ständig durch die Brille des Mangels gesehen, genügt es letztendlich den Anforderungen nie. Ändert sich diese Sicht nicht, so verfestigt sich der daraus resultierende Mangel an Selbstvertrauen und Selbstbewusstsein.

MERKE

Wird ein Kind von Eltern und Therapeuten nur durch die Brille des Mangels gesehen, genügt es letztlich nie den Anforderungen. Ein Kind erlebt sich dann durch die Spiegelung der Erwachsenen als mangelhaft, sein Selbstvertrauen und sein Selbstbewusstsein leiden.

Eltern müssen durch die Bewegungsstörung ihres Kindes u. U. ihr gesamtes Leben umstellen. Die Akzeptanz und der Umgang mit dem Kind ist ein Lernprozess, der Zeit braucht.

In der Regel sind Eltern, wenn sie ein Kind erwarten, in freudiger Erwartung, machen Pläne, haben Hoffnungen und Wünsche an den neuen Erdenbürger. Es wird natürlich davon ausgegangen, dass das Kind gesund ist und sich normal entwickelt. Bei einer Behinderung oder Entwicklungsstörung kann das Kind diesen Vorstellungen jedoch nicht entsprechen. Es ergeht ihnen dann ähnlich wie in dem folgenden Beispiel von Emely Perl Kinsley.

Emely Perl Kingsley (➤ weiterführende Literatur) vergleicht die freudige Erwartung auf das Kind und die damit verbundenen Planungen mit einer Traumreise. Der ursprüngliche Text wird leicht verändert wiedergegeben.

In der Vorbereitungszeit werden Reiseführer gekauft und wunderbare Pläne gemacht. Hat man sich doch diese Reise schon so lange gewünscht. Alles ist sehr spannend und aufregend. Nach einigen Monaten intensiver Einstimmung kommt schließlich der Tag der Abreise, die Koffer sind gepackt, es geht zum Flughafen und das Flugzeug hebt ab. Einige Stunden später landet das Flugzeug, die Stewardess kommt in die Kabine und sagt: „Wir sind auf einer fremden noch unbekannten Insel gelandet. Wir hatten Schwierigkeiten mit den Turbinen und sind froh, dass wir die Maschine landen konnten. Sie werden sich darauf einrichten müssen, auf dieser Insel zu bleiben, denn es gibt keine Möglichkeit, von hier wegzukommen."

Aber wieso, werden Sie sagen, wir wollten doch in die Karibik, es war unser Lebenstraum dorthin zu reisen. Jetzt müssen Sie sich vollkommen neu orientieren, die Sprache der Insel lernen, Kontakte zu den Eingeborenen aufbauen und Überlebensstrategien entwickeln. Sie treffen auf Menschen, die Sie sonst nie kennen gelernt hätten und auf andere Lebensgewohnheiten. Sie freunden sich mit anderen Mitreisenden an, mit denen Sie sonst nicht in engeren Kontakt gekommen wären und werden Schicksalsverbündete. Alles ist langsamer und mühsamer als ein Urlaub in der Karibik.

Nachdem Sie eine Weile dort leben und wieder zu Atem gekommen sind, schauen Sie sich um und merken, dass die Insel voller Naturerlebnisse steckt, dass Tiere und Pflanzen wunderschön sind und dass auch auf dieser Insel die Sonne scheint.

Aber fast alle Mitreisenden, die Sie kennen lernen, waren schon mindestens einmal in der Karibik und sie prahlen mit der wunderschönen Zeit, die sie dort verlebt haben. Sie werden sagen: „Ja, dorthin wollten wir auch reisen, das hatten wir geplant." Der Schmerz darüber wird niemals vergehen, weil der Verlust dieses Traums ein sehr bedeutsamer ist.

Wenn Sie aber den Rest Ihres Lebens damit verbringen, über diese Tatsache zu trauern, werden Sie niemals fähig sein, die ganz besonderen Dinge auf dieser Insel zu genießen. Ebenso kann es Eltern gehen, die sich ein gesundes Kind gewünscht haben und sich der Realität der Behinderung stellen müssen.

Die Einsicht der Eltern, in die Fehlentwicklung ihres Kindes einzugreifen, ist besonders in der Säuglingszeit erschwert. In dieser Zeit ist zwar das physiologische Zeitfenster für die sensomotorische Entwicklung am weitesten geöffnet, jedoch ist in vielen Fällen das **Ausmaß und die Auswirkungen einer sich entwickelnden Behinderung** noch nicht voll zu erkennen. Eltern sind aber häufig schon in den ersten Lebensmonaten eines Kindes aufgefordert, auch ohne diese Einsicht zu handeln.

Ein behindertes Kind empfindet in den ersten Lebensjahren sein Anderssein nicht bewusst. Es sind die Erwachsenen, die die Einschränkung seiner körperlichen Möglichkeiten registrieren. Sie entscheiden über die Anwendung der Therapie mit der Hoffnung, ihm ein eigenständiges Leben mit einer entsprechenden Lebensqualität zu eröffnen.

9.5 Besondere Chancen mit der Vojta-Therapie

Die Vojta-Therapie kann schon als Frühtherapie in einer Zeit eingreifen, in der die Plastizität der neuronalen Strukturen am größten ist. Dieses Einwirken ist am erfolgreichsten, wenn es in Entwicklungsphasen erfolgt, in denen das Zeitfenster für bestimmte sensomotorische Funktionen weit geöffnet ist. So z. B. im ersten Trimenon für den Symmetrischen Ellenbogenstütz.

Die Vojta-Therapie unterstützt nicht nur den Rehabilitationsprozess, sondern kann durch die gemeinsame strukturierte Zusammenarbeit auch die psycho-soziale Entwicklung eines Kindes unterstützen. Eltern erfahren in der Regel erst mit der Zeit, welche **Chancen** sich für die Entwicklung der Persönlichkeit ihres Kindes ergeben. Gerade weil ein Höchstmaß an gemeinsamer Leistung abverlangt wird, entsteht eine intensive Beziehung und Bindung zwischen Kind und Mutter oder Vater.

Ein Kind lernt und erfährt,

- gemeinsam zu handeln,
- persönliche Grenzen bei sich und andern zu respektieren,
- mit Konzentration und Ausdauer erreichbare Ziele zu verfolgen,
- mit Stress umzugehen,
- Sozialverhalten.

Gemeinsames Handeln erlernen

In der Vojta-Therapie werden im eigentlichen Sinne des Wortes „Handeln" die Hände gebraucht. Die gemeinsame Durchführung der Therapie erfordert Anfassen, Führen, Fühlen, Halt geben, und dies geschieht vorwiegend mit den Händen und mit dem Körper. Beim Einnehmen der Ausgangsposition kann man von einem größeren Kind zwar Mithilfe erwarten, doch um die eingenommene Körperposition während der Aktivierung beizubehalten, bedarf es der Führung durch die Therapeutin oder die Eltern. Der Säugling muss immer vom Erwachsenen in die Ausgangsposition gelegt werden und während der Aktivierung in dieser Position gehalten werden. Es entsteht eine Interaktion zwischen Behandler und Kind.

Persönliche Grenzen respektieren

Die Vojta-Therapie bedeutet körperliche und emotionale Nähe und die Bereitschaft, sich aufeinander einzulassen. Berührungsängste verhindern ebenso wie unsensibles Vorgehen ein angemessenes Miteinander. Ausloten von Leistungsgrenzen ist erforderlich, um dem Kind eine Chance zu geben, sich sensomotorisch und emotional weiterzuentwickeln. Dabei müssen persönliche Grenzen respektiert werden, wenn z. B. Eltern in ihren Möglichkeiten, die Therapie in vollem Umfang einzusetzen, begrenzt sind. Nachfolgend wird dazu ein Beispiel aufgezeigt.

Aus der Praxis

Patrick, neun Monate – Hemiparese links

Frau A. hatte immer wieder Schwierigkeiten, die Ausgangsposition des Kindes im Reflexkriechen lange genug zu halten. In dem Augenblick, in dem ihr Sohn Patrick anfing zu protestieren, ließ sie ihn los, unabhängig davon, ob die Bewegungsantwort erfolgt war oder nicht. Sie begründete ihr Vorgehen damit, dass sie Patrick nicht fordern könne, wenn er dies nicht wolle. Sie führte weiter aus, dass sie ihren Sohn nicht zu etwas zwingen mag, das er nicht freiwillig tue. Er sei noch so klein und könne ihr Handeln nicht verstehen. Patrick war neun Monate alt und kam erst seit kurzem wegen einer Halbseitenlähmung zur Behandlung.

Durch die Haltung und das Vorgehen der Mutter in der Therapie wurde Patrick in seiner Gegenwehr bestärkt. Er fing vehement an zu schreien und versuchte, sich körperlich gegen die Forderung in der Therapie zu wehren. Auch bei der Therapeutin verhielt sich Patrick zunächst genau wie bei der Mutter, doch sie ließ ihn nicht bei dem ersten Protest los, sie behielt die Ausgangsposition bei und löste die erforderlichen Zonen aus, bis sich die gewünschte Antwort z. B. im Arm und in der Hand einstellte. Die Therapeutin blieb ruhig und gab Patrick auch verbal die entsprechende Unterstützung. Zunächst verstärkte er sein Schreien; als er damit keinen Erfolg hatte, versuchte er körperlich gegen die Therapeutin zu arbeiten. Doch auch diesen Widerstand reduzierte er nach einer Weile und versuchte nur noch beim Umgreifen der Therapeutin auszuweichen.

Sein Schreien hatte sich verändert. War es bei der Behandlung durch die Mutter eher wehleidig, so hörte man während der Behandlung durch die Therapeutin eher ein brabbelndes wütendes Schimpfen, mit entsprechenden Pausen. Es hörte sich an, als wollte er testen, wann die Therapeutin aufgibt. Nach Beendigung der Behandlung blieb Patrick von sich aus bei der Therapeutin und zeigte ihr sehr deutlich seine Sympathie. Was war geschehen?

Die Therapeutin hielt die Ausgangsposition, und es ist zu vermuten, dass sie Patrick auf diese Weise körperlichen Halt und Orientierung gab. Sie ließ ihn nicht einfach entgleiten, wenn eine Forderung anstand. Aber sie kämpfte nicht mit ihm, vielmehr zeigte sie ihm sehr deutlich, dass in diesem Augenblick genau dieses Arbeiten notwendig war und dass er sich diesen Anforderungen zu stellen habe. Patrick wurde in seiner Person respektiert, denn er durfte sich laut äußern und seine Grenzen ausprobieren. Doch die Therapeutin war aufgefordert, die bisher von der Mutter gesetzte Forderungsgrenze zu überschreiten.

Mit der Mutter war verabredet, dass sie eingreifen durfte, wenn sie die Situation nicht ertragen könne. Zwischendurch konnte die Therapeutin erkennen, dass die Mutter im Begriff war einzugreifen, es sich aber dann doch anders überlegte und dafür genau beobachtete, wie Patrick sich verhielt.

Im nachfolgenden Gespräch wurde die Erwartung von Frau A. deutlich. Sie dachte ursprünglich, dass Patrick sich in seiner Abwehr steigern würde und sofort nach der Therapie von der Therapeutin Reißaus nehmen und zu ihr auf den Arm flüchten würde. Nichts dergleichen war jedoch geschehen und so war sie sehr erstaunt, dass sich diese Erwartung nicht erfüllte. Beim nächsten Behandlungstermin erzählte Frau A., dass sie sehr über sich nachgedacht hätte. Ihr sei klar geworden, dass sie selbst immer in Situationen aufgeben würde, die ein Durchhalten erfordern. Es sei ihr Grundproblem, mit dem sie schon während des Studiums konfrontiert wurde. Frau A. hatte im Rahmen ihrer Ausbildung in der Psychosomatik auch einige Supervisionsstunden von Psychotherapeuten erlebt. Dort wurde sie darauf hingewiesen, dass sie sich Konflikten und damit verbundenen Leistungsanforderungen entziehe. Sie erzählte, dass sie auch in anderen Lebenssituationen leicht aufgebe. Sie würde für sich lieber den einfacheren Weg gehen, der keine Auseinandersetzung erfordert. Ihre Eltern hätten nie Forderungen an sie gestellt und ihr, so gut es ging, alle Unannehmlichkeiten erspart. Es sei ihr auch klar geworden, dass sie dieses Verhalten auf ihren Sohn übertrage.

Bisher hatte sie trotz besseren Wissens die Selbsterkenntnis verdrängt. Erst in der Therapiedurchführung erinnerte sie sich wieder.

Es war ein Grundproblem der Mutter offengelegt, das ihr schon, bevor sie in der Vojta-Therapie angeleitet wurde, bewusst war, das sie jedoch verdrängt hatte. Es wurde ihr auch klar, dass ohne Veränderung ihrer Einstellung eine sinnvolle Therapie nicht möglich sei. Frau A. versuchte noch einige Zeit, die Therapie durchzuführen, doch letztendlich scheiterte die Therapie, weil die Mutter es nicht schaffte, ihr eigenes Problem zu lösen. Die Therapeutin machte den Vorschlag, sich Unterstützung in einer psychologischen Beratungsstelle zu holen und dann evtl. erneut zu beginnen.

Mit Konzentration und Ausdauer Ziele verfolgen

Ein Kind hat in der Vojta-Therapie erweiterte Möglichkeiten, seinen Körper einzusetzen und dadurch besser kennen zu lernen. Es erfährt, dass Veränderung nicht angstvoll sein muss, und es lernt, dass Erwachsene zuverlässig sind. Es erfährt, auch als Partner ernst genommen zu werden und dass seine Bedürfnisse befriedigt werden. Aber es lernt auch, dass es mit Anstrengung verbunden sein kann, ein Ziel zu erreichen.

Auf diese Weise erfährt das Kind, eine Aufgabe zu erfüllen, nicht aufzugeben und so lange mitzumachen, bis das Ziel erreicht ist. Kinder, die mit der Vojta-Therapie behandelt wurden, zeichnen sich in der Regel dadurch aus, dass sie auch in Situationen außerhalb der Therapie nicht so leicht aufgeben und mit **Konzentration und Ausdauer** so lange probieren, bis sich der Erfolg einstellt.

Aus der Praxis

Jennifer, vier Jahre – Armplexusparese

Die vierjährige Jennifer (nach 2 Jahren Vojta-Therapie wegen einer Armplexusparese), machte mit Ausdauer und Geduld den sechsten Versuch einen Knopf durch ein zu kleines Loch zu zwängen. Als sie merkte, dass sie es nicht schaffen würde, stellte sie fest: „Aber ein kleines Stück ist er schon drin." Jennifer hatte mit der Therapie gelernt, durch Seiten- und Zonenwechsel genügend lange zu versuchen, bis die der jeweiligen Tagesform angemessene Bewegung des gelähmten Armes erreicht war.

Stressbewältigung

Nicht zu unterschätzen ist die **Erfahrung, mit Stress umzugehen.** Stress bedeutet stärkere Leistungsanforderung und ist nicht grundsätzlich negativ. Er ist sogar in gewissen Maßen notwendig, damit Entwicklung überhaupt stattfinden kann. Entscheidend ist, wie der einzelne Mensch damit umgehen kann. Dieser Umgang mit Leistungsanforderungen wird bereits als Kind gelernt. In der Vojta-Therapie wird die Möglichkeit geboten, mit angemessenen Leistungsanforderungen umzugehen. Ein Kind bekommt die Möglichkeit, seine körperliche und emotionale Leistungsfähigkeit auszuprobieren, zu steigern und zu stabilisieren. Dies ist eine wichtige Erfahrung für das spätere Leben.

Sozialverhalten erlernen

In der Interaktion während der Therapie bekommt das Kind Gelegenheit, Sozialverhalten zu lernen und soziale Kompetenz zu erwerben, denn ein Kind erfährt in der erlebten Arbeitssituation seine Eltern und sich selbst. Die ehrlichen Rückmeldungen (Spiegelungen) der Eltern auf sein Tun geben ihm Orientierung. Diese Erfahrung wird es in anderen Situationen außerhalb der Therapie einsetzen. Die **Verbindlichkeit** und vor allem die **Klarheit,** mit der Eltern und Therapeuten ihre Aussagen verbal und durch Handeln deutlich machen, geben ihm **Sicherheit** und **Geborgenheit.** Ein Säugling reagiert dabei sehr intensiv auf den körperlichen Kontakt, die Hände, die ihn anfassen und die ihn aufnehmen und führen. Versteht man die Vojta-Therapie unter diesen Gesichtspunkten, so ist sie eine ganzheitliche Therapie, die über das rein Körperliche hinausgeht.

MERKE
Bei der Vojta-Therapie sitzen Eltern, Therapeuten und Kind in einem Boot und steuern auf das Therapieziel hin. Jeder hat seine Arbeit zu tun, sonst kippt das Boot und das Ziel wird nicht erreicht.

Der Ausspruch von Dürkheim „Berühre ich einen Körper, so fasse ich einen Menschen an", wird praktiziert. In der Anwendung der Reflexlokomotion müssen sich alle Beteiligten sehr konkreten Aufgaben stellen, und im Gegensatz zu mancher Alltagssituation kann Konflikten nicht ausgewichen werden, sie müssen ausgehalten werden.

MERKE
- Durch die regelmäßige, an das Kind angepasste Durchführung der Vojta-Therapie profitiert ein Kind in seiner motorischen Entwicklung, und es lernt, sich zu konzentrieren und ausdauernd eine Aufgabe zu lösen sowie mit Leistungsanforderungen umzugehen.
- Bei Kindern, die mit der Vojta-Therapie behandelt wurden, ist zu beobachten, dass ihre Frustrationsgrenze meist höher liegt als bei manchem nicht bewegungsgestörten Kind. Sie geben bei Misserfolgen nicht gleich auf, sondern sagen: „Dann probiere ich es eben noch einmal."

Die mit der Therapie früh gelernten Verhaltensmuster zeigen sich in der Regel auch in der weiteren Entwicklung eines Kindes.

9.6 Häufig gestellte Fragen

9.6.1 Aufgabe als Eltern

? Kann man als Eltern die Vojta-Therapie überhaupt erlernen?

✓ Ja, das kann man. Viele Mütter und Väter haben das inzwischen erfolgreich geschafft. Therapeuten leiten Eltern nach ihren Möglichkeiten an. Es wird von Eltern keine Perfektion erwartet.

? Für unser Kind wurde Vojta-Therapie verordnet und uns wurde gesagt, dass wir die Therapie zuhause durchführen sollen. Was wird von uns Eltern erwartet?

✓ Für eine erfolgreiche Vojta-Therapie braucht es in der Regel eine aktive Mitarbeit der Eltern. Eine entsprechende Anleitung vorausgesetzt, übernehmen Eltern mit der Durchführung der Therapie zuhause eine Mitverantwortung für den Therapieerfolg, denn ihnen obliegt die erforderliche individuelle Dosierung. Ohne diese Mitarbeit lassen sich die Therapieziele bestenfalls nur z. T. erreichen.

? Besteht ein Unterschied zwischen Behandeln und Turnen?

✓ Eltern sagen meist: „Ich turne mit meinem Kind oder mein Kind turnt nach Vojta." Weniger häufig sagen sie: „Ich behandele mein Kind mit der Vojta-Therapie."

Der Unterschied zwischen Behandeln und Turnen ist für Eltern meist nicht so wichtig; Hauptsache, die Therapie hilft und das Kind entwickelt sich gut. Dennoch besteht inhaltlich ein grundsätzlicher Unterschied zwischen den beiden Begriffen, der u. U. für das Verstehen des Therapieansatzes und der Bereitschaft zur Mitarbeit hilfreich sein kann.

Zum Turnen bedarf es keiner medizinischen Indikation. Eine Betätigung in einer Turngruppe oder einem Turnverein bedarf keiner Rezeptausschreibung oder Überweisung. Turnen oder Gymnastik dient der Steigerung der Beweglichkeit, der Muskelkraft und der Kondition, soll Spaß machen und wird Kindern spielerisch angeboten. Attraktive Geräte animieren zum Mitmachen. Verliert ein Kind die Lust am Mittun, so kann es meist aufhören.

In Unterscheidung dazu wird in der Vojta-Therapie behandelt (therapiert), weil die Vojta-Therapie (Reflexlokomotion) als medizinisch-therapeutisches Heilmittel einzustufen ist:

1. Es liegt ihr eine geordnete Empirie zugrunde, und sie ist in der Behandlung von Kindern etabliert.
2. Sie ist verschreibungspflichtig.
3. Den Wirkstoffen von Arzneien entsprechend sind vergleichbar: definierte Ausgangslagen und Auslösungszonen, mit deren Hilfe genetisch angelegte Bewegungsprogramme aktiviert werden können. Dies kann so häufig reproduziert werden, wie es für den Patienten erforderlich ist.

4. Indikation und Zielsetzung ergeben sich aus der Diagnostik des verschreibenden Arztes und aus der Bewegungsanalyse der Therapeutin.
5. Die individuelle Dosierung wird je nach Alter, Schwere des Befundes, Belastbarkeit des Kindes und Zielsetzung festgelegt. Das Behandlungsziel richtet sich nach dem vorliegenden Befund und möchte in angemessener Weise die Lebensqualität des Kindes oder erwachsenen Patienten verbessern.

Zu beachten ist, dass – anders als bei Arzneimitteln – die Wirkung der Therapie ganz entscheidend von der Kompetenz der therapierenden Personen, Therapeuten und Eltern, abhängt.

? Warum muss ich die Therapie zuhause durchführen, kann ich nicht lieber öfter in die Ambulanz/Praxis kommen?

✓ Die Notwendigkeit, die Therapie zuhause durchzuführen, hat verschiedene Gründe: Es hat sich gezeigt, dass die gewohnte häusliche Umgebung einen selbstverständlichen Umgang und damit eine gute Akzeptanz der Therapie gewährleistet. Außerdem ist mehrmaliges tägliches Durchführen der Therapie in einer Ambulanz/Praxis über längere Zeit u. a. aus Zeit- und Kostengründen nicht möglich.

9.6.2 Merkmale und Durchführung der Therapie

? Muss ein Kind in der Vojta-Therapie bewusst mitmachen?

✓ Bewusst mitmachen bedeutet, dass ein Kind versteht, welches seine Rolle in der Therapie ist. Je nach Alter ist dieses Verständnis unterschiedlich. Bewusstes Mitmachen bezieht sich jedoch auch auf die Bereitschaft, mitzutun und nicht entgegen zu arbeiten. Mitmachen bedeutet dann Zulassen und aktives Wahrnehmen. Indem das Kind hinspürt, hinhört und bei dem augenblicklichen Tun bleibt.

- Ein Säugling erkennt seine „Aufgabe" durch ein bestimmtes Ritual, die Stimme der Mutter/Therapeutin oder das Anfassen und Führen durch die Hände der Erwachsenen.
- Ein Schulkind kann weitere, seinem Alter entsprechende Aufgaben übernehmen, die beispielsweise die Therapievorbereitung betreffen. Dazu gehört sich auszuziehen und nach der Behandlung wieder anzuziehen. Es kann sich Ausgangslagen merken und mitentscheiden, mit welcher angefangen wird. Außerdem kann es nach seinen Möglichkeiten von der Durchführung zu Hause berichten.

? Darf ich mein Kind während der Therapie ablenken und ihm einen Schnuller geben, damit es nicht weint?

✓ Es ist verständlich, dass Sie das Weinen Ihres Kindes vermeiden möchten, doch leider stört das die Aktivierung der Reflexlokomotion.

? Warum müssen der Kopf, die Arme und die Beine gehalten werden?

✓ Weil eine bestimmte Ausgangslage erforderlich ist, um dem ZNS eine Vorinformation zur Programmsuche zu geben. Der Kopf ist dabei besonders wichtig, denn über seine Stellung sind die Körperseiten, also Gesichtsseite und Hinterhauptsseite, zugeordnet. Es wird sozusagen dem Rückenmark und dem Gehirn signalisiert, mit welchen Bewegungsmustern geantwortet werden soll.

? Warum sollen wir nicht direkt vor dem Schlafengehen turnen?

✓ Dem behandelten Kind soll noch eine Möglichkeit gegeben werden, in seiner spontanen Bewegung den mit der Therapie ermöglichten Zugang zu seinen Bewegungsprogrammen zu nutzen. Es sollte deshalb etwa eine Stunde zwischen der letzen Therapie und dem Schlafengehen dafür zur Verfügung stehen.

? Warum wird die Bewegung während der Therapie häufig nicht zugelassen?

✓ Weil durch den Widerstand gegen die aktivierte Bewegung das gesamte Bewegungsmuster verstärkt und optimiert wird.

? Warum ist die Behandlung morgens immer am schwierigsten und warum wird sie tagsüber von Mal zu Mal leichter?

✓ Die lange Nachtruhe lässt so manchen (Vor-)Tageserfolg wieder ein bisschen „einrosten". Tagsüber werden in ca. vierstündigem Abstand die Bewegungsmuster aktiviert und sie sind über einen längeren Zeitraum verfügbar. Beim zweiten, dritten und vierten Mal kommt dann die erneute Aktivierung hinzu. Die Übermittlung der Reizinformation im ZNS geht dann leichter. Aus diesem Grund können die Bewegungsmuster dann auch leichter aktiviert werden.

? Kann ich auch falsche Bewegungen aktivieren?

✓ Ja, aber nur, wenn Ausweichbewegungen nicht erkannt und in der Therapie verstärkt werden. Deshalb ist die regelmäßige Kontrolle durch die behandelnde Therapeutin so wichtig. Sie lernen auf diese Weise, Ausweichbewegungen von gewünschten Bewegungsantworten zu unterscheiden.

? Wenn wir die Vojta-Therapie machen, können wir dann sicher sein, dass unser Kind (Säugling) später keine motorischen Auffälligkeiten zurückbehält?

✓ Man kann dies nicht grundsätzlich versprechen, denn der Erfolg ist von verschiedenen Faktoren abhängig, z. B. ob es sich um eine Frühtherapie handelt, wie das Ausmaß der Schädigung ist, wie vollständig die Bewegungsmuster der Reflexlokomotion zu aktivieren sind und wie konsequent die Dosierung der Therapie eingehalten wird. Ganz entscheidend ist, ob ein Kind den mit der Therapie eröffneten Zugang zu den Bewegungsprogrammen in seiner spontanen Motorik einsetzt.

In der Regel besteht aber eine gute Chance, die motorischen Auffälligkeiten deutlich zu reduzieren.

9.6.3 Anwendungshäufigkeit und Therapiedauer

? Wie lange soll eine Therapieanwendung dauern?

✓ Die Dauer einer Therapieeinheit ist abhängig vom Alter der zu behandelnden Person, von der individuellen Sensibilität und Belastbarkeit. Die Belastbarkeit steigert sich bei regelmäßiger Anwendung. Der Allgemeinzustand, das Befinden und die Tagesform des Patienten sollten immer berücksichtigt werden. Dies gilt besonders für Säuglinge und speziell für Frühgeborene. Ein Zuviel, also ein zu langes Stimulieren mit der Reflexlokomotion, muss vermieden werden.

? Warum soll ich mit meinem Kind viermal täglich „turnen"?

✓ Weil es nach jeder Therapieeinheit zu einem „after-discharge" (Nachbahnung) von 3–4 Stunden kommt. Der Zugriff zu den genetisch angelegten Bewegungsprogrammen stabilisiert sich auf diese Weise. Dies äußert sich dann in spontaner Aktivität, z. B. einem verbesserten Greifen, Sprechen oder Gehen.

? Ist es schlimm, wenn ich die Behandlung manchmal nur drei- oder zweimal schaffe?

✓ Wenn es sich um die Behandlung eines Säuglings handelt, sollte es die Ausnahme sein, weil sonst u. U. das Therapieziel nicht erreicht werden kann.

? Mein Mann und ich sind berufstätig und unser Kind ist in einer Kita. Vier Mal tägliche Therapie ist nicht möglich. Was sollen wir tun?

✓ Behandeln Sie ihr Kind während der Woche zwei- bis dreimal täglich, dies jedoch konsequent. Am Wochenende dann aber mit dem vollen Programm viermal täglich.

? Warum ist die Dosierung wichtig?

✓ Bei einem Medikament ist eine gleichbleibende, bestimmte Konzentration der Wirkstoffe im Körper notwendig, um wirksam zu werden. Ähnlich verhält es sich mit der Reflexlokomotion. Wird sie in der richtigen Dosierung mehrmals täglich angewendet, so kann im ZNS in jeder neuen Behandlungssituation das neuronale Netz anders benutzt oder erweitert werden. Es hat sich gezeigt, dass die Dosierung ein entscheidender Faktor für die Stabilisierung der zentralen Schaltverbindungen ist.

? Was ist für eine richtige Dosierung erforderlich?

✓ Für die richtige Dosierung ist wichtig, dass ein gleichmäßiges und individuell wie zeitlich angepasstes Therapieangebot erfolgt. Dies sollte gleichmäßig von beiden Körperseiten angeboten werden. Es hat sich in der Praxis als unerlässlich erwiesen, von jeder Körperseite die Bewegungsmuster der Reflexlokomotion gleichmäßig zu aktivieren.

? Wenn wir mehr als viermal täglich behandeln, können wir dann mehr bewirken und die gesamte Therapiedauer abkürzen?

✓ Nein, das ist nicht möglich. Es hat sich gezeigt, dass die Dosierung viermal auf den Tag verteilt den besten Erfolg zeigt. Ein Kind braucht die Zwischenzeiten, um die Verfügbarkeit der Bewegungsprogramme in seiner Spontanmotorik einzusetzen.

? Wann ist eine Reduzierung der täglichen Dosierung von viermal angezeigt?

✓ Eine Reduzierung wird meist dann vorgenommen, wenn die Therapie zum Erhalt des erreichten Entwicklungsstandes dient. Es muss dann im Einzelfall herausgefunden werden, wie groß die Abstände der Behandlung sein können. Das Angebot reicht dann von zwei- bis dreimal täglich bis zu ein- oder zweimal wöchentlich.

Auch Therapiepausen können bei älteren Kindern durchaus angezeigt sein.

9.6.4 Umgang mit dem Kind

? Wie kann ich mein Kind zur Mitarbeit motivieren?

✓ Indem Sie die Therapie regelmäßig durchführen und dem Kind eine angemessene und ehrliche Anerkennung geben. Dann gehört die Therapie für das Kind zum gewohnten Tagesablauf, so wie Körperpflege oder andere regelmäßig wiederkehrende Abläufe.

? Darf ich denn mein Kind so gezielt anfassen?

✓ Ja, das dürfen Sie. Gezieltes Anfassen bedeutet sicheres Anfassen und das gibt Ihrem Kind Halt, physisch wie psychisch.

? Wenn unser Kind so häufig am Tag weint, fürchte ich, dass unsere Nachbarn denken, wir kümmerten uns nicht entsprechend um unser Kind. Wie gehen andere Eltern mit dieser Situation um?

✓ Das regelmäßige Schreien eines Säuglings am Tag kann in einem Mehrfamilienhaus durchaus Fragen bei den Nachbarn aufwerfen. Am besten hat sich bewährt, wenn Sie die Nachbarn über die Notwendigkeit der Therapie informieren und Ihnen erklären, dass Ihr Kind nicht schreit, weil es Schmerzen hat, sondern weil es sich anstrengen muss.

? Ich möchte in dem Umgang mit meinem Kind tolerant sein und ihm viel Freiheit für seine Entwicklung lassen. In der Therapie muss ich aber Grenzen setzen und das Kind festhalten, ist das nicht ein Widerspruch? Wirke ich da nicht gegen die natürliche Entwicklung?

✓ Toleranz und Freiheit sind sehr hoch einzuschätzen, aber sie haben nichts mit laissez faire zu tun. Kinder brauchen erfahrbare Grenzen, um sich gesund entwickeln zu können. Je jünger ein Kind ist, desto leichter ist es für das Kind, diese Erfahrung zu machen und zu akzeptieren, wenn es konkrete Grenzen auch mit seinem Körper erfährt.

? Mein Kind strengt sich in der Therapie sehr an, ist das nicht zuviel für diesen kleinen Körper und seine zarte Seele?

✓ In der Therapie wird dem Kind in der Regel nur das abverlangt, was es auch kann. Die Leistungsanforderung ist demzufolge angemessen. Entscheidend ist, dass das Kind lernt, mit Leistungsanforderungen umzugehen und sie zu bewältigen. Wenn Sie überzeugt davon sind, dass dies positiv für Ihr Kind ist, dann wird Ihr Kind körperlich und seelisch gestärkt.

9.6.5 Mögliche Reaktionen des Kindes

? Warum schreit mein Kind (Säugling), wenn ich es behandle?

✓ Es handelt sich dabei um das sog. Aktivierungsschreien. Das Kind muss sich anstrengen oder möchte etwas anderes tun. Außerdem werden vertraute Körperhaltungen verlassen und neue, ungewohnte Bewegungserfahrungen gemacht. Entscheidend ist, gut hinzuhören, wie Ihr Kind schreit und was es mit dem Schreien ausdrückt, damit Sie angemessen reagieren können.

? Schadet es meinem Kind, wenn ich Dinge von ihm verlange, die es nicht möchte?

✓ Ein Kind ist noch nicht in der Lage, das Ausmaß und die Auswirkungen seiner Bewegungsstörung einzuschätzen. Es kann also auch die Tragweite einer Entscheidung für oder gegen die Therapie nicht einschätzen. Ein Kind orientiert sich in seinem Verhalten jedoch an seinen Eltern. In der Vojta-Therapie lernt ein Kind zusammen mit ihnen, mit Anforderungen umzugehen.Wenn Eltern überzeugt sind, dass die Bewegungsstörung ihres Kindes mit der Vojta-Therapie am besten zu behandeln ist, wird auch ihr Kind die Therapie akzeptieren. Eine liebevoll konsequente Haltung und ehrliche Rückmeldungen an das Kind sowie Anerkennung und Lob für die erbrachte Leistung sind wichtig, dann wird es die Therapie gut verkraften. Es kann sogar gestärkt daraus hervorgehen [Kuo, H. T.; Papoucek, M.].

? Wenn ich mein Kind mit der Vojta-Therapie behandele, tut es ihm weh?

✓ Wenn die Therapie regelrecht und den Bedürfnissen des Kindes angepasst eingesetzt wird, dürfen keine Schmerzen entstehen. Schmerzen sind kontraindiziert, denn sie würden die Informationsübertragung im Zentralnervensystem blockieren.

? Ich turne mit meiner Tochter seit einiger Zeit nach Vojta. Sie hatte früher immer kalte feuchte Hände und Füße sowie eine marmorierte Haut. Nach dem Turnen sind die Hände und Füße trocken und warm. Auch die Haut wird rosiger gefärbt. Warum kommt es zu dieser Veränderung, obwohl sich das Kind sehr anstrengt?

✓ Zu den aktivierten Bewegungsmustern gehört auch die vegetative Versorgung. Eine bessere Funktion der Muskulatur geht deshalb auch mit einer besseren Durchblutung einher. Die rosige Farbe der Haut zeigt dann, dass diese Durchblutung auch an der äußeren Körperschicht angekommen ist. Mit dieser besseren Durchblutung werden auch die Hände und Füße warm und trocken.

? Warum verändert sich die Stimme meines Kindes während der Therapie?

✓ Die Vojta-Therapie wirkt regulierend auf die Atmung ein. Die Stimme ist eine besondere Art zu atmen. Deshalb verändert sich die Stimme, wenn sich die Atmung normalisiert.

? Warum schluckt mein Kind (Säugling) während der Therapie so intensiv, so dass ich es hören kann, spontan fällt es ihm schwer, die Nahrung hinunter zu schlucken?

✓ Die gezielte Aktivierung der Mund- und Schlundmuskulatur gehört zu den Bewegungsmustern der Reflexlokomotion, deshalb wird das Schlucken angeregt.

9.6.6 Veränderung der Beziehung zwischen Kind und Eltern

? Wirkt sich die Therapie negativ auf die Beziehung zwischen mir und meinem Kind aus?

✓ Im Gegenteil, Eltern berichten, dass durch die gemeinsame Aufgabe (evtl. unterstützt durch angenehme Rituale, wie ein Lied oder ein Spiel, das nur Sie und Ihr Kind kennen) eine sehr intensive und innige Beziehung entstanden ist [Kuo, H. T.; Papoucek, M.].

? Lehnt mich mein Kind ab, wenn ich diese Therapie mit ihm mache?

✓ Dies ist im Regelfall nicht zu beobachten. Wichtig ist, dass man dem Kind gegenüber ehrlich ist, d.h. dass Handeln und Gefühle übereinstimmen. Denn über das Anfassen und die Stimme der Erwachsenen spürt ein Kind die tatsächliche Einstellung des Erwachsenen.

Stimmen Handeln und Gefühle überein, so resultiert daraus ein sicheres Anfassen und eine klare ruhige Stimme, die einem Kind Sicherheit und Zuverlässigkeit signalisieren. Das Kind kann in der Vojta-Therapie seine Eltern als starke liebevolle Menschen erleben, auf die man sich verlassen und denen man glauben kann.

? Wie gehe ich mit der Eifersucht meiner anderen Tochter um, die während der Therapie zuhause bewusst stört?

✓ Es hat sich gezeigt, dass die Situation entschärft wird, indem Geschwisterkinder mit in die Therapiesituation einbezogen werden. Sie können kleine Aufträge bekommen, die ihnen zeigen, dass sie gebraucht werden und ihre Mithilfe wichtig ist. Es hat sich auch bewährt, einzelne Übungen mit dem Geschwisterkind zu machen und während des Tages eine feste Spielzeit nur für das Geschwisterkind frei zu halten.

? Ich habe gelesen, dass die frühe Bindung an eine Bezugsperson für die Entwicklung des Kindes sehr wichtig ist. Ich habe Sorge, dass mich mein Kind ablehnt, wenn ich es mit der Vojta-Therapie behandle?

✓ Gemeinsames Handeln in fordernden Situationen, wie in der Therapie, birgt die Chance, sich an einander zu binden. Wie im Alltag ist liebevolle Konsequenz gefragt. Vor allem seien Sie ehrlich in Ihren Rückmeldungen an das Kind und spiegeln Sie auch ehrlich dessen Verhalten wider.

9

9.6.7 Spezielle Ausgangssituationen und Krankheitsbilder

? Mein Kind hat eine infantile Zerebralparese und ich beginne mit der Vojta-Therapie zu behandeln. Auf welchen Zeitraum muss ich mich einstellen?

✓ Ihr Kind wird wahrscheinlich über einen längeren Zeitraum behandelt werden müssen. Zunächst sollten Sie einen Zeitraum von drei Monaten anstreben, um positive Veränderungen nachzuweisen. Wahrscheinlich ist jedoch ein Zeitraum von einem Jahr mit einer hohen Dosierung erforderlich. Dann zeigt sich, ob die positiven Veränderungen weiter zunehmen oder ob das Erreichte gehalten werden soll. Die Dosierung ist dann erneut zu überprüfen.

? Mein Kind ist drei Monate alt, es wurde bei ihm eine zentrale Koordinationsstörung mittelschweren Grades festgestellt und Vojta-Therapie verordnet. Wie lange muss ich die Therapie anwenden?

✓ Sicher hat Ihre Therapeutin oder Ihr Arzt einen Untersuchungsbefund erhoben und ein Therapieziel mit Ihnen besprochen. Nehmen Sie sich zunächst einen Zeitraum von acht Wochen oder auch durchaus drei Monaten vor, in denen Sie die Therapie mit der vorgegeben Dosierung einsetzen. Beobachten und analysieren Sie mit ihrer Therapeutin die positiven Veränderungen in dieser Zeit. Am besten halten Sie das Ergebnis schriftlich fest, denn auf diese Weise können Sie es mit dem Ausgangsbefund vergleichen. Dann nehmen Sie sich erneut acht Wochen oder drei Monate vor. Dann haben Sie wahrscheinlich schon das meiste geschafft.

? Meine Tochter ist zehn Jahre alt, hat eine Skoliose und trägt ein Korsett. Sie soll Vojta-Therapie bekommen. Kann das Korsett während der Therapie ausgezogen werden?

✓ In der Regel wird das Korsett während der Vojta-Therapie ausgezogen. Die Zonenauslösung kann sonst im Rumpfbereich nicht erfolgen und die Bewegungsantworten können nicht beobachtet werden.

? Ich bin in kinderpsychologischer Behandlung, weil ich meiner vier Monate Tochter offensichtlich nicht den entsprechenden Halt und die erforderliche Orientierung geben kann. Ich soll jetzt mit meiner Tochter nach Vojta turnen, weil sie ständig eine spezielle Körperhaltung einnimmt. Habe ich mit Vojta gute Chancen, nicht nur die körperlichen Probleme zu verändern?

✓ Für die Durchführung der Therapie werden Sie angeleitet und sind gefordert, Halt und Orientierung zu geben. Dies geschieht über eine intensive Interaktion mit Ihrer Tochter. Die Vojta-Therapie wird Ihnen helfen, die körperlichen Probleme Ihrer Tochter zu lösen, damit sie sich auch zur anderen Seite orientiert, denn das ist ein wichtiger Schritt für die weitere Entwicklung.

? Unser Kind hat aufgrund seiner Körperbehinderung einen gestörten Schlaf-Wachrhythmus und ist nachts sehr unruhig. Wenn es gar nicht zur Ruhe kam, haben wir ausprobiert, nachts ein weiteres Mal mit ihm zu turnen. So hatte die ganze Familie eine ungestörte Nachtruhe. Kann man so verfahren?

✓ Das kann man durchaus tun. Auch andere Eltern haben dies mit Erfolg ausprobiert.

? Unser Kind ist 3 Monate alt und verschluckt sich beim Essen sehr häufig. Irgendwie hat es offensichtlich Schwierigkeiten, Schlucken und Atmen zu koordinieren. Unsere Therapeutin sagte uns, dass wir mit der Reflexlokomotion diese Koordination aktivieren. Ist es ratsam, im Anschluss an die Therapie zu füttern?

✓ Diese Vorgehensweise macht durchaus Sinn, denn in der Therapie wird die Koordination von Atmung und Schlucken angesprochen und kann gleich im Anschluss spontan eingesetzt werden.

? Mein Kind hat einen Klumpfuß und soll eine Schiene tragen. Es soll Vojta-Therapie bekommen. Kann ich die Schiene zur Therapie ausziehen?

✓ Ja, in der Regel wird die Schiene während der Behandlung abgelegt.

? Schließen sich das Tragen einer Kopforthese und die Anwendung der Vojta-Therapie aus und kann ich, wenn mein Kind regelmäßig den Helm trägt, weniger oft die Vojta-Therapie einsetzen?

✓ Die Wirkung der Vojta-Therapie wird durch das Tragen einer Orthese am Kopf nicht beeinträchtigt, sie muss genauso oft durchgeführt werden, wie ohne Orthese.

? Mein Kind ist vier Monate alt und nur ein bisschen schief und doch nicht behindert. Warum steht auf dem Rezept „Bewegungsstörung von Extremitäten-, Rumpf- und Kopfmuskulatur, z. B. Hemi-, Tetraparese, Paraplegie"?

✓ Verordnungen auf einem Rezept sind bestimmten Kategorien im Leistungskatalog der Krankenkassen zugeordnet. Ihr Kind hat wahrscheinlich eine Symmetriestörung und ist sicher nicht behindert. Mit der Vojta-Therapie haben Sie in der Regel eine gute Chance, diese Störung zu beheben.

9.6.8 Wissenswertes aus anderen Fachgebieten

? Sind die Punkte, über die stimuliert wird, Akupunkturpunkte?

✓ Nein, die Auslösungszonen sind keine Akupunkturpunkte. Allerdings liegen in den manchen Zonen Akkupunkturpunkte; das ist durchaus bemerkenswert. Doch Akupunkturpunkte und Auslösungszonen haben sehr unterschiedliche Wirkungen. Mit den Zonen aktiviert man ein Bewegungsmuster und durch die Akupunkturpunkten wird der Energiefluss in den Meridianen beeinflusst.

? Ich habe gelesen, dass aus der Sportwissenschaft bekannt ist, dass das Etablieren eines Bewegungsmuster voraussetzt, dass die Bewegung mehrere tausendmale ausgeführt wurde. etabliert. Gilt das auch für die Therapie?

✓ Das ist durchaus vorstellbar, dass dies im Leistungssport der Fall ist, denn es wird ein hohes Maß an Perfektion angestrebt. Mit der Therapie wird ein Zugang zu angelegten Bewegungsprogrammen hergestellt. Diesen Zugang gilt es zu stabilisieren. Mit der jeweiligen Dosierung im Hinblick auf die Häufigkeit und den zeitlichen Umfang ist das in der Regel möglich.

? Gibt es Untersuchungen zu evtl. späteren Verhaltensauffälligkeiten?

✓ Es gibt wissenschaftliche Untersuchungen, die sich mit dieser Frage beschäftigt haben, beispielsweise Untersuchungen von H. T. Kuo und M. Thiessen-Hutter (➤ weiterführende Literatur).

9

? Macht es Sinn, die Vojta-Therapie mit anderen Therapien zu ergänzen?

✓ Ja, dies macht durchaus Sinn. Die Vojta-Therapie kann die motorischen Voraussetzungen aktivieren und bietet deshalb beispielsweise eine gute Grundlage für Logopädie, Heilpädagogik oder Ergotherapie.

9.6.9 Reaktionen des Umfelds

? Wie kann ich meinen Mann und die Großeltern überzeugen? Sie meinen, dass sich alles verwächst.

✓ Fordern Sie Ihren Mann auf, mit zu Ihrer Therapeutin zu gehen, er ist dann eher gezwungen, sich mit der Bewegungsstörung seines Kindes auseinander zu setzen und konkret zu fragen.

Wenn Sie mit den Großeltern zusammen wohnen und sich täglich einer Rechtfertigung ausgesetzt sehen, können Sie gleiches mit den Großeltern tun. Verabreden Sie aber getrennte Termine ohne Ihren Mann.

? Warum müssen sich Eltern häufig rechtfertigen, wenn sie ihr Kind mit der Vojta-Therapie behandeln?

✓ Weil es in der Regel eher ungewöhnlich ist, von Kindern, besonders von Säuglingen, Leistung zu fordern. Hinzu kommt, dass die Reflexlokomotion auf den ersten Blick befremdlich wirken kann, denn die Kinder werden nicht, wie häufig erwartet, mit Spielsachen animiert, sich zu bewegen.

Es werden hingegen Ausgangslagen eingenommen, die im Augenblick der Therapiedurchführung nicht zum Spielen anregen sollen, sie sollen vielmehr in Kombination mit den Auslösungszonen angeborene Bewegungsprogramme aktivieren.

9.6.10 Therapiefreie Zeit

? Soll sich mein Kind in der therapiefreien Zeit bewegen können, wie es möchte, oder muss ich korrigierend eingreifen?

✓ Ihr Kind braucht in der therapiefreien Zeit unbedingt freie Bewegungsmöglichkeiten ohne ständige Korrektur, damit es das durch die Reflexlokomotion „Gelernte" selbstständig einsetzen kann.

? Warum sollte nach einer Impfung eine Therapiepause gemacht werden?

✓ Diese Pause gilt in der Regel bei der Impfung mit Lebendimpfstoffen. Beim Einsatz von nicht Lebendimpfstoffen reicht es meistens aus, die Intensität zu reduzieren. Bei Fieberreaktionen wird, wie üblich bei Fieber, die Therapie ausgesetzt. Sicherheitshalber sollte im Einzelfall der behandelnde Arzt befragt werden.

? Bei meinem Kind soll das obere Kopfgelenk mobilisiert werden und danach soll eine Therapiepause erfolgen, warum?

✓ Die Mobilisation löst sozusagen eine zu feste und damit unbewegliche Gewebsstruktur. Danach soll sich der Zustand beruhigen, bevor weiter behandelt wird und der Freiraum für die Aktivierung des Bewegungsmusters genutzt wird.

9.6.11 Vojta-Therapeuten und Einrichtungen

? Was ist für die Therapeutenwahl wichtig?

✓ Zunächst gilt es herauszufinden, ob Physiotherapeuten die entsprechende Weiterbildung in der Vojta-Therapie haben.

Zu diesem Nachweis gehört ein erfolgreich abgeschlossener Weiterbildungskurs in der „Angewandten Entwicklungskinesiologie" nach Vojta. Der erfolgreiche Abschluss muss mit einem Zertifikat belegt werden können. Dieses Zertifikat stellt z. Zt. der Träger der Weiterbildung zusammen mit dem eingetragenen Verein „Internationale Vojta Gesellschaft (IVG)" aus.

? Berät eine Vojtatherapeutin auch bei über die Therapie hinausgehenden Fragen?

✓ Die Beratung gehört mit zu den Aufgaben, die eine Therapeutin in der Regel wahrnimmt und die sich an die eigentliche Therapie anschließt. Sie bezieht sich beispielsweise auf die Auswahl von Spiel- und Arbeitsmaterialien, auf die Handhabung täglicher Fertigkeiten in der Familie, die zur größeren Selbstständigkeit beitragen, oder auf Fragen zur optimalen Hilfsmittelversorgung.

Bei erwachsenen Patienten kommt in der Regel eine ergonomische Beratung für den Arbeitsplatz hinzu.

? Wo bekommt man Vojta-Therapie?

✓ Vojta-Therapie wird in Kliniken und Sozialpädiatrischen Zentren (SPZ) stationär oder ambulant angeboten. Sie wird außerdem in Praxen für Physiotherapie von speziell ausgebildeten Therapeuten durchgeführt.

Ob ein Kind in der Ambulanz eines SPZ behandelt wird oder in einer Praxis, richtet sich nach den jeweiligen Gegebenheiten.

? Wie bekommt man Vojta-Therapie?

✓ Die Vojta-Therapie wird durch den Arzt auf einem Rezept verschrieben. Es muss wie bei anderen Verordnungen eine klare Indikation vorliegen. Die Vojta-Therapie wird von den Krankenkassen bezahlt. Sie ist in den Heil- und Hilfsmittelrichtlinien gesetzlich verankert.

? Wo erhält man Informationen zur Therapie?

✓ Zusätzliche Informationen sind über das Internet zu erfahren unter: http//www.vojta.com. Hier findet man auch weitere Hinweise und evtl. Kontakt zu anderen Eltern.

Unter der Adresse der Arbeitsgemeinschaft Vojta im Zentralverband der Krankengymnasten/Physiotherapeuten (ZVK), http//www.agv.org, sind die jeweils aktuellen Adressen der regionalen Vojta-Arbeitskreise aufgeführt, die bei der Therapeutensuche weiterhelfen können.

Anhang

Tabellarium

Reflexkriechen

Die folgende Tabelle (➤ Tab. 10.1) gibt Ihnen Hinweise bei der Anwendung des Reflexkriechens.

- Grundsätzlich gilt für die Zonenauslösung Auslösungsdruck reduzieren oder verstärken, evtl. die Richtung verändern, Zonenkombination variieren, Auslösungsreize zeitlich und räumlich summieren.
- Konzentrieren Sie sich auf eine Ausweichbewegung. Es ist hilfreich, den eigenen „Standort" zum/am Kind/Patienten so zu wählen, dass ein guter Blick auf das Teilmuster und die gewählten Beobachtungsmerkmale möglich ist.
- Jede Auslösung einer Zone hat sowohl eine direkte Antwort wie auch entfernte Antworten; die Summe aller Antworten ergibt dann das Ganzkörpermuster (Lokomotionsmuster).

Tab. 10.1 Das Ganzkörpermuster des Reflexkriechens (auszugsweise betrachtet): Beobachtungsmerkmale, Ausweichbewegungen, Praxistipps

Beobachtungsmerkmale	Ausgleichbewegungen	Praxistipps
Arm und Schultergürtel auf der Gesichtsseite		
Ellenbogen (Epikondylus) verstärkt den Kontakt zur Unterlage (Standphase)	Ellenbogen verliert den Kontakt zur Unterlage	• Winkelstellung des Armes überprüfen • Auslösungsdruck an Epikondyluszone variieren • Proximale und distale Zonen verbinden • Zeitlich und räumlich summieren
Einziehungen/Falten um das Schultergelenk glätten sich	Ellenbogen schiebt das Schultergelenk zum Ohr/zur HH-Seite	• Zentrierung des Schultergelenks bei Aufrichtung auf GS-Arm beachten • Epikondyluszone mit Zonen des Schultergürtels kombinieren
Handgelenk bleibt in der Linie des Schulter-/Hüftgelenks	Arm wird im Ellenbogen gestreckt, der Kopf wird rekliniert	• Ausgangslage korrigieren • Zonenauslösung beachten, Kopfführung
Schultergürtel richtet sich auf den Arm auf	Keine Aufrichtung des Schultergürtels, HH-Schulter sinkt in die Unterlage	• Im Wechsel Zonen des Epikondylus der GS-Seite mit Akromion der HH-Seite oder mit der Fersenzone kombinieren
Halswirbelsäule und Kopf		
HWS streckt sich in die Körperlängsachse	Kopf rekliniert und weicht aus Achse ab	Lage auf Tuber frontale der HH-Seite beachten
Kopf bleibt auf dem Tuber frontale der HHS in Kontakt mit der Unterlage, die Nase ist frei	Halswirbelsäule wird überstreckt, Auflage auf der Wange, Mund und Nase sind nicht ganz frei	• WS-Achse und ASTE Kopf überprüfen, Kopfführung mit dosiertem Widerstand einsetzen • Zonenauslösung mit der Kopfführung verbinden
Übergänge von der HWS zum Kopf und von der BWS zur HWS strecken sich	• Übergang HWS/BWS buckelt, Kopf wird rekliniert • Kopf liegt auf der Wange	Bei der ASTE Reklination/Seitneigung des Kopfes vermeiden und ggf. geeigneten Führungswiderstand am Kopf finden
Kind schließt den Mund und schluckt, Säugling hört kurzzeitig auf zu schreien	Kein Mundschluss/Schlucken, der Speichel läuft aus dem Mund (nasser Tisch)	Bei korrekter ASTE und Kopfführung zu den Zonen den Mundboden als zusätzliche Stimulierung einbeziehen

Tab. 10.1 Das Ganzkörpermuster des Reflexkriechens (auszugsweise betrachtet): Beobachtungsmerkmale, Ausweichbewegungen, Praxistipps *(Forts.)*

Beobachtungsmerkmale	Ausgleichbewegungen	Praxistipps
Wirbelsäule und Rumpf		
Brustwirbelsäule (BWS) und Rumpf strecken sich	• BWS buckelt, in der LWS entsteht ein Hohlkreuz • WS weicht in der BWS seitlich von der Längsachse ab	• Rumpfzone reizen zusammen mit dem Epikondylus der GS-Seite • Aufrichtung des Schultergürtels auf den Arm der GS-Seite beachten
Interkostalräume weiten sich besonders auf der Hinterhauptseite	Interkostalräume bleiben eng und der Brustkorb flach	Mit Rumpfzone autochthone WS-Muskulatur ansprechen, evtl. auch Brustzone einsetzen
• Ventrale und seitliche Bauchmuskulatur spannt sich • Sagittaler Durchmesser des Brustkorbs vergrößert sich • Vertiefte Atmung	• Hohlkreuz und Beckenflexion verstärken sich • Durchmesser Brustkorb ist gering • Atmung ist flach	• Arm der GS-Seite in AStE mit eigenem Unterarm stützen • Zonenkombination: z. B. Fersenzone mit Spina iliaca anterior superior oder Brustzone • Bauchmuskulatur beachten
Becken und Beine		
• Becken richtet sich auf das Bein der HH-Seite (Standphase) auf • Ferse steht in der Linie Hüftgelenk/Schultergelenk	• Bein wird innenrotiert gestreckt • Ferse weicht aus der Linie Hüftgelenk/Schultergelenk ab	• ASTE korrigieren, evtl. Bein der GS-Seite in seiner Lage verändern, um für Bein auf die HH-Seite ASTE zu erleichtern • Fersenzone beibehalten und z. B. mit Zonen der GS-Seite kombinieren
• Hohlkreuz gleicht sich aus • Ein-und Ausatmung vertiefen sich	• Hohlkreuz verstärkt sich • Atmung ist flach	• Fersenzone mit Zonen des Beckens und Rumpfs der GS-Seite verbinden • Evtl. Brustzone oder Spinazone dazu nehmen
Einziehungen um das Hüftgelenk füllen sich, ein flacher Po bekommt Rundungen	Becken drückt auf der Gesichtsseite in die Unterlage, richtet sich nicht auf HHS-Bein auf	• Zonen am Rumpf mit z. B. der Fersenzone oder der Epicondyluszone auf der GS-Seite kombinieren • Evtl. Bein der GS-Seite frei über den Tischrand hängen lassen und die Epikondyluszone am Knie der GS stimulieren und die Beugephase mit einem Widerstand verlangsamen
• Bein der HH-Seite (Stoßphase), Körper richtet sich auf Ellenbogen der GS-Seite auf • Bein der GS-Seite übernimmt die Beuge- und im weiteren Verlauf die Standphase	• Bein der HH-Seite weicht aus der vorgegebenen Achse ab. Weder Stand- noch Stoßphase werden erreicht • Bein der GS-Seite wird gestreckt und innenrotiert	• ASTE korrigieren, Fuß der HH-Seite im unteren Sprunggelenk besser einstellen, Fersenzone präzise auslösen • Evtl. das Bein der GS maximal anbeugen, die Relaxations-/Standphase des Beines der GS vorwegnehmen • Medialen Epicondylus femoris auf der GS-Seite reizen
Arm und Schultergürtel auf der Hinterhauptseite		
Schulter hebt von der Unterlage ab.	Schulter bleibt auf der Unterlage und verstärkt den Druck in die Unterlage	ASTE des GS-Armes überprüfen, Epikondylusreizung verstärken oder reduzieren, die Richtung beachten
• Arm übernimmt die Beugephase in Außenrotation und Abduktion • Ellenbogengelenk bleibt locker gestreckt • Handöffnung von der Kleinfingerseite	• Arm adduziert und streckt • Ellenbogen streckt oder beugt verstärkt • Hand öffnet sich nicht von der Kleinfingerseite, Faust ulnar abduziert	• Aufrichtung des Schultergürtels auf GA kontrollieren • Zonenauswahl verändern, Akromion und Proc. styloideus nicht vergessen

Gesichtsseite (GS-Seite), Hinterhauptseite (HH-Seite), Ausgangsstellung (ASTE), Lendenwirbelsäule (LWS), Brustwirbelsäule (BWS) Halswirbelsäule (HWS), Wirbelsäule (WS)

Reflexumdrehen – Phase 1

Die folgende Tabelle (➤ Tab. 10.2) gibt Ihnen Hinweise bei der Anwendung des Reflexumdrehens – Phase 1.

- Grundsätzlich gilt für die Zonenauslösung: Auslösungsdruck reduzieren oder verstärken, evtl. die Richtung verändern, Zonenkombination variieren, Auslösungsreize zeitlich und räumlich summieren.
- Konzentrieren Sie sich auf eine Ausweichbewegung. Es ist hilfreich, den eigenen „Standort" zum/am Kind/Patienten so zu wählen, dass ein guter Blick auf das Teilmuster und die gewählten Beobachtungsmerkmale möglich ist.
- Jede Auslösung einer Zone hat sowohl eine direkte Antwort wie auch entfernte Antworten; die Summe aller Antworten ergibt dann das Ganzkörpermuster (Lokomotionsmuster).

Tab. 10.2 Das Ganzkörpermuster des Reflexumdrehens (Phase 1 – auszugsweise betrachtet): Beobachtungsmerkmale, Ausweichbewegungen, Praxistipps

Beobachtungsmerkmale	Ausweichbewegungen	Praxistipps
Brustkorb und Becken		
• Brustkorb streckt sich, Becken stellt sich in Mittelstellung zw. Beugung und Streckung ein • Kopf stellt sich in Körperlängsachse ein	• Brustkorb schiebt sich zur HH-Seite oder dreht sich zur Gesichtsseite • Becken: Beugung oder Streckung überwiegt, keine Mittelstellung • Kopf weicht aus der Achse ab	• Zonenauslösung: Richtung überprüfen, ändern • Kopf korrigieren und führen (Auflage Linea nuchea) • Während der Zonenauslösung den Brustkorb ggf. seitlich auf der HH-Seite unterstützen • Brustzone mit Akromion kombinieren und den Druck zur HH-Schulter richten • Intermittierende Zonenauslösung versuchen • Von der anderen Seite aktivieren und wieder zurück zur ursprünglichen Seite wechseln
• Bauchwand strafft sich • Beine werden in allen Gelenken in Mittelstellung getragen • Sagittaler Durchmesser nimmt zu (Abstand zwischen Brustbein und WS) • Interkostalräume werden weit, vertiefte Atmung	• Vorwölben des Bauches • Beine werden stark gebeugt und an den Bauch gezogen, gestreckt oder hebeln sich von der Unterlage ab • Enge Interkostalräume, flache Atmung, Einziehung von Sternum und Rippenzwischenräumen, untere Rippen sind aufgebogen	
• Becken bewegt sich auf GS-Seite nach kranial (Beckenachse schräg) • Bauchmuskulatur leitet Drehung zur HH-Seite ein • HH-Schulter stützt Gewichtsverlagerung zur HH-Seite ab	• Becken wird auf der HH-Seite nach kranial bewegt (Schrägstellung in die falsche Richtung) • Brustkorb und Becken dreht zur GS-Seite, kein Stützen auf HH-Schulter, sie wird hochgezogen	• Brustzone mit Spina iliaca anterior superior oder mit Rumpfzone der HH-Seite kombinieren • Brustzone: Druck zur WS richten, mit Akromion-/Rumpfzone kombinieren
Kopf und orofazialer Bereich		
• Kopf stellt sich aktiv in ASTE ein • Kopf beginnt sich um die Körperlängsachse zur HH-Seite zu drehen	Kopf wird seitgeneigt und rekliniert, Kinnspitze schiebt sich nach vorn und oben	• Kopf in ASTE legen, Drehung 30° um Körperlängsachse • Auslösungsdruck der Brustzone zur mittleren BWS richten • Brustzone und Führungswiderstand am Kopf einsetzen (z. B. Linea nuchae, Jochbein, Proc. mastoideus HH-Seite) • Rumpfstreckung und Stützdreieck im Rücken beachten • Rumpfeinstellung in Körperlängsachse erarbeiten • Stimulieren des Zungengrundes über M. digastricus oder M. mylohyoideus
• Augen stellen sich in die Horizontale ein, Blickrichtung erfolgt zur HH-Seite • Durch Widerstand gegen die Kopfdrehung wird die Augenbewegung verstärkt	Augenachse steht nicht horizontal, Augenbewegung nicht in der Achse	
• Vordere Halswand strafft sich, Abstand zwischen Kinnspitze und Zungenbein vergrößert sich • Dicke Zunge wird flach und dünn • Mundschluss (kein Schreien), Säugling schluckt • Mundboden strafft sich, gepresste Stimme wird offener, voller und modulierter	• Mundboden wölbt sich vor (Doppelkinn) • Zunge wird zwischen Lippen geschoben oder „klebt" am Gaumen • Stimme klingt gepresst oder schrill • Kinnspitze wird vor oder nach oben geschoben, Abstand zwischen Kinnspitze und Zungenbein verringert sich	

Tab. 10.2 Das Ganzkörpermuster des Reflexumdrehens (Phase 1 – auszugsweise betrachtet): Beobachtungsmerkmale, Ausweichbewegungen, Praxistipps *(Forts.)*

Beobachtungsmerkmale	Ausweichbewegungen	Praxistipps
Arm auf der Hinterhauptsseite		
Arm stellt sich im Schultergelenk etwa rechtwinklig zum Rumpf in Außenrotation und Abduktion ein	Arm streckt mit Innenrotation im Schultergelenk, Unterarm beugt/streckt stark, Hand faustet	• Ausgangslage korrigieren • Brustzone mit 1 oder 2 Führungswiderständen am Kopf kombinieren • Zonen aus dem Reflexkriechen dazu nehmen, z. B. Akromionzone und/oder Epikondyluszone der GS-Seite
• Ellenbogengelenk in Mittelstellung, Unterarm proniert • Hand öffnet von der Kleinfingerseite	Ellenbogen drückt in Unterlage und hebelt Schulter hoch	
Arm auf der Gesichtsseite		
Arm folgt in Außenrotation und Abduktion dem drehenden Schultergürtel	Steife Armstreckung mit Innenrotation im Schultergelenk	• Ausweichen des Brustkorbes zur HH-Seite überprüfen und korrigieren • Zonenauslösung: Druckrichtung korrigieren, intermittierende Reizung versuchen • Brustzone mit Zonen aus Reflexkriechen kombinieren
Hand öffnet sich, Mittelhand und Daumen werden weit gestellt	• Hand faustet mit eingeschlagenem Daumen • Arm wird steif gebeugt	
Drehung des Rumpfes		
• Rumpf streckt sich, sagittaler Durchmesser wird größer, Becken stellt sich schräg • HH-Schulter stützt, schräge Bauchmuskelketten drehen Becken und Brustkorb	• Seitliche Rumpfwand beult aus • Bauch und Nabel wölben sich vor • Beckenkamm verliert Kontakt zur Unterlage, Hohlraum zwischen Brustkorb und Becken	• ASTE überprüfen, Zonenauslösung präzisieren (Druckstärke, Richtung) • Brustkorb seitlich auf HH-Seite unterstützen • Evtl. Brustzone und Akromionzone (Reflexkriechen) kombinieren • Kopfdrehung bremsen
Becken und Beine		
Becken in Mittelstellung zwischen Beugung und Streckung	Becken bleibt extendiert oder gebeugt	• Druckrichtung der Brustzone zur mittleren BWS • Zonen zur Brustzone dazu nehmen, z. B. Zone Epicondylus Knie der GS-Seite • Brustzone und Spina iliaca anterior superior reizen (Richtung!)
Abheben der Beine in Mittelstellung, sie wird bei der Beckendrehung beibehalten	Beine können nicht in Mittelstellung der Gelenke abgehoben werden	
Beckenkamm bleibt in Kontakt zur Unterlage	Beckenkamm verliert den Kontakt zur Unterlage	

Gesichtsseite (GS-Seite), Hinterhauptseite (HH-Seite), Ausgangsstellung (ASTE), Lendenwirbelsäule (LWS), Brustwirbelsäule (BWS) Halswirbelsäule (HWS), Wirbelsäule (WS)

Reflexumdrehen – Phase 2

Die folgende Tabelle (➤ Tab. 10.3) gibt Ihnen Hinweise bei der Anwendung des Reflexumdrehens – Phase 1.

- Grundsätzlich gilt für die Zonenauslösung: Auslösungsdruck reduzieren oder verstärken, Zonenkombination variieren, Auslösungsreize zeitlich und räumlich summieren.
- Konzentrieren Sie sich auf eine Ausweichbewegung. Es ist hilfreich, den eigenen „Standort" zum/am Kind/Patienten so zu wählen, dass ein guter Blick auf das Teilmuster und die gewählten Beobachtungsmerkmale möglich ist.
- Jede Auslösung einer Zone hat sowohl eine direkte Antwort wie auch entfernte Antworten; die Summe aller Antworten ergibt dann das Ganzkörpermuster (Lokomotionsmuster).

Tab. 10.3 Das Ganzkörpermuster des Reflexumdrehens (Phase 2 – auszugsweise betrachtet): Beobachtungsmerkmale, Ausweichbewegungen, Praxistipps

Beobachtungsmerkmale	Ausweichbewegungen	Praxistipps
Rumpf		
Rumpf streckt in Körperlängsachse, bleibt in seitlichem Kontakt zur Unterlage	Rumpf verliert den Kontakt zur Unterlage, Hohlraum zwischen Lendenbereich und Unterlage	• Lage korrigieren: Schultergelenk und Hüftgelenk in einer Linie • Auf Kontakt Beckenkamm zur Unterlage achten • Zonen dorsal und ventral einsetzen und verschieden kombinieren • Schneller Phasenwechsel
Zwischenräume der Rippen weiten sich	Enge Zwischenrippenräume	
Sagittaler Durchmesser des Brustkorbs vergrößert sich	Brustkorb ist flach (sagittaler Durchmesser)	
Bauchwand strafft sich	Bauch wölbt sich vor	
WS richtet sich in Körperlängsachse auf	Vermehrte BWS-Kyphose und LWS-Lordose	
Schultergürtel und Arm der unten liegenden Seite		
• Abstützen auf unten liegendem Übergang Schulter/Oberarm • Oberarm in Außenrotation rechtwinklig zum Rumpf, Unterarm proniert, Hand geöffnet	• Unten liegender Arm schiebt den Schultergürtel nach hinten oder vorn • Arm streckt in Innenrotation und Adduktion	• Lage korrigieren, Schultergelenke stehen über einander • Empfehlenswert: mit Zonen am Rumpf beginnen (posturale Sicherung) • Später Zone Epicondylus unterer Arm dazu nehmen • WS-Streckung in Körperlängsachse erarbeiten
Abstand zwischen unten liegender Schulter und Kopf nimmt zu, Kopf stellt sich in KL ein	• Schulter schiebt sich zum Kopf • Kopf rekliniert oder Kinn zieht zum Brustbein	
Becken und Beine der unten liegenden Seite		
• Becken und Bein übernehmen das Abstützen • Abstand zwischen Unterbauch und Oberschenkel vergrößert sich	• Bein wird innenrotiert und adduziert • Abstand zwischen Unterbauch und Oberschenkel wird eng	• Posturale Sicherung im Rumpf mit Zonen an Brustkorb und Becken erarbeiten • Zonenkombination variieren • Reize zeitlich und räumlich summieren • Zone am lateralen Epicondylus femuris des unten liegenden Beines oder des medialen Epicondylus des obenliegenden Beines zu Zonen am Rumpf dazu nehmen
Bauch strafft sich	Bauch wölbt sich nach vorn	
• Fuß in Mittelstellung im oberen Sprunggelenk (Standphase) • Unteres Sprunggelenk in Inversion, Beugung der Zehen (Stoßphase)	Fuß beugt im oberen Sprunggelenk, Fersenbein zeigt nach außen (Eversion)	
Schultergürtel und Arm der oben liegenden Seite		
• Arm in Abduktion und Außenrotation im Schultergelenk • Unterarm Supination • Hand öffnet von Kleinfingerseite	• Arm „klemmt“ in Innenrotation und Adduktion am Rumpf • Unterarm verstärkt Pronation • Hand faustet	Zonen am Rumpf und Becken kombinieren mit z. B. der Zone des Proc. radii
Becken und Bein der oben liegenden Seite		
• Becken stellt sich über dem unteren Hüftgelenk ein • Bein in Abduktion und Außenrotation zeigt die Schrittbewegung (Beugephase) • Fuß in Mittelstellung	• Becken kippt nach vorn (ventral) • Bein wird adduziert • Fuß liegt auf der Unterlage auf	• Zonen am Brustkorb kombinierenmit: Spina iliaca anterior superior, Zone des medialern Epicondylus femoris • Winkelstellung im unten liegenden Bein verändern • Evtl. Fersenzone einsetzen, dabei die Stellung des unteren Sprunggelenks beachten

Gesichtsseite (GS-Seite), Hinterhauptseite (HHS-Seite), Ausgangsstellung (ASTE), Lendenwirbelsäule (LWS), Brustwirbelsäule (BWS) Halswirbelsäule (HWS), Wirbelsäule (WS)

Erste Position

Die folgende Tabelle (➤ Tab. 10.4) gibt Ihnen Hinweise bei der Anwendung der *Ersten Position.*

- Grundsätzlich gilt für die Zonenauslösung: Auslösungsdruck reduzieren oder verstärken, Zonenkombination variieren, Auslösungsreize zeitlich und räumlich summieren.
- Konzentrieren Sie sich auf eine Ausweichbewegung. Es ist hilfreich, den eigenen „Standort" zum/am Kind/Patienten so zu wählen, dass ein guter Blick auf das Teilmuster und die gewählten Beobachtungsmerkmale möglich ist.
- Jede Auslösung einer Zone hat sowohl eine direkte Antwort wie auch entfernte Antworten; die Summe aller Antworten ergibt dann das Ganzkörpermuster (Lokomotionsmuster).

Tab. 10.4 Das Ganzkörpermuster der Ersten Position (auszugsweise betrachtet): Beobachtungsmerkmale, Ausweichbewegungen, Praxistipps

Beobachtungsmerkmale	Ausweichbewegungen	Praxistipps
Erste Position ab achten Monat		
• ASTE wird aktiv übernommen • WS streckt sich in Körperlängsachse, Becken richtet sich je nach Schrittphase auf die Beine auf	• Rumpf wird auf oder zwischen den Oberschenkeln abgelegt • Becken ist gebeugt, WS kyphosiert	• Rasch aktive ASTE erreichen, um Durchblutung der Beine zu gewährleisten • Zu Beginn Pausen einlegen • Darauf achten, dass Kopf nicht in Unterlage drückt
Differenzierte Beinantwort: Bein der HH-Seite in Stand-/Stoßphase, Bein der GS-Seite in Beuge-/Standphase	Keine Differenzierung, beide Beine drücken das Becken gleichzeitig hoch	• Rumpfzone auslösen (autochthone WS Muskulatur) • Zone des M. gluteus mit Kopfführung oder Widerstand gegen Kopfdrehung kombinieren • Winkelstellung des Beins der GS-Seite verändern • Weitere Zonen dazu nehmen, diese evtl. abwechselnd einsetzen
Becken bewegt sich je nach Anforderung im Lokomotionsmuster zwischen Beugung und Streckung	Becken sehr gestreckt, LWS-Lordose	Kombination aus Zone des M. gluteus medius im Wechsel mit der Fersenzone u und medialem Epicondylus femoris der GS-Seite
Becken bewegt sich in der Frontal- und Sagittalebene bei der Aufrichtung auf das HH-Bein, auch in der Transversalebene (dreidimensional)	Becken steht schief, ist starr, Bewegung in d. Hüftgelenken eingeschränkt	• An blockiertes ISG denken • Zone Spina iliaca anterior superior reizen und mit Fersenzone kombinieren • Reize summieren
Kopf stellt sich in die Körperlängsachse ein	Kopf ist seitgeneigt oder rekliniert	• ASTE korrigieren • Kopf über Linea nuchea aus abweichender Haltung führen und z. B. Rumpfzone und Zone am Becken im Wechsel dazu nehmen
Arm auf der GS-Seite stützt den Schultergürtel ab (Standphase), Schultergürtel richtet sich über zentriertes Schultergelenk auf, der Impuls kommt vom Bein der HH-Seite (Stoßphase)	• Arm verliert den Epicondylus, streckt oder beugt • Schultergürtel wird nicht auf Arm aufgerichtet • Schultergelenk nicht zentriert, keine Standphase	• Winkelstellung des Armes korrigieren • Zone des Epicondylus reizen z. B. zusammen mit der Rumpfzone oder • Zone am medialen Skapularand der GS-Seite reizen

Tab. 10.4 Das Ganzkörpermuster der Ersten Position (auszugsweise betrachtet): Beobachtungsmerkmale, Ausweichbewegungen, Praxistipps *(Forts.)*

Beobachtungsmerkmale	Ausweichbewegungen	Praxistipps
Schulter und Arm auf der Hinterhauptseite		
Schulter hebt sich von Unterlage ab	Schulter bleibt auf Unterlage liegen	• Arm auf der GS-Seite kontrollieren • Epicondylus reizen • Kombinieren mit Rumpfzone und weiteren Zonen
Arm übernimmt Beugephase des Schrittes in Außenrotation und Abduktion	Arm verstärkt Innenrotation und streckt sich	Wechselweise Zone des Akromions und Proc. styloideus mit weiteren Zonen kombinieren
Gesichtsseite (GS-Seite), Hinterhauptseite (HH-Seite), Ausgangsstellung (ASTE), Lendenwirbelsäule (LWS), Brustwirbelsäule (BWS) Halswirbelsäule (HWS), Wirbelsäule (WS)		

Glossar

Abduktion	Abspreizende Bewegung von der Körpermitte
Adduktion	Heranziehende Bewegung zur Körpermitte
Afferenz	Information, die aus der Peripherie zum Zentralnervensystem geleitet wird
Aktivieren	In Gang setzen, zu größerer Wirksamkeit verhelfen
Autonomes Nervensystem	kontrolliert lebenswichtige Funktionen (Vitalfunktion) wie Atmung, Verdauung, Stoffwechsel
Bahnung	Anpassungsvorgänge im ZNS, die zu einer Verbesserung der Informationsweiterleitung führen
Basalganglien	Stammganglien, subkortikale Kerne im Endhirn
Basismuster	Grundmuster
Bewegungssystem	Alle an der Bewegung beteiligten Organe des Körpers, wie beispielsweise Skelett, Muskulatur, Nervensystem
Bronchopulmonale Dysplasie	Unreife der Atmungsorgane
Dehnungsrezeptoren	Spezialisierte Nervenfasern der Muskulatur, der Sehnen und der Faszien, die eine Längenveränderung registrieren
Differenzialdiagnose (DD)	Als DD bezeichnet man die Gesamtheit aller Diagnosen, die alternativ als Erklärung für die erhobenen Symptome (Krankheitszeichen) oder medizinischer Befunde in Betracht zu ziehen sind
Distal	Körperfern
Dorsal	Rückenwärts, hinten
Efferenz	Information, die vom Zentralnervensystem zur Peripherie geleitet wird
Entwicklungsstadien	Abschnitte, in denen in der Regel eine bestimmte Entwicklung erfolgt
Eversion	Auswärtsdrehung des Fußes (Bewegung findet im unteren Sprunggelenk statt)
Extension	Streckung
Faszien	Dünne, sehnenartige Muskelhaut
Feedback	Rückmeldung, z. B. einer durchgeführten Bewegung an das ZNS
Fixierte Bewegungsphase	Anhalten eines Bewegungsablaufs, z. B. in einer bestimmten Winkelstellung, die eine günstige Reizinformation gewährleistet
Flexion	Beugung
Frontal, frontale Ebene	Frontale Ebene verläuft im Stand vertikal von einer zur anderen Körperseite, sie teilt den Körper in einen vorderen und hinteren Abschnitt
Ganzkörpermuster (globales Muster)	Beteiligung des gesamten Körpers an einer Bewegung, z. B. mit dem erforderlichen Haltungshintergrund
Haltungshintergrund	Erforderliche Haltung, damit Aufrichtung und zielorientierte Bewegungen möglich werden
Hypertonus	Erhöhte Spannung, z. B. der Muskeln
Hypotonus	Zu niedrige Spannung, z. B. der Muskeln
Infantile Zerebralparese	Sammelbegriff für die Schädigung des Gehirns während der Zeit seiner Entwicklung (vor, während oder nach der Geburt)
Inversion	Einwärtsdrehung des Fußes (Bewegung findet im unteren Sprunggelenk statt)
Kalkaneus	Fersenbein
Kaudal	Fußwärts, unten
Kinesiologie	Lehre von der Bewegung
Kongruent	Übereinstimmend, deckungsgleich
Kontrakturen	Versteifungen
Kontralateral	Gegenüberliegende Seite
Körperschema	Zentralnervöse Erinnerungsbilder für z. B. Haltungs- und Bewegungserfahrung
Kranial	Kopfwärts, oben
Kreuzgang	Fortbewegung, bei der die Schrittphasen in einer bestimmten Reihenfolge wechseln
Kyphose	Beugung der Wirbelsäule, „Buckeln"
Lagereaktionen	Screening (Suchtest) bei Säuglingen zur Überprüfung der zentralen Koordination
Lateral	Seitwärts, seitlich
Linea nuchae	Knochenleiste am Hinterkopf (Os occipitale)

Lokomotion	Fortbewegung
Lordose	(Über-)Streckung der Wirbelsäule
Massenbewegungen	Undifferenzierte und ungezielte Bewegungen des gesamten Körpers auf einen Reiz, z. B. beim Neugeborenen
menschliche Ontogenese	Entwicklung des einzelnen Menschen
menschliche Phylogenese	Stammesgeschichte des Menschen
Metamer(ie)	Hintereinander liegende, gegliederte, gleich gebaute Abschnitte, z. B. in der Gliederung der Rumpfmuskulatur und im Schema der Verzweigung der Nerven aus dem Rückenmark (Biologie)
Monitoring	Kontinuierliche Verlaufsbeobachtung, häufig mit Hilfe von Überwachungsgeräten
Motivation	Summe der Beweggründe, die eine Entscheidung oder Handlung beeinflussen
Muskeltonus	Muskelspannung
Neuromuskuläre Verbindung	Übertragungsstelle zwischen Muskel und Nerv
Oberes Sprunggelenk	Gelenk zwischen Sprungbein (Talus), Schienbein (Tibia) und Wadenbein (Fibula)
Ontogenese	Entwicklungsgeschichte des Individuums von der Eizelle bis zur Geschlechtsreife
Orofazial	Mund und Gesicht betreffend
Papilla incisiva	Umschriebene Vorwölbung am Ende der Naht des harten Gaumens zwischen den beiden mittleren, oberen
Peripheres Nervensystem	Nerven nach dem Austritt aus dem Rückenmark
Photorezeptoren	Spezialisierte Nervenzellen, die auf Lichtreize reagieren
Phylogenese	Stammesgeschichte der Lebewesen
Plastizität des Zentralnervensystems (ZNS)	Funktioneller Entwicklungsspielraum des ZNS
posturale Ontogenese	Haltungsentwicklung des Individuums
Posturale Reaktibilität	(= Reagibilität) Fähigkeit des ZNS, auf eine Lageveränderung des Körpers mit entsprechender Haltungsanpassung zu reagieren, z. B. beim Auslösen der Lagereaktionen
Primitivreflexe	Charakteristische, aus phylogenetisch älteren Organisationshierarchien des Nervensystems stammende Antworten auf bestimmte Reize, die dem ZNS zugeführt werden
Pronation	Einwärtsdrehung (von Unterarm/Handgelenk bzw. des gesamten Fußes)
propriozeptive Empfindung	Wahrnehmung über den Stellungs- und Lagesinn
Proximal	Körpernah
Reflux	Rückfluss, z. B. aus dem Magen bei Verschlussschwäche der Speiseröhre
Rehabilitation	Bestmögliche Wiederherstellung des Gesundheitszustandes, um in das berufliche und gesellschaftliche Leben integriert werden zu können
Reklination	Überstreckung des Kopfes
Reproduzierbar	Mit gleichem Resultat wiederholbar
Rezeptor	Spezialisierte Nervenzelle in Sinnesorganen, z. B. in Auge, Ohr, aber auch Haut oder Muskulatur, die Reize in nervöse Erregung umwandelt
Reziprok	Wechselseitig
Sagittal, Sagittalebene	Die sagittale Ebene ist im Stand vertikal und verläuft von hinten nach vorne; sie teilt den Körper in eine rechte und eine linke Hälfte
Sagittaler Durchmesser	Durchmesser, der von vorne nach hinten verläuft, z. B. des Brustkorbes, verläuft vom Brustbein zur Wirbelsäule
Screening	Vortest, Suchtest
Sensomotorik	(Im ZNS) wechselseitiger Einfluss von Sensorik (input) und Motorik (output)
Sensorik	Aufnahme von Sinnesempfindungen mit Hilfe von Sinnesorganen und deren zentralnervöse
Setting	Äußeres Setting: einhalten von Bedingungen, Absprachen oder Verpflichtungen (Psychologie); inneres Setting innere Übereinstimmung, z. B. mit dem eigenen Handeln (Psychologie)
Spastik	Erhöhter Muskeltonus mit federndem Dehnungswiderstand und plötzlichem Zusammenbruch bei Überdehnung, meist der posturalen Muskeln; Steigerung der phasischen Eigenreflexe und Minderung der Fremdreflexe

Stereotypien	Motorische, sprachliche und gedankliche Äußerungen, die über sehr lange Zeit immer in der gleichen Form wiederholt und beibehalten werden
Stimulieren	Anregen, reizen
Supination	Auswärtsdrehung (von Unterarm/Handgelenk bzw. des gesamten Fußes)
Synapsen	Spezialisierte Kontaktstellen/Schaltstellen zwischen Nervenfortsätzen, an denen nervöse Reize von einem Neuron auf ein anderes weitergeleitet werden
Talus	Sprungbein
Transversal, transversale Ebene	Die transversale Ebene verläuft im Stand horizontal und teilt den Körper in einen oberen und einen unteren Abschnitt
Trimenon	Einteilung des 1. Lebensjahres in Entwicklungsabschnitte von drei Monaten (insgesamt viermal drei Monate)
Tuber	Frontale knöcherne Wölbung seitlich an der Stirn
Unteres Sprunggelenk	Gelenk zwischen dem Fersenbein (Kalkaneus) und dem Sprungbein (Talus)
Vegetativ	Das Autonome Nervensystem betreffend
Ventral	Bauchwärts, vorne
Zentralnervensystem	Gehirn und Rückenmark
Zerebralparese	Sammelbegriff für eine Schädigung des Gehirns

Literatur

Verwendete Literatur

[1] Bachmann K. Das motorische Wunder. Geo 1999; 8: 23–34

[2] Benninghoff A, Denckhahn D. Anatomie. 17. A. München: Elsevier; 2008

[3] Birbaumer N, Schmidt R. Biologische Psychologie. 5. Aufl. Heidelberg: Springer; 2003

[4] Brisch KH. Bindungsstörungen. 13. Aufl. Stuttgart: Klett-Cotta; 2015

[5] Brunet M et al. A new hominid from the upper miocene of Chad, Central Africa. Nature 2002; 418 (July): 144–151

[6] Costi GC, Radice A, Raggi A et al. Vojtas seven postural reactions for screening of neuromotorial diseases in infant. Research on 2.382 cases. Ped Med Chir 1983; 5 (1–2): 59–65

[7] Debrunner U, Jacob HAC. Biomechanik des Fußes. Stuttgart: Thieme; 1998

[8] Deetjen P, Speckmann EJ. Physiologie. München: Elsevier, Urban und Fischer; 2004

[9] Engert F, Bonhoefer T. Dendritic spine changes associated with hippocampal long-term synaptic plasticity. Nature 1999; 399: 66–70

[10] Grillner S. Locomotion in Vertebrates: central mechanisms and reflex interaction. Pysiolog. Rev. 1975; 55 (2): 247–304

[11] Hanser H (Hrsg.) Lexikon der Neurowissenschaften. Heidelberg: Spektrum Akademischer Verlag; 2000

[12] Jung, M. Symmetriestörung im Säuglingsalter: Eine Effektivitätsstudie zur Vojta-Therapie bei infantiler Haltungsasymmetrie. Thesis. Halle: Universität Halle; 2011

[13] Kandel ER, Schwarz JH et al. Neurowissenschaften. Heidelberg: Springer; 1996

[14] Kapandji IA. Funktionelle Anatomie der Gelenke. 5. Aufl. Stuttgart: Thieme; 2009

[15] Laufens G, Poltz W. Aktuelle genetische Erkenntnisse zur Lokomotion – insbesondere zur angeborenen Lokomotion. Phys. Med. Rehab. Kuror 2016; 26 (1): 17–21

[16] Laufens G, Reimann G. Unwillkürliche Lokomotionselemente. Pt – Zeitschrift für Physiotherapeuten 2012; 64: 6–18

[17] Magnus R, de Kleijn A. Körperstellung. Berlin: Springer; 1924

[18] Pelster J. Stimmbandparesen bei Risikokindern und krankengymnastische Behandlung nach Vojta. Brixen: Osterseminarkongress der Kinderärzte; 1990

[19] Pearson KG, Misiaszek JE, Fouad K. Enhancement and resetting of locomotor activity by muscle afferents. Ann N Y Acad Sci. 1998; 16 (860): 203–215

[20] Rosenkranz K, Rothwell JC. Modulation of proprioceptive integration in the motor cortex shapes human motor learning. J Neurosci. 2012 Jun 27; 32 (26):9000–9006

[21] Schmidt RF, Thews G. Physiologie des Menschen. 29. Aufl. Heidelberg: Springer; 2004

[22] Vojta V. Die zerebralen Bewegungsstörungen im Kindesalter. 6. Aufl. Stuttgart: Hippokrates; 2000

[23] Vojta, V, Peters A. Das Vojta-Prinzip. 3. Aufl. Heidelberg: Springer; 2007

Weiterführende Literatur

Bakker DA, Richmond FJR. Muscle spindle complexes in muscles around upper cervical vertebrae in the cat. J. Neurophysiology 1982; 4: 1–19

Bastig DU. Einfluss der Vojtatherapie auf die seelische Gesundheit und das Interaktionsverhalten von Mutter und Kind. Inauguraldissertation. Heidelberg: Rupprecht-Karl-Universität; 1993

Bowlby J. Bindung als sichere Basis. 3. Aufl. München: Reinhardt; 2014

Bowlby J. Frühe Bindung und kindliche Entwicklung. 6. Aufl. München: Reinhardt, 2010

Brisch KH. Bindung und frühe Störung der Entwicklung. 2. Aufl. Stuttgart: Klett-Cotta; 2012

Fuchs W, Heinritz W. Lexikon der Soziologie. 5. Aufl. Heidelberg: Springer; 2011

Gopnik A. Kuhl P. Forschergeist in Windeln – Wie Ihr Kind die Welt begreift. München: Ariston; 2000

Grassmann KE, Grassmann K. (Hrsg.). Bindung und menschliche Entwicklung. J. Bowlby, M. Ainsworth und die Grundlagen der Bindungstheorie. Stuttgart: Klett-Cotta; 2003

Irrgang B. Lehrbuch der evolutionären Erkenntnistheorie. München: Reinhardt; 2000

Jansen F, Streit U. Fähig zum Körperkontakt. Heidelberg: Springer; 2015

Juul J. Vier Werte, die Kinder ein Leben lang tragen. München: Gräfe und Unzer; 2012

Kingsley EP. Welcome to Holland. O.O: Eigenverlag; 1987

Kolb B, Whisaw IQ. Neuropsychologie. 2. Aufl. Heidelberg: Spektrum Akademischer Verlag; 1996

Kuo HAT. Steuerung der visuellen Aufmerksamkeit in vorsprachlichen Mutter-Kind-Interaktionen mit neurologisch auffälligen und unauffälligen Säuglingen. Dissertation. München: Ludwig-Maximilians-Universität; 1992

Laufens G, Seitz S, Staenicke G. Vergleichend biologische Grundlagen zur angeborenen Lokomotion, insbesondere zum „reflektorischen" Kriechen nach Vojta. Krankengymnatik 1991; 43 (5); 448–456

Mayr E. Das ist Biologie. Die Wissenschaft des Lebens. Heidelberg: Spektrum Akademischer Verlag; 1998

Moeller ML. Die Wahrheit beginnt zu zweit. Die Liebe ist das Kind der Freiheit. 35. Aufl. Reinbek: Rowohlt; 2010

Papousek M. Vom ersten Schrei zum ersten Wort. 5. Aufl. Bern: Huber, 2008

Prekop J. Die Rolle der Mutter in der Familie des behinderten Kindes. Bad Säckingen: Interessensgemeinschaft Arthrogryposis e. V.; 1993

Prekop J, Schweizer C. Unruhige Kinder. Ein Ratgeber für beunruhigte Eltern. 6. Aufl. München: dtv; 1997

Prekop J. Ich halte dich fest, damit du frei wirst. Die Festhaltetherapie. 10. Aufl. München: Kösel; 2008

Prekop J, Schweizer C. Kinder sind Gäste, die nach dem Weg fragen. 10. Aufl. München: Kösel; 2001

Rogge JU. Kinder brauchen Grenzen. 10. Aufl. Reinbek: rororo; 2010

Sager TD, Delgado MR et al. Task Force on Childhood Motor Disorders Pediatric 2003; 111: e89–e97

Sanders R, Klann N (Hrsg.). Bindungsentwicklung, Beratung aktuell 2005; 3: 140–160

Shaftel FR, Shaftel G, Weinmann W, Rollenspiel als soziales Entscheidungstraining. Stuttgart: UTB; 1978

Stern D. Die Lebenserfahrung des Säuglings: 10. Aufl. Stuttgart: Klett-Cotta; 2011

Stern D. Mutter und Kind – Die erste Beziehung. 5. Aufl. Stuttgart: Klett-Cotta; 2006

Storch V, Welsch U, Wink M. Evolutionsbiologie. 3. Aufl. Heidelberg; Springer, 2013

Thiesen-Hutter M. Psychologie und Neurophysiotherapie Vojtas. Stuttgart: Enke; 1992

Vojta V, Schweizer E. Die Entdeckung der idealen Motorik. München: Pflaum; 2009

Winterhoff M. Warum unsere Kinder Tyrannen werden. München: Goldmann; 2009

Witte H, Prenschoft H. Dynamik der Wirbelsäule: Nicht stehen, sondern gehen. Bochum: Institut für Anatomie der medizinischen Fakultät der Ruhr; 2001

Register